Knaur

W0321208

Uwe Gröber

Der taxofit-Vitalstoff-Check

Knaur

Uwe Gröber

Der taxofit-Vitalstoff-Check

Gesund und fit mit Vitaminen, Mineralien und weiteren bioaktiven Vitalstoffen

www.knaur.de

Inhalt

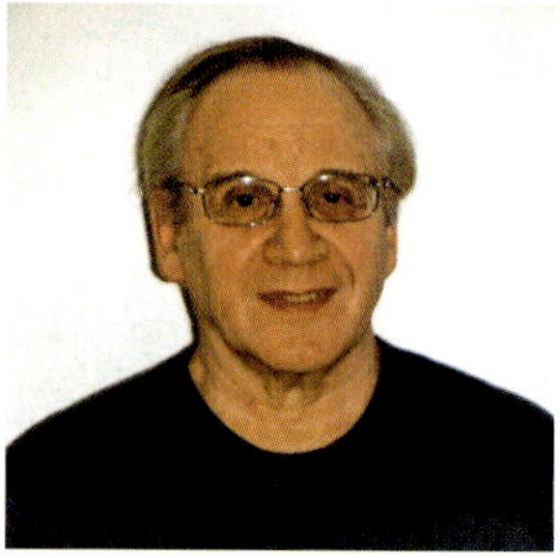

Prof. Dr. med. Gerhard Uhlenbruck

Vorwort

Eine stabile Gesundheit bis ins hohe Alter beruht zu einem großen Teil auf einer gesundheitsbewussten Lebensführung. Wir alle wissen, dass eine ausgewogene Ernährung und ein ausreichendes Maß an körperlicher Aktivität Herz und Kreislauf in Schwung halten und die Abwehrkräfte stärken. Das reichhaltige Angebot an Lebensmitteln macht es den Menschen in den Wohlstandsgesellschaften leicht, die Nahrungsaufnahme zum Genuss werden zu lassen. Wir essen gerne gut und reichlich, aber selbst bei einer allgemeinen Überernährung bleibt viel zu oft die Versorgung mit notwendigen Nahrungsbestandteilen auf der Strecke. Fehl- und Mangelernährung mitten im Überfluss sind die Folgen, aus denen mit der Zeit gesundheitliche Beschwerden und sogar ernsthafte Erkrankungen entstehen können: Fast zwei Drittel aller Todesfälle hierzulande werden mit ernährungsbedingten Krankheiten in Verbindung gebracht.

Den wenigsten Menschen gelingt es, auf Dauer eine gesunde Zusammenstellung ihrer Speisen zu erreichen, und die Behandlung der Nahrungsmittel vom Transport über die Lagerung bis zur Verwendung in der Küche sorgt Schritt für Schritt dafür, dass nur noch ein Bruchteil der ursprünglich vorhandenen Nährstoffe dort ankommt, wo sie dringend benötigt werden: in unserem Körper, der auf die Zufuhr vieler lebenswichtiger Stoffe über die Nahrung angewiesen ist.

Um gesundheitlichen Beeinträchtigungen aufgrund von Mangelerscheinungen vorzubeugen, hat sich ein Zweig der Ernährungsmedizin entwickelt, der sich mit den Nährstoffen befasst, die in vergleichsweise kleinen Mengen im Körper vorhanden sein müssen, aber dennoch für seine Entwicklung und Gesunderhaltung unverzichtbar sind: den so genannten Mikrovitalstoffen.

Welche Vitamine, Mineralstoffe und Spurenelemente benötigt unser Organismus? In welchen Mengen müssen wir sie aufnehmen? Wann ist z.B. der Vitamin-C-Bedarf erhöht? Welches sind die Warnsignale eines Vitalstoffmangels, welches können die gesundheitlichen Folgen sein? Und wie lässt sich ein Defizit durch eine gezielte Ergänzung des jeweiligen Mikrovitalstoffs ausgleichen? – Eine optimale Versorgung, wie sie die Mikrovitalstoff-Medizin anstrebt, hilft nicht nur, ernährungsbedingten Krankheiten vorzubeugen, sondern gewinnt auch bei der Behandlung bereits vorhandener Erkrankungen zunehmend an Bedeutung. Zahllose wissenschaftliche Studien belegen den hohen prophylaktischen Nutzen der Mikrovitalstoff-Medizin ebenso wie ihre Verdienste in der

Unterstützung von Heilungsprozessen unter klassisch-medizinischen Behandlungsformen.
Der Vitalstoffbedarf ist so individuell wie die Menschen selber. Wie es um die eigene Versorgung mit den lebenswichtigen Mikrovitalstoffen bestellt ist, können die Leser(innen) dieses Buches mit Hilfe sorgfältig ausgearbeiteter Checklisten jetzt selbst überprüfen. Hier wird auf dem neuesten Stand von Medizin und Wissenschaft ein allgemein verständlicher Überblick über die wichtigsten Mikrovitalstoffe gegeben; praktische Experten-Tipps ergänzen die kompakten Hintergrundinformationen und machen das Buch damit zu einem echten Ratgeber für den gesundheitsbewussten Menschen.
Vor dem *therapeutischen* Einsatz von Mikrovitalstoffen im Falle ernsthafter Erkrankungen ist immer zuerst ärztlicher Rat einzuholen. Es sollte aber auch jede Chance genutzt werden, *Gesundheitsvorsorge* in Eigenverantwortung zu treffen oder auch gesundheitliche Beschwerden wie häufige Erkältungen, Heuschnupfen, Probleme mit Haut, Haar und Nägeln mit Hilfe ausgesuchter Vitalstoffe selbst in den Griff zu bekommen. Hierfür hält das Buch eine Vielzahl von Anregungen bereit.
Ein besonderer Nutzen wird den sportlich aktiven Leser(innen) geboten. Gute sportliche Leistungen können durch eine der Herausforderung angepasste Versorgung mit Vitalstoffen entscheidend gefördert werden. Den Mikrovitalstoffen im Sport widmet sich daher ein eigenes Kapitel, dass u.a. wichtige Informationen darüber bietet, wie im entscheidenden Moment der sportlichen Leistung ein Maximum an Energie mobilisiert werden kann und wie sich Regenerationsphasen verkürzen lassen.
So dient dieses Buch nicht allein der Präsentation von Wissenswertem über wesentliche Zusammenhänge zwischen Vitalstoffversorgung und Gesundheitsförderung, sondern hat in mehrfacher Hinsicht einen unmittelbar praktischen Nutzen. In diesem Sinne ist zu wünschen, dass der Taxofit-Vitalstoff-Check vielen Menschen helfen wird, für sich persönlich eine optimale Versorgung mit den lebenswichtigen Vitalstoffen und eine stabile Gesundheit zu erreichen.

Prof. Dr. med. Gerhard Uhlenbruck
em. ehem. Direktor des Institutes für Immunbiologie an der Universität Köln, Medizinische Fakultät

Einführung in die Mikrovitalstoff-medizin

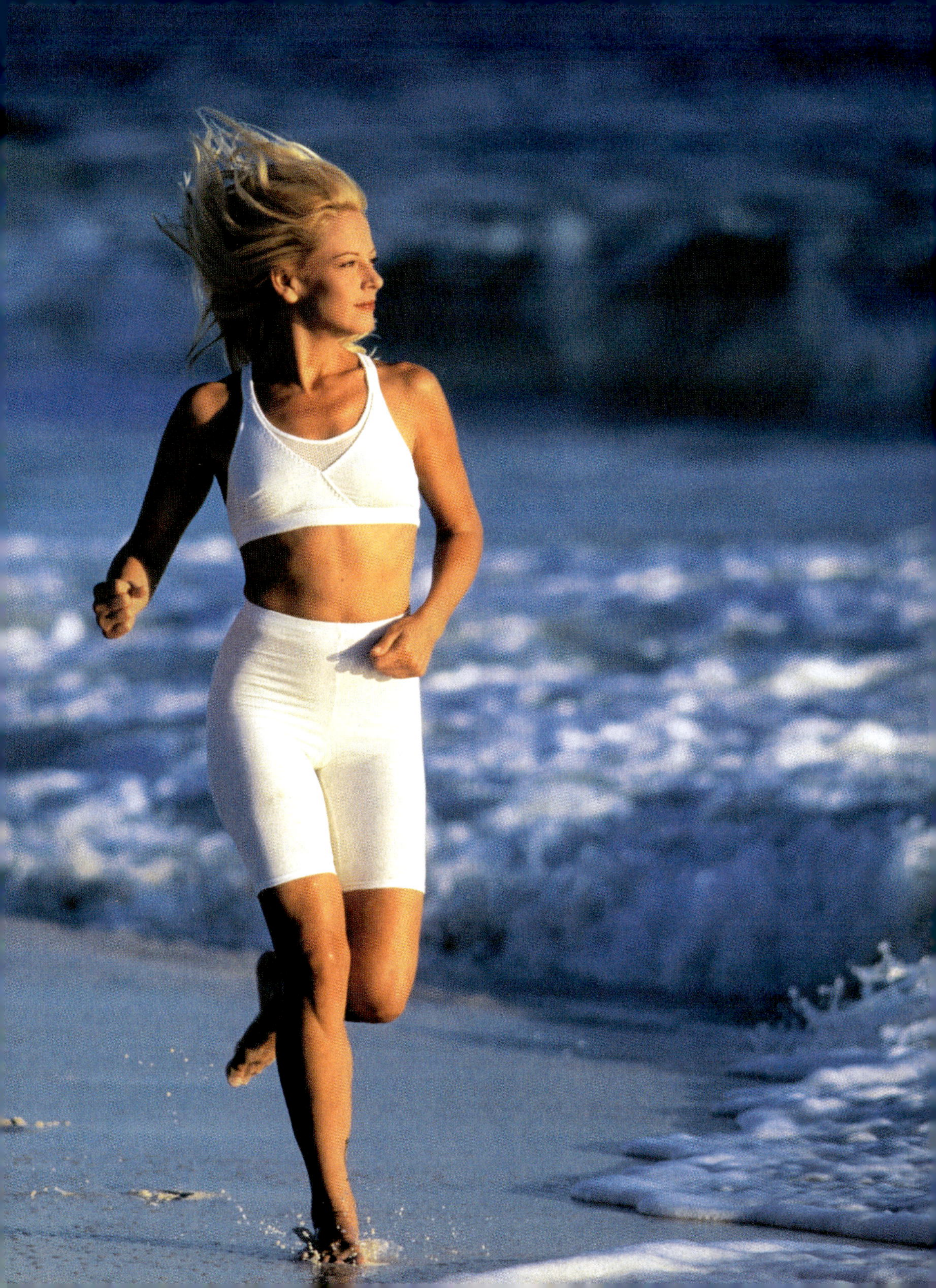

Ernährungsbedingte Erkrankungen auf dem Vormarsch

Trotz der zahlreichen Fortschritte auf dem Gebiet der modernen Medizin stellt uns die explosionsartige Zunahme ernährungsbedingter Krankheiten weiterhin vor enorme Herausforderungen. Über 60% aller Erkrankungen in den modernen Industrienationen entwickeln sich auf dem Boden einer vitalstoffarmen, zu fetten und kalorienreichen Kost.

Jeder zweite stirbt in unserem Land an den Folgen von Herzinfarkt oder Schlaganfall. Bei der Häufigkeit von Altersdiabetes sind wir Deutschen in Europa neben Finnland Spitzenreiter. Laut Weltgesundheitsorganisation (WHO) zählt nun auch die Osteoporose weltweit zu den zehn bedeutendsten ernährungsbedingten Erkrankungen.

In Deutschland haben die Ausgaben für ernährungsabhängige Zivilisationskrankheiten bereits die Marke 60 Milliarden Euro überschritten.

Ernährungsabhängige Krankheiten in Zahlen

- Über 50% der Deutschen sind übergewichtig, jeder Fünfte leidet an Fettsucht!
- 7 – 10 Millionen Menschen leiden in unserem Land an »Alterszucker«. Erschreckend: Viele von uns wissen gar nicht, dass sie »zuckerkrank« sind!
- Diabetes ist eine stark lebensverkürzende Erkrankung mit fatalen Folgen: 28 000 Amputationen, 35 000 Herzinfarkte, 7 000 Erblindungen und über 4 000 Dialysepflichtige pro Jahr in Deutschland!
- Jeder Zweite stirbt an den Folgen von Herz-Kreislauf-Erkrankungen!
- 6 – 8 Millionen Deutsche sind von Osteoporose betroffen!
- Über 200 000 Menschen sterben bei uns pro Jahr an Krebs. Laut WHO wird bis zum Jahr 2020 weltweit die Zahl der Krebserkrankungen um 50% steigen!

»Lass die Nahrung deine Medizin sein und Medizin deine Nahrung!« – Dieser Grundsatz des berühmten griechischen Arztes Hippokrates wurde in den 50er Jahren des letzten Jahrhunderts von amerikanischen Wissenschaftlern aufgenommen. Sie erkannten, dass ein Mangel an Vitaminen und anderen Mikrovitalstoffen maßgeblich für den unaufhaltsamen Anstieg ernährungsbedingter Krankheiten verantwortlich ist. Daraus entwickelte sich ein Zweig der Ernährungsmedizin, der sich in der Vorbeugung und Therapie zivilisationsbedingter

Krankheiten auf den Einsatz lebenswichtiger Mikrovitalstoffe spezialisiert hat: die Mikrovitalstoff-Medizin (Orthomolekulare Medizin).

Die Medizin der richtigen Vitalstoffe

Was ist Mikrovitalstoff-Medizin?

Die Mikrovitalstoff-Medizin (oder Orthomolekulare Medizin) bildet die wissenschaftliche Grundlage für den gezielten Einsatz von Vitalstoffen zur Vorbeugung und Behandlung ernährungs- und umweltbedingter Krankheiten. Zu diesen Vitalstoffen gehören u.a. Vitamine, Vitaminoide, Mineralstoffe, Spurenelemente, Aminosäuren und Fettsäuren, die zur Erhaltung unseres Lebens unverzichtbar sind. Sie müssen unserem Körper regelmäßig mit der Nahrung zugeführt werden, weil er sie nicht selber herstellen kann. Fehlt es nur an einem einzigen Vitalstoff, so kann bereits unsere Leistungsfähigkeit eingeschränkt sein. Unspezifische Symptome wie Abgeschlagenheit, Infektanfälligkeit, Konzentrationsschwäche und Reizbarkeit sind häufig die Folge.

Wir kennen heute eine Vielzahl lebenswichtiger Vitalstoffe. Einige von ihnen, darunter die Vitamine und Spurenelemente, werden nur in sehr kleinen Mengen benötigt. Sie werden daher auch als Mikronährstoffe oder Mikrovitalstoffe bezeichnet. Sie übernehmen in jeder Zelle unseres Körpers außerordentlich wichtige Aufgaben.

Langfristig bereitet Vitalstoffmangel den Boden für handfeste Krankheiten: Arteriosklerose, Altersdiabetes, Krebs, Osteoporose, Rheuma.

Die Abwehrleistung des Immunsystems, die Impulsübertragung in den Nervenzellen, die Kontraktion der Muskelfasern und unzählige weitere Funktionen hängen von einer optimalen Versorgung mit diesen Nährstoffen ab. Sie sind als Bausteine von Enzymen (Stoffwechselkatalysatoren) an über 100 000 komplexen Stoffwechselprozessen beteiligt. Damit das fein abgestimmte Zusammenspiel unserer Zellen, Gewebe und Organe reibungslos funktioniert, müssen alle Mikrovitalstoffe zur richtigen Zeit, am richtigen Ort und in der richten Konzentration vorhanden sein.

Der Begriff orthomolekular, wörtlich übersetzt die »Medizin der richtigen Moleküle« – im übertragenen Sinne: der richtigen Vitalstoffe – geht auf den US-amerikanischen Biochemiker Professor Dr. Linus Pauling (1901 – 1994) zurück.

1968 formulierte der zweifache Nobelpreisträger das Konzept der Mikrovitalstofftherapie mit folgendem Satz: »Orthomolekulare Medizin ist die Erhaltung guter Gesundheit und die Behandlung von Krankheiten durch Veränderung der Konzentrationen von Substanzen im menschlichen Körper, die normalerweise im Körper vorhanden und für die Gesundheit erforderlich sind.«
Für unsere Gesundheit sind wir also auf die regelmäßige Zufuhr der richtigen Mikrovitalstoffe in den Konzentrationen angewiesen, die sich normalerweise in den Zellen unseres Körpers befinden. Diese Vitalstoffe bilden die Voraussetzung für einen störungsfreien Stoffwechselablauf und eine optimale Leistungsfähigkeit unseres Organismus.

Ziele der Mikrovitalstoff-Medizin

- Vorbeugung ernährungsbedingter (z. B. Altersdiabetes) und chronischer Erkrankungen sowie Verschleißkrankheiten (z. B. Alzheimer, Arthrose)
- Verbesserung der Gesundheit des Einzelnen
- Entgiftung des Körpers (z. B. Selen, Zink)
- Optimierung einer notwendigen Arzneimitteltherapie
- Erhalt der körperlichen und geistigen Vitalität bis ins hohe Lebensalter.

Die Vorbeugung von Krankheiten ist der zentrale Wirkungsbereich der Mikrovitalstoff-Medizin, aber auch im Krankheitsfall werden durch die therapiebegleitende Gabe von Mikrovitalstoffen sehr gute Erfolge erzielt.

Eine vitalstoffreiche Ernährung hat nicht nur die Aufgabe, nährstoffspezifische Mangelkrankheiten bei gesunden Menschen zu verhindern. Die regelmäßige und optimale Versorgung mit Vitaminen und anderen Mikrovitalstoffen steigert unsere Lebensqualität und kann in vielen Fällen die Therapieerfolge bei bestehenden Erkrankungen verbessern.

Individueller Vitalstoffbedarf

So individuell wie der Mensch und seine Lebensumstände sind, so einzigartig ist auch sein Bedarf an lebenswichtigen Vitalstoffen. Was für den einen ausreicht, kann für den anderen schon zu wenig sein. Bei einem Diabetiker kann der tägliche Vitamin-C-Bedarf fünf- bis zehnmal so hoch sein wie bei einem gesunden Menschen, in der Schwangerschaft verdoppelt sich der tägliche Eisenbedarf. Menschen, die sehr aktiv sind, brauchen für ihre Leistung u.a. mehr B-Vitamine, Magnesium und Vitamin C. Wer täglich unter Stress steht, regelmäßig Medikamente einnimmt oder unter Verdauungs- und Stoffwechselstörungen leidet, hat einen anderen Vitalstoffbedarf als normal-aktive gesunde Menschen.

Faktoren für einen Mangel oder erhöhten Bedarf an Vitalstoffen

Mangel-Faktor	Mikrovitalstoff (Auswahl)
Ernährung	
Kalorienreiche vitalstoffarme Kost	alle Vitalstoffe
Vegetarische Ernährung	Vit. A, B_{12}, Eisen, Selen, Jod, Zink
Schlankheitskuren	alle Vitalstoffe
Genussgifte	
Alkohol	Magnesium, B-Vitamine, Zink
Zigaretten	Vitamin C, Folsäure, Selen
Umweltgifte	
Autoabgase, Schwermetalle	Selen, Zink, Vitamin C
Risikogruppen	
Jugendliche, Heranwachsende	Calcium, B-Vitamine, Jod, Zink
Schwangere, Stillende	Folsäure, Jod, Eisen, Calcium, Magnesium
Frauen im gebärfähigen Alter	Vitamin B_6, Folsäure, Jod, Magnesium
Ältere Menschen	Vitamin D, B-Vitamine, Calcium, Selen, Zink
Stressgeplagte	Vitamin C, Magnesium, B-Vitamine
Raucher	Vitamin C, E, Selen
Sportler	Magnesium, Vitamin C, E, Zink
Chronische Erkrankungen	
Arthrose	Glucosamin, Vitamin E, Nicotinamid
Herz-Kreislauf-Erkrankungen	Magnesium, Coenzym Q_{10}, Omega-3-Fettsäuren, Vit. C, E
Diabetes mellitus	Vitamin C, Zink, Chrom, Folsäure, Magnesium, Vit. E, B_6
Magen-Darm-Erkrankungen	alle Vitalstoffe

Makuladegeneration	Lutein, Zeaxanthin, Vitamin C, E, Zink, Kupfer
Osteoporose	Vitamin D, K, Calcium, Zink, Kupfer
Rheuma	Vitamin E, C, Selen, Zink, Omega-3-Fettsäuren
Krebs	alle Vitalstoffe (v. a. Antioxidanzien wie Selen)
Arzneimitteleinnahme	
Abführmittel (Laxanzien)	Folsäure, Kalium, Magnesium, Zink
Antibiotika	Vitamin C, B-Vitamine
Blutfettsenker (Statine)	Coenzym Q_{10}
Cortison-Präparate	Vitamin D, Calcium, Vitamin C, Zink
Entwässerungsmittel (Diuretika)	Folsäure, Magnesium, Zink
Magensäurepuffer (Antazida)	Vitamin B_{12}, Zink, Eisen, Folsäure

Die Grundlage: eine gesunde Ernährung

Unser Ernährungsverhalten hat sich im Laufe der Evolution stark verändert. Während die Nahrungsaufnahme unserer Vorfahren zuallererst der notwendigen Vitalstoff- und Energieversorgung diente, ist unsere heutige Ernährung durch Überfluss und übermäßigen Konsum geprägt. Energiereiche Nährstoffe wie Fette und Zucker dominieren unsere Ernährung – Vitamine und andere lebenswichtige Mikrovitalstoffe sind dagegen Mangelware!

In der Steinzeit bestand die Nahrung aus Wurzeln, Beeren, faserreichen Früchten, Nüssen, Wild und Fisch. Die Steinzeitmenschen waren deshalb optimal mit Mikrovitalstoffen und sekundären Pflanzenstoffen (z. B. Lycopin) versorgt. Ihre Nahrung enthielt durchschnittlich dreimal so viel Vitamine (Vitamin B_1, B_2, E, Folsäure) und mindestens doppelt so viele Mineralstoffe (Calcium, Kalium, Zink) wie unsere »schlappe« Industriekost. Genetisch sind wir aber immer noch der Ernährung von Jägern und Sammlern angepasst, die das Fleisch wild lebender Tiere verzehrten und dadurch doppelt so viel Eiweiß, Vitamin A und Zink zu sich nahmen wie wir.

Mit 600 mg Vitamin C am Tag sind Sie leistungsfähiger, Ihr Immunsystem ist schlagkräftiger und Ihre Nerven sind wachsamer und weniger stressempfindlich als mit den spärlichen 80 mg aus der vitalstoffarmen Industriekost.

Ernährung in der Steinzeit und unsere heutige Ernährung

Nährstoffe	»Steinzeitmensch« »Fit durch Vitalstoffe«	Moderner Mensch (Europa, USA) »Mangel im Überfluss«
Makronährstoffe (Energielieferanten)		
Eiweiß (Protein)	37 En %*	15 En %*
Fett	22 En %*	≥ 40 En %*
Kohlenhydrate	41 En %*	40 – 55 En %*
	*En % = Anteil an den täglich aufgenommen Kalorien	
Cholesterin	480 mg/Tag	300 bis 600 mg/Tag
Verhältnis mehrfach ungesättigter zu gesättigten Fettsäuren	1,4:1	0,4:1
Verhältnis von Omega-6- zu Omega-3-Fettsäuren	4:1 – 1:1	bis 50:1
Ballaststoffe	104 g/Tag	15 g/Tag
Zucker	10 – 20 g/Tag	60 – 100 g/Tag
Mikrovitalstoffe (Biokatalysatoren)		
Vitamine pro Tag		
Vitamin C (Ascorbinsäure)	600 mg	80 mg
Vitamin B_1 (Thiamin)	4 mg	1,5 mg
Vitamin B_2 (Riboflavin)	6,5 mg	1,5 mg
Folsäure	0,36 mg	0,17 mg
Vitamin A (Retinol)	2,9 mg	1,2 mg
Carotinoide	5,6 mg	2 mg
Vitamin E (Tocopherole)	33 mg	8 mg
Mineralstoffe pro Tag		
Calcium	2 000 mg	750 mg
Kalium	10 500 mg	2 500 mg
Zink	43 mg	10 mg
Natrium	800 mg	4 000 mg

Vitalstoffverluste in Lebensmitteln

Wussten Sie, dass unsere tägliche Aufnahme an lebenswichtigen Mikrovitalstoffen durch falsche Ernähungsgewohnheiten und die Qualität unserer Lebensmittel um bis zu 80% gesunken ist? Das reichhaltige Angebot von Nahrungsmitteln aus aller Welt erweckt den Schein einer gesunden, abwechslungsreichen Ernährung. Importiertes »Fluggemüse« und Obst aus Übersee enthalten aber nur noch einen Bruchteil an Vitalstoffen. Die Ernte unreifer Früchte, bei dem der natürliche Vitalstoffaufbau noch nicht abgeschlossen ist, sowie die langen Transportwege quer durch Europa bedeuten zusätzliche Nährstoffverluste.
Die grüne Banane aus dem Supermarkt hat im Vergleich zu vollreifen Bananen über 80% an Folsäure und über 90% an Vitamin B6 verloren. Ein frisch geernteter Apfel enthält etwa 10 mg Vitamin C pro 100 g. Nach elf Wochen Lagerung bei 3° C ist davon nur noch die Hälfte übrig. Spinat verliert nach drei Tagen bei Zimmertemperatur 70% Folsäure. Von seinem ursprünglichen Vitamin-C-Gehalt sind nach 48 Stunden Lagerung bei 12° C gerade noch 60% übrig. Aufgeschnittene Tomaten verlieren bis zu 50% Lycopin pro Stunde.
Weißmehlprodukte verlieren bei der Ausmahlung beträchtliche Mengen an Spurenelementen und Mineralstoffen:

Vitalstoff	Verlust bei der Herstellung von Auszugsmehl
Magnesium	bis zu 85%
Kalium	bis zu 77%
Mangan	bis zu 86%
Chrom	bis zu 80%
Zink	bis zu 78%
Selen	bis zu 75%
Vitamin B_1	bis zu 88%
Vitamin B_6	bis zu 60%

Hinzu kommt, dass selbst schön aussehende und makellose Nahrungsmittel oft kaum Vitalstoffe, dafür aber jede Menge Chemie enthalten:

- Kunstdünger und Pestizide binden Mineralien (z. B. Magnesium, Calcium, Selen) im Boden und verhindern deren Aufnahme durch die Pflanzen. Pestizide wirken zudem genverändernd, krebserregend und vermindern die Fruchtbarkeit.

- Obst und Gemüse werden häufig zur Erhöhung der Haltbarkeit bestrahlt. Das bedeutet einen Verlust an den Vitaminen A, B_1, E und C.
- Ein Großteil der produzierten Antibiotika landet erst im Futter von Schlachttieren, später auf unserem Teller. Antibiotika, die durch den Verzehr von vitalstoffarmem Fleisch aus der Massentierhaltung in unseren Körper gelangen, fördern Resistenzen und Allergien.

Eine kalorienangepasste, vollwertige Ernährung, die reich Ballaststoffen, frischem Obst und Gemüse ist, bildet das Fundament der Mikrovitalstoff-Medizin. Da es mit zunehmendem Alter immer schwieriger wird, den Einzelnen zu einer Änderung seiner traditionellen Eßgewohnheiten zu motivieren, ist eine ausgewogene und gesunde Ernährung von Kindheit an besonders wichtig. Unsere Kinder sollten daher nicht nur Lesen und Schreiben lernen, sondern auch frühzeitig verstehen, was eine gesunde Ernährung ist und was ihrem Körper gut tut. Im Erwachsenenalter ist häufig auch die kontrollierte Einnahme von Vitalstoffen in Form gezielter Nahrungsergänzungsmittel medizinisch sinnvoll.

Empfehlungen zur Vorbeugung ernährungsbedingter Krankheiten

- Greifen Sie zu biologisch aktiven und nährstoffreichen Lebensmitteln. Erhöhen Sie die Zufuhr an frischem Obst und Gemüse auf fünf Portionen pro Tag. Trinken Sie frisch gepresste Obst- und Gemüsesäfte und kaufen Sie, so oft es geht, Saisongemüse.
- Reduzieren Sie die Gesamtfettzufuhr, bevorzugen Sie pflanzliche Öle mit hohem Anteil an ungesättigten Fetten (z. B. kaltgepresstes Olivenöl, Rapsöl). Achten Sie auf versteckte Fette in Käse (bis zu 50% Fett!), Süßigkeiten (Desserts), Fleisch- und Wurstwaren.
- Reduzieren Sie den Konsum einfacher, raffinierter Kohlenhydrate in Form von Haushaltszuckern oder Süßigkeiten. Essen Sie anstelle nährstoffarmer Weißmehlerzeugnisse mehr mineralstoffreiche Vollkornprodukte (Vollkornbrot, -reis). Sie enthalten viele Ballaststoffe und bieten unserem Körper eine reiche Quelle lebenswichtiger und bioaktiver Nährstoffe.
- Schränken Sie den Alkoholkonsum auf maximal ein Getränk pro Tag (z. B. 1 Glas Rotwein) ein.
- Reduzieren Sie den Verzehr von Fleisch, insbesondere von rotem Fleisch, auf maximal einmal pro Woche. Setzen Sie statt dessen zweimal wöchentlich fetten Seefisch (z. B. Heilbutt, Lachs) auf den Speiseplan.

- Essen Sie regelmäßig 5 bis 6 kleine Mahlzeiten, über den Tag verteilt, anstelle von 3 großen Portionen.
- Achten Sie auf eine ausreichende Flüssigkeitszufuhr (mindestens 2 l/Tag, z. B. natriumarme, aber calcium- und magnesiumreiche Mineralwässer, grüner Tee. Viel Kaffee, schwarzer Tee und Alkohol fördern die Wasserausscheidung und damit auch den Verlust wasserlöslicher Nährstoffe).
- Reduzieren Sie die Kochsalzzufuhr auf 5 – 6 g pro Tag und verwenden Sie jodiertes Speisesalz.
- Achten Sie auf ein gesundes Körpergewicht; vermeiden Sie Übergewicht.
- Rauchen Sie nicht.
- Bewegen Sie sich ausreichend und regelmäßig an der frischen Luft (z. B. moderate Ausdauersportarten wie Schwimmen, Walking, Rad fahren).

Wenn Sie zu den Menschen mit erhöhtem Bedarf an Vitalstoffen gehören, ist die gezielte Einnahme entsprechender Nahrungsergänzungsmittel medizinisch sinnvoll. Achten Sie hier auf die Zusammensetzung und Qualität.

Wirkprinzipien der Mikrovitalstoffmedizin

Generell können zwei Arten von »wirksamen Stoffen« unterschieden werden:

- **Arzneimittel,** die unserem Körper in der Regel fremd sind und auch in der natürlichen Nahrung nicht enthalten sind
- nicht-körperfremde **Vitalstoffe,** die in unserem Körper oder in der natürlichen Nahrung vorkommen (sollten).

Der zentrale Unterschied besteht darin, dass durch herkömmliche Arzneimittel in der Regel Symptome behandelt werden, aber nicht die Ursachen einer Erkrankung. In der Mikrovitalstoff-Medizin werden keine körperfremden Substanzen, sondern im normalen Stoffwechsel des Menschen natürlich vorkommende und dort benötigte Vitalstoffe eingesetzt: v.a. Vitamine, Vitaminoide, Mineralstoffe, Spurenelemente, Fettsäuren und Aminosäuren.

Im Rahmen ganzheitlicher Therapiekonzepte kommen aber auch Enzyme, sekundäre Pflanzenstoffe, Prebiotika und Probiotika zum Einsatz. In der Praxis ist häufig eine parallele Anwendung von Vitalstoffpräparaten und Arzneimitteln sinnvoll, auch um unerwünschte Begleiteffekte zu mildern, wenn Medikamente Wechselwirkungen mit dem Vitalstoff-Haushalt eingehen.

Empfehlungen zu Dosierung und Anwendungsdauer

Vitalstoffe spielen in unserem Körper zusammen wie ein großes Orchester. Fehlt eines der Instrumente oder ist eine Stimme nicht besetzt, wird die Harmonie unseres Stoffwechsels beeinträchtigt. Schon der Mangel an einem Vitalstoff stört das optimale Zusammenspiel der anderen, denn jede Kette ist nur so stark wie ihr schwächstes Glied.

In der Vorbeugung und Therapie von ernährungsbedingten Krankheiten wird als Grundlage eine moderat dosierte und breit gefächerte Vitalstoffkombination empfohlen, deren Zusammensetzung einen krankheitsbezogenen Schwerpunkt aufweist. Da sich chronische Erkrankungen wie Arteriosklerose über Jahrzehnte entwickeln, sollten Vitalstoffpräparate langfristig eingenommen werden. Eine vorbeugende oder gar therapeutische Wirkung ist bei kurzfristiger Anwendung und falscher (zu niedriger) Dosierung nicht zu erzielen.

Vitamin- und andere Vitalstoffpräparate sind auf keinen Fall ein Ersatz für eine gesunde Ernährung. Sie bieten auch keine Versicherung gegen die Folgen von Rauchen, Alkoholmissbrauch, Übergewicht und/oder Bewegungsmangel! Die Mikrovitalstoff-Medizin ist deshalb keine Alternative, sondern eine wichtige Ergänzung und Bereicherung der schulmedizinischen und naturheilkundlichen Behandlungsformen. Sie basiert wie die Schulmedizin auf nachprüfbaren und streng wissenschaftlichen Grundlagen.

Machen Sie Ihren persönlichen Vitalstoff-Check und prüfen Sie Ihre Risikofaktoren und Vitalstoff-Mangelsymptome mit dem taxofit-Vitalstoff-Check! Und nutzen Sie die Hintergrundinformationen und Experten-Tipps, die Ärzte, Apotheker und Heilpraktiker in Zusammenarbeit mit der taxofit-Vitalstoff-Akademie auf dem neuesten Stand von Medizin und Wissenschaft für diesen Ratgeber sorgfältig zusammengestellt haben!

Die Tagesdosis sollte, vor allem bei wasserlöslichen Vitaminen und Mineralstoffen, auf mehrere Einnahmen über den Tag verteilt werden. Dadurch wird die Vitalstoffverwertung im Körper verbessert und unnötige Verluste über den Urin werden verringert. Zu diesem Zweck stehen auch so genannte »Depot-Dragees« zur Verfügung. Diese speziell entwickelten Depot-Formen lassen die darin enthaltenen Vitalstoffe zeitversetzt, d.h. über mehrere Stunden hin, gleichmäßig frei.

Der Experten-Tipp

Als ganzheitlich orientierte Therapieform ist die Mikrovitalstoff-Medizin gleichermaßen Bestandteil der Schulmedizin und der Naturheilkunde. Der gezielte Einsatz von Vitaminen, Mineralien und anderen Vitalstoffen gewinnt auch im Rahmen der eigenverantwortlichen »Selbstmedikation« zunehmend an Bedeutung. Bei den verfügbaren Tabletten, Kapseln und Dragees gilt es allerdings, die Spreu vom Weizen zu unterscheiden. Die Qualität sollte auch hier oberste Priorität haben.

Die Mikrovitalstoffe

Vitamine, Mineralstoffe, Spurenelemente, Fettsäuren, Aminosäuren

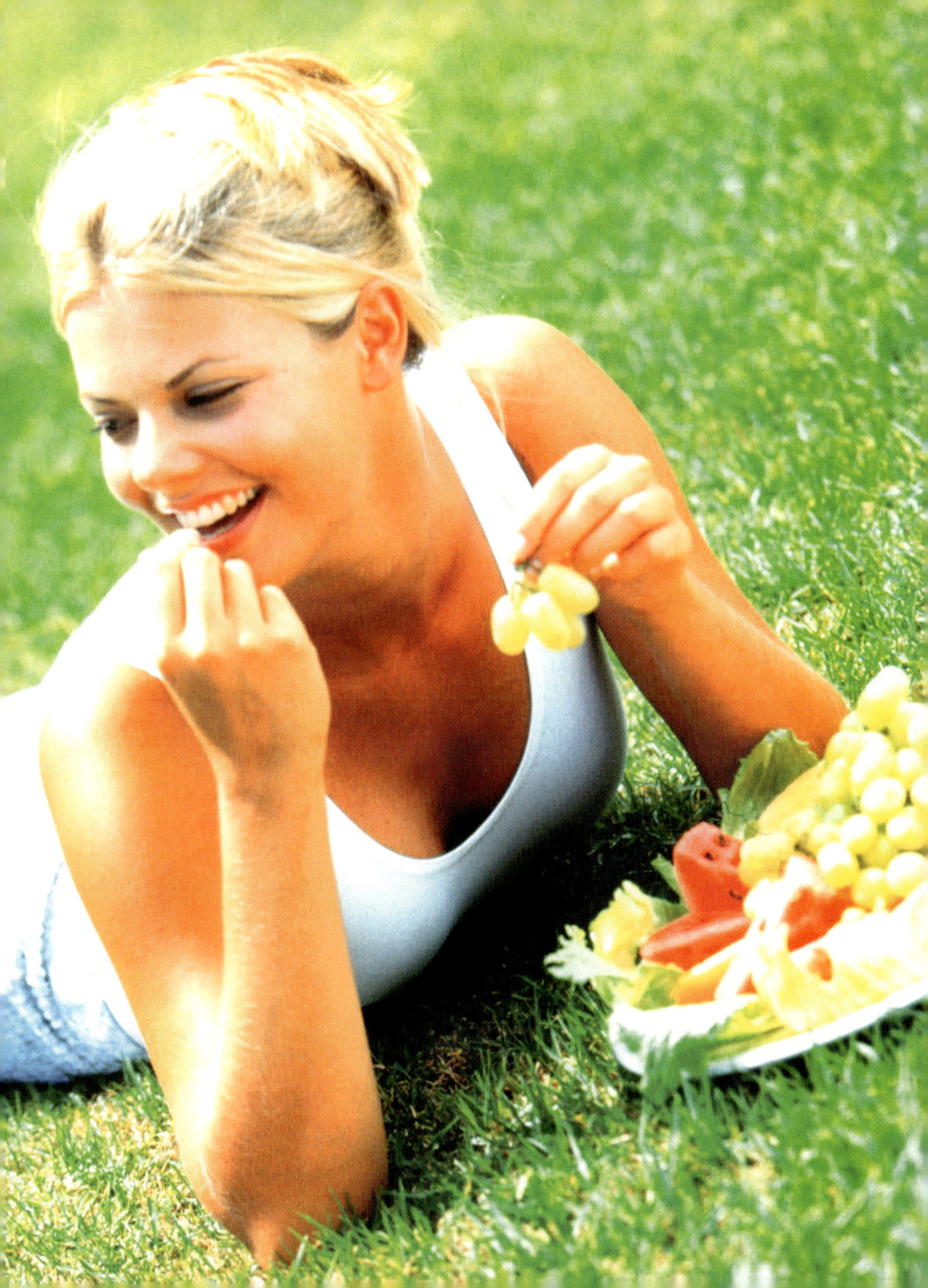

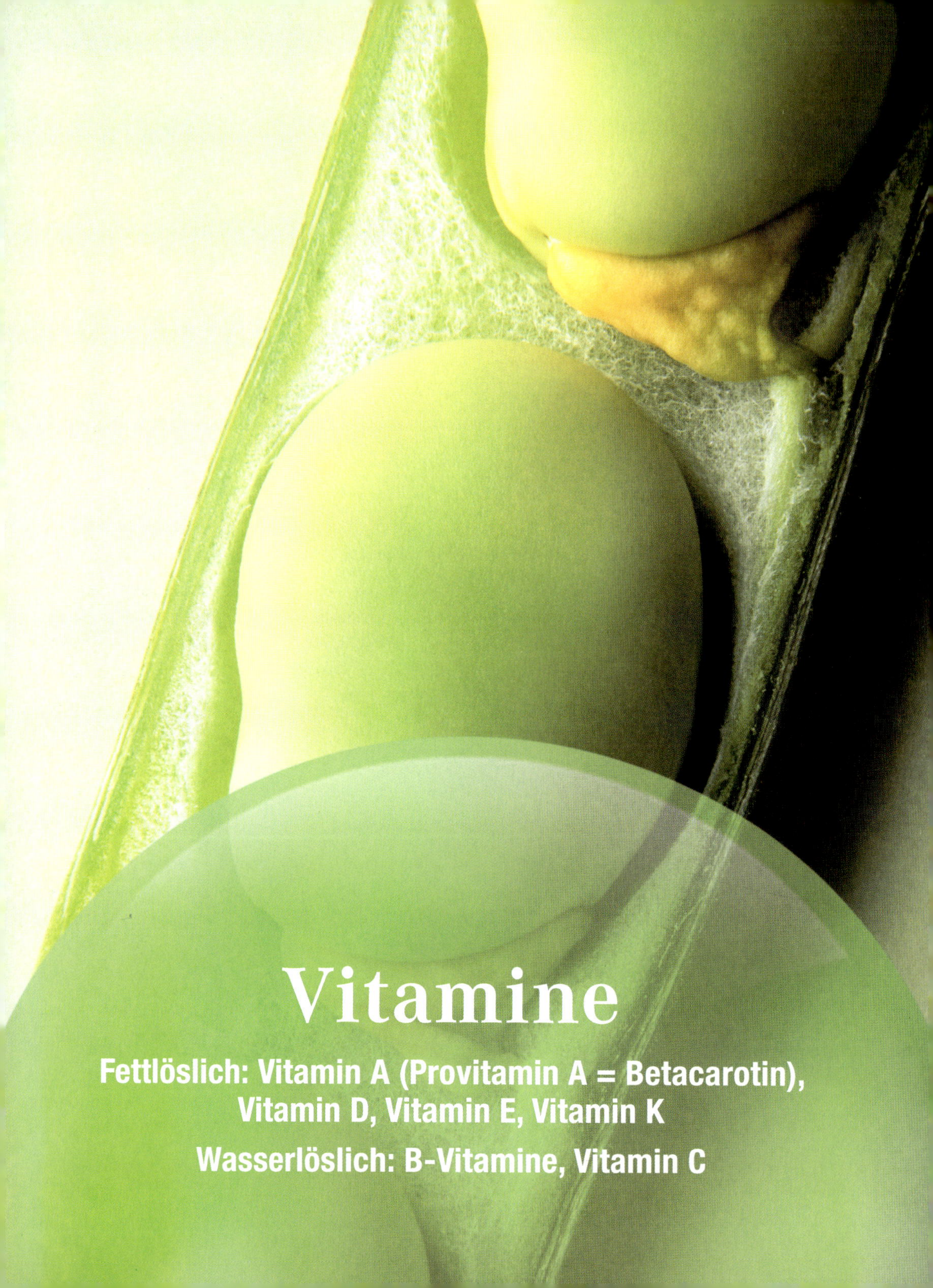

Vitamine

Fettlöslich: Vitamin A (Provitamin A = Betacarotin), Vitamin D, Vitamin E, Vitamin K

Wasserlöslich: B-Vitamine, Vitamin C

Einleitung

Ohne Vitamine (vita = Leben) ist Leben nicht möglich! Aus wissenschaftlicher Sicht sind Vitamine organische, nicht Energie liefernde lebensnotwendige Nährstoffe. Da bis auf Vitamin D keines der Vitamine vom Körper selbst gebildet werden kann, müssen sie regelmäßig mit der Nahrung zugeführt werden. Für den reibungslosen Ablauf unseres Stoffwechsels, für unsere Gesundheit und Fitness benötigen wir alle 13 Vitamine. Bei Mangel an nur einem Vitamin kommt es bereits zu zahlreichen Störungen im Stoffwechsel. Nur ein vielseitiger und abwechslungsreicher Speiseplan mit viel frischem Obst und Gemüse, Vollkornprodukten, Hülsenfrüchten, Milchprodukten sowie ein- bis zweimal pro Woche Fleisch oder Seefisch garantiert eine gute Versorgung mit allen Vitaminen.

Die Vitamine werden eingeteilt in die *fettlöslichen* Vitamine A, D, E und K und die *wasserlöslichen*, zu denen die acht B-Vitamine sowie Vitamin C gehören. Anders als die fettlöslichen werden die wasserlöslichen Vitamine nicht im Körper gespeichert. Der Vorteil ist, dass es i.d.R. nicht zu Überdosierungen kommt, weil das überschüssige Vitamin mit dem Urin ausgeschieden wird. Der Nachteil ist, dass die wasserlöslichen Vitamine wegen der fehlenden Speichermöglichkeit (z. B. im Fettgewebe) einer steten Zufuhr bedürfen.

Aufgaben der Vitamine

In unserem Körper gibt es kaum einen Stoffwechselablauf, an dem nicht Vitamine beteiligt sind. Über 100 000 Stoffwechselprozesse im menschlichen Organismus sind vitaminabhängig. Dazu zählen u.a.

- die Immunfunktion (Vitamin A, C, B-Vitamine),
- der Energie-, Gehirn- und Nervenstoffwechsel (Vitamin C, B-Vitamine),
- die Zellteilung und der Hormonhaushalt (Vitamin A, C, D),
- die Entgiftung schädlicher Stoffwechselprodukte wie Homocystein (Folsäure, B_6, B_{12}),
- der Knochenstoffwechsel (Vitamin D, K, C),
- die Blutgerinnung (Vitamin K) sowie
- das antioxidative Zellschutzsystem, welches unsere Körperzellen vor dem Angriff aggressiver freier Radikale schützt (Vitamin C, E und Betacarotin).

Jedes Vitamin übernimmt dabei eine spezielle Aufgabe, ist aber in der Regel immer auf die Teamarbeit mit anderen Vitaminen angewiesen. Vitamine sind die Beschleuniger (Katalysatoren) unseres Stoffwechsels. Ohne eine optimale und regelmäßige Zufuhr an Vitaminen und anderen Mikronährstoffen läuft unser Stoffwechsel nur auf halber Kraft bzw. mit angezogener Handbremse. Was wir unseren Autos nicht antun, sollten wir uns und unserer Gesundheit auch nicht antun.

Latenter Vitaminmangel

Der Vitamingehalt vieler Obst- und Gemüsesorten ist von der Bodenqualität abhängig. Moderne landwirtschaftliche Intensivbewirtschaftung, saurer Regen und andere Umweltverschmutzungen laugen unsere Böden aus und entziehen ihm lebenswichtige Mikrovitalstoffe. Frühe Erntezeiten und lange Transportwege (»Fluggemüse aus Übersee«) tragen ebenfalls zu einer schlechteren Qualität von Obst und Gemüse bei.

Eine schlechte Versorgung mit Vitaminen führt relativ schnell zu Mangelerscheinungen und Erkrankungen. Insbesondere Organe und Gewebe mit einer hohen Stoffwechselaktivität, wie das Herz, das Gehirn, der Magen-Darm-Trakt und die blutbildenden Gewebe des

Mögliche Ursachen für Vitaminmangel bzw. erhöhten Vitaminbedarf

Alkoholmissbrauch	(B-Vitamine, v.a. Vitamin B_1, Vitamin C)
Regelmäßige Arzneimitteleinnahme	Antibabypille (Folsäure, Vitamin B_6, Vitamin C), Antiepileptika (Vitamin D, K, Folsäure), Cortisonpräparate (Vitamin D, C), Entwässerungsmittel (B-Vitamine, Vitamin C), Hemmer der Fettaufnahme (Vitamin A, D, E, K, Betacarotin), Krebsmittel in der Chemotherapie (Vitamin C, A, B_1, Betacarotin), Lipidsenker (Folsäure, Vitamin B_{12}, Vitamin E, Coenzym Q_{10})
Erkrankungen	Aids / HIV-Infektion (B-Vitamine, Betacarotin), Arteriosklerose, chronische Leber- und Nierenerkrankungen, Dialyse (B-Vitamine, Vitamin C), Diabetes mellitus (Vitamin C, E, B-Vitamine), Fieber, Krebs (Antioxidanzien, B-Vitamine), Operationen (Vitamin C, E, B-Vitamine), Schilddrüsenerkrankungen, Verbrennungen (Vitamin C)
Ernährung	einseitige Ernährung, Fehlernährung, Reduktionsdiäten (alle Vitamine)
Lebensumstände	Alter (Vitamin D, B_{12}), Belastung durch Chemikalien, Schwermetalle, Strahlung (Vitamin C, E, B-Vitamine), physische und psychische Belastung (Vitamin C, B-Vitamine), Schwangerschaft (Folsäure), Stillzeit (Vitamin D, C, Folsäure), Wachstum (Vitamin D, C, B-Vitamine)
Moderne Lebensmittel	nährstoffarme Industriekost (z. B. Weißbrot, Fastfood), falsche Lagerung (z. B. unreifes Obst aus Übersee), falsche Zubereitung (über 50% aller Vitamine, v.a. Folsäure, gehen durch Kochen verloren!)
Rauchen	um mindestens 40% erhöhter Vitamin-C-Bedarf!
Störungen der Nährstoffaufnahme	Magen-Darm-Erkrankungen, z. B. Durchfall oder Gastritis, Mukoviszidose (Vitamin A, Betacarotin, D, E, K), Pankreasinsuffizienz, Zöliakie / Sprue (Folsäure, Vitamin A, B_{12}, D, E, K)

Knochenmarks sind von einem Vitaminmangel betroffen. Falsche Ernährungsgewohnheiten, Alkoholmissbrauch, Leistungssport, Rauchen, chronische Erkrankungen sowie die regelmäßige Einnahme von Medikamenten sind wesentliche Risikofaktoren für einen Vitaminmangel.

Die Entwicklung eines Vitaminmangels verläuft schleichend, wie die Grafik zeigt. Um dem abnehmendem Angebot von Vitaminen aus der Nahrung entgegenzuwirken, verringert der Körper zunächst die Vitaminausscheidung im Urin (Stadium **1/2**). Der Abfall der Vitaminspiegel im Blut schränkt die Aktivität vitaminabhängiger Enzyme ein (z. B. die Energiegewinnung der Zellen).

Die abnehmende Enzymaktivität verursacht die ersten Anzeichen einer leichten Unterversorgung mit Vitami-

Durchschnittlicher (und maximaler) Vitaminverlust bei Lagerung, Herstellung und Zubereitung unserer Lebensmittel

Folsäure	50% (bis zu 100% beim Kochen von Obst und Gemüse)
Vitamin C	40% (bis zu 90% bei der Lagerung von Obst und Gemüse)
Vitamin E	30% (bis zu 70% in raffinierten Pflanzenölen)
Vitamin B_1	20% (bis zu 60% in gebratenem Rindfleisch)
Vitamin B_6	20% (bis zu 50% in geschältem gegenüber Vollkornreis)
Vitamin A, E, B-Vitamine, Mineralien	zwischen 50 und 95% Verlust in raffiniertem Weizenmehl und Reis

nen (Stadium **3/4**). Dieser **latente Mangel** äußert sich in Infekt- und Stressanfälligkeit (z. B. Vitamin C) oder Einschränkungen der Leistungsfähigkeit (z. B. B-Vitamine). Da diese Symptome sehr unspezifisch sind, werden sie in der Regel vom Arzt nicht erkannt. Erst bei weiterem Fortschreiten des Vitaminmangels treten spezifische Mangelsymptome auf (Stadium **5**). Erfolgt in diesem Stadium keine ausreichende Vitaminzufuhr, treten nicht mehr rückgängig zu machende Organschäden auf, die im Fall von Vitamin A zur Erblindung und bei Vitamin C zur schweren Herzschädigung mit Todesfolge führen (Stadium **6**).

Von latentem Mangel an Vitaminen und anderen Nährstoffen sind vor allem Schulkinder, stark beruflich beanspruchte Frauen und Männer, Raucher, Sportler, Schwangere, ältere Menschen, chronisch Kranke sowie Personen betroffen, die regelmäßig Arzneimittel einnehmen müssen. Der latente Nährstoffmangel bildet den Nährboden unserer modernen Zivilisationskrankheiten!

Vitamine und andere Mikrovitalstoffe haben einen hohen Stellenwert in der Vorbeugung degenerativer Erkrankungen wie Herzinfarkt, Krebs, Makuladegeneration, Osteoporose oder Rheuma. Ernährungsexperten und namhafte medizinische Gesellschaften empfehlen daher, dass Erwachsene zum Ausgleich einer möglichen Unterversorgung täglich ein Multivitamin-Mineralstoff-Präparat ergänzen sollten. Im Fokus stehen insbesondere die Sorgenkinder unter den Vitaminen: Die Versorgung vor allem mit Folsäure, Vitamin B_6, Vitamin B_{12} und Vitamin D muss in Deutschland dringend optimiert werden. Vitamintabletten sind kein Ersatz für eine gesunde Lebensweise, die Basis jeder Gesundheitsvorsorge! In vielen Fällen jedoch ist ihr Einsatz sehr sinnvoll.

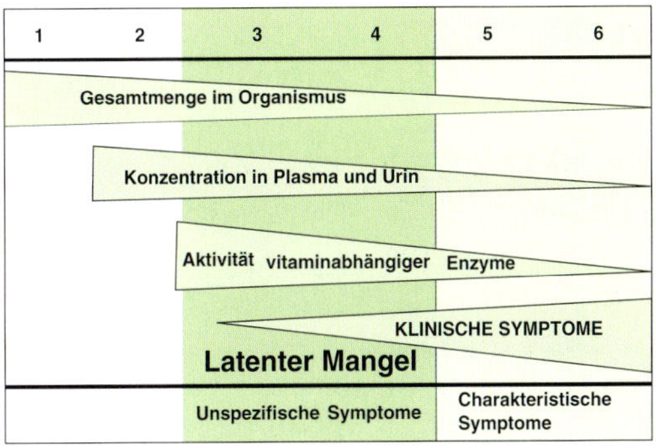

Entwicklung und Stadien eines Vitaminmangels

Vitamin A (Retinol)

Das Augenvitamin

Funktion und Wirkung

Eines der ersten Symptome bei unzureichender Vitamin-A-Versorgung ist die verschlechterte Sehkraft im Dunkeln; trockene, brennende Augen und Bindehautentzündungen können hinzukommen. Vitamin A hilft unseren Augen, sich von hellem Licht auf Dunkelheit umzustellen und erhält damit die nächtliche Sehfähigkeit.

Unser Körper braucht Vitamin A aber nicht nur zum Sehen – auch für das Immunsystem und die gesunde Funktion der Haut und der Schleimhäute ist es unentbehrlich.

Zwar kommt ein schwerer Vitamin-A-Mangel bei uns so gut wie nicht mehr vor, wohl aber eine Unterversorgung. Risikogruppen sind vor allem Neugeborene, deren Versorgung von der Vitamin-A-Aufnahme der Mutter während der Schwangerschaft abhängt, und Menschen mit einseitiger Ernährung. Chronischer übermäßiger Alkoholkonsum führt zu einer Entleerung der Leberreserven.

Mit Fieber verbundene Infektionen erhöhen den Bedarf. Bei Kindern mit häufig auftretenden Infektionskrankheiten kann die Versorgung kritisch werden, da sie noch keine ausreichenden Vitamin-A-Speicher in der Leber angelegt haben. Besonders bei Maserninfektionen, aber auch bei Windpocken treten bei ihnen niedrige Vitamin-A-Spiegel im Blut auf. Alle Erkrankungen und Zustände, die eine Einschränkung der Fettresorption bedingen, führen zu einer Verschlechterung der Vitamin-A-Aufnahme, wie Mukoviszidose, Leberzirrhose, Gallengangsverschluss, Morbus Crohn oder Sprue. Dazu gehören auch Medikamente, wie Orlistat, das nicht nur die Fettresorption, sondern auch die Aufnahme der fettlöslichen Vitamine E, D, K, A und der Carotinoide verringert.

Der Experten-Tipp

Ohne Zink kann unser Körper Vitamin A nicht richtig verwerten. Vitamin E schützt Vitamin A vor der Oxidation und fördert seine Aufnahme. Vitamin A verbessert wiederum die Eisenaufnahme und -verwertung.

Aufgaben des Vitamin A

Das fettlösliche Vitamin A hat eine Schlüsselfunktion im Sehvorgang. Die Lichtrezeptoren in der Netzhaut enthalten Sehpigmente, die teilweise aus Vitamin A bestehen. Sie sind für das Dämmerungssehen, das Farbsehen und für das Sehen bei grellem Licht zuständig.

Auch die Fortpflanzung sowie eine intakte Funktion der Haut und Schleimhäute, vor allem des Magen-Darm-Traktes, der Lunge und der Genitalien, sind von Vitamin A abhängig.

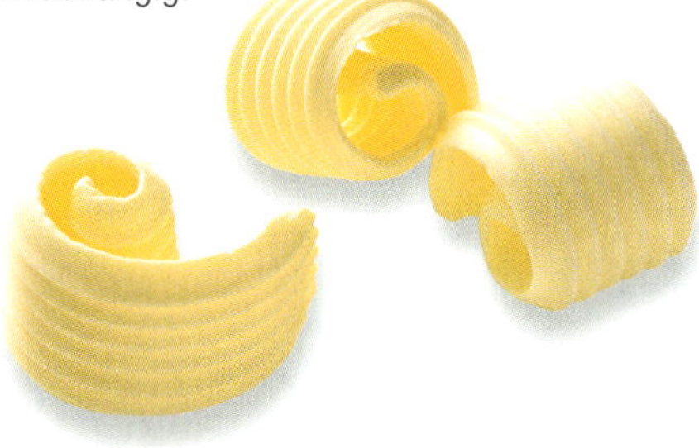

Ihre Vitamin-A-Checkliste

Ernährung und Lebensstil

- Ich trinke regelmäßig Alkohol ❑ 2
- Ich ernähre mich streng vegetarisch (vegan) ❑ 2
- Ich mache häufig Diäten ❑ 2
- Weniger als einmal pro Woche esse ich Fleisch ❑ 2
- Weniger als einmal täglich esse ich Provitamin-A-reiches Gemüse (Karotten, Feldsalat, Grünkohl oder Spinat) ❑ 2
- Ich esse überwiegend Rohkost ❑ 2
- Ich esse überwiegend Dosengemüse ❑ 2
- Bei der Zubereitung von Obst, Salat und Gemüse verwende ich keine kaltgepressten Pflanzenöle (z. B. Olivenöl) ❑ 2
- Ich bin häufig intensiver Sonnenstrahlung ausgesetzt (1 – 2 Std. pro Tag) ❑ 2
- Ich nutze regelmäßig (1 – 2 x pro Woche) das Solarium ❑ 2
- Beruflich und/oder privat bin ich großem Stress ausgesetzt ❑ 2

Vitamin-A-Mangelsymptome

- Ich leide häufig unter Appetitmangel? ❑ 2
- Ständig bin ich müde, schlapp und antriebslos ❑ 2
- Ich bin infektanfällig, vor allem in den oberen Atemwegen und Bronchien ❑ 3
- Meine Augen reagieren empfindlich auf Hell-Dunkel-Reize ❑ 5
- Ich habe oft trockene, gerötete und juckende Augen ❑ 5
- Beim Wechsel vom Hellen ins Dunkle passen sich meine Augen nicht leicht an ❑ 5
- Mein Geruchssinn ist eingeschränkt ❑ 3
- Meine Haare und Nägel sind trocken und spröde ❑ 3
- Meine Haut ist trocken und rau, sie juckt und weist Hautausschläge auf ❑ 3
- Die Nasenschleimhaut ist trocken, verhornt ❑ 3
- Ich leide unter Störungen der Fruchtbarkeit ❑ 3
- Bei mir ist die Testosteronproduktion gestört ❑ 3
- Ich neige zu Schleimhautinfektionen ❑ 3
- Bei mir ist die Fettaufnahme gestört ❑ 3
- Ich leide unter einer Schilddrüsenüberfunktion ❑ 3
- Ich leide an Blutarmut ❑ 3

Risikogruppen

- Ich gehöre zu einer der folgenden Risikogruppen: Alkoholiker, Ältere Menschen (> 65 Jahre), Sportler, Personen mit Zinkmangel, Raucher, Schwangere, Stillende, Veganer ❑ je 5

Erkrankungen mit erhöhtem Vitamin-A-Bedarf

- Ich bin von einer der folgenden Erkrankungen betroffen: ❑ je 5
  Aids / HIV-Infektion, Augenerkrankungen, Diabetes, Erkrankungen der Bauchspeicheldrüse, Fieber, Krebs, Lebererkrankungen, Masern, Mukoviszidose, Rheuma, Störungen der Gallenfunktion, Windpocken

Arzneimittel, die den Bedarf erhöhen können

- Ich nehme regelmäßig eines der folgenden Medikamente ein: Antiepileptika, Bleomycin, Colchicin, Cortisonpräparate, Colestyramin, Neomycin, Orlistat ❑ je 5

Auswertung

Weniger als 15 Punkte: Sie dürften ausreichend mit Vitamin A versorgt sein. Es liegen bei Ihnen nahezu keine Anzeichen für unzureichende Versorgung oder erhöhten Bedarf durch Erkrankungen oder Arzneimitteleinnahme vor.

15 bis 25 Punkte: Sie können nicht unbedingt davon ausgehen, dass Sie ausreichend mit Vitamin A versorgt sind. Möglicherweise machen Sie häufig Diäten oder ernähren sich rein vegetarisch (vegan). Sie sollten vor allem auf eine ausgewogene Ernährung achten, die auch 1 bis 2 x pro Woche Fleisch und Fisch beinhaltet.

Mehr als 25 Punkte: Bei Ihnen ist ein erhöhter Bedarf zu vermuten oder ein Verlust durch Arzneimittel bzw. aufgrund einer Erkrankung. Der Beginn eines Vitamin-A-Mangels entzieht sich allerdings der klinischen Diagnostik, da die Retinolspiegel im Blut auch dann noch im Normalbereich liegen, wenn die Leber nahezu vollständig von Vitamin A entleert ist!

Ein normales Zellwachstum (z. B. Entwicklung des Embryos) ist ohne Retinol nicht möglich. Gesunde Zellen kontrollieren einander durch Informationsaustausch; Vitamin A und Carotinoide sind am Aufbau und Schutz der Verbindungskanäle, der so genannten »gap junctions«, beteiligt. Einem unkontrollierten Wachstum von Zellen zu bösartigen Krebszellen wird dadurch vorgebeugt. Vitamin A steigert die Produktion von Fresszellen, Antikörpern und natürlichen »Killerzellen«, die Krebszellen aufspüren und vernichten können.

Lebensmittel, die Vitamin A enthalten

Vitamin A findet sich überwiegend in tierischen Lebensmitteln, vor allem in Leber, Butter und Eigelb. Daneben sind Milch, Käse und Sahne gute Vitamin-A-Lieferanten, aber auch Seefische, insbesondere Heilbutt und Makrele.

Betacarotinreiche Lebensmittel (Grünkohl, Spinat, Mango, Karotten, Pfirsich) können zusätzlich einen Beitrag zur Vitamin-A-Versorgung leisten, denn Betacarotin ist die Vorstufe von Vitamin A und kann vom Körper in das Vitamin umgewandelt werden. Es wird daher auch als »Provitamin A« bezeichnet.

Lebensmittel	**Vitamin-A-Gehalt (µg/100g)**
Lebertran	24000 (80000 I.E.)
Rinderleber	14158 (47200 I.E.)
Karotten	1833 (6000 I.E.)
Butter	667 (2300 I.E.)
Feldsalat	633 (2100 I.E.)
Grünkohl	569 (1900 I.E.)
Camembert	402 (1300 I.E.)
Gouda	293 (1000 I.E.)

Der Vitamin-A-Gehalt wird zuweilen auch in mg (1 mg = 1000 µg) oder in Internationalen Einheiten (I.E.) angegeben. Dabei gilt als Umrechnungsfaktor: 1 I.E. = ca. 0,3 µg Retinol)

Empfohlene Tagesdosis

Kinder ab 4 Jahre	0,7 – 0,9 mg
Jugendliche	0,9 – 1,1 mg
Erwachsene	0,8 – 1,0 mg
Schwangere und Stillende	1,1 bzw. 1,5 mg

Der Experten-Tipp

Vitamin A kann sich im Körper anreichern; Überdosierungen sind sehr problematisch. Langfristig sollten Erwachsene deshalb nicht mehr als 3 mg (= 10 000 I.E.) pro Tag zuführen. Schwangeren und Frauen mit Kinderwunsch wird wegen der Gefahr kindlicher Missbildungen empfohlen, täglich nicht mehr als 2,4 mg (8000 I.E.) aufzunehmen. Achten Sie bei der Auswahl eines Vitamin-A-haltigen Präparats auf die Dosierung! Vor allem, wenn Sie verschiedene Präparate kombinieren. Wegen der hohen Konzentrationen in Innereien wird Schwangeren vom Verzehr größerer Mengen Schweine- oder Rinderleber (mehr als einmal pro Woche) abgeraten.

Medizinische Bedeutung

- **Augenerkrankungen:** Das Vitamin wird (häufig in Form Vitamin-A-haltiger Augentropfen) vor allem zur Behandlung von trockenen Augen, Bindehautentzündungen und Nachtblindheit eingesetzt.
- **Erkrankungen der Haut und der Schleimhäute:** In der Behandlung von Hauterkrankungen wie Akne und Psoriasis wird vielfach Vitamin A eingesetzt, in der Aknetherapie der Vitamin-A-Abkömmling Isotre-

tinoin. Die hochdosierte Anwendung von Vitamin A und seinen Verbindungen darf wegen möglicher Nebenwirkungen nur unter ärztlicher Kontrolle erfolgen! Retinolhaltiges Nasenöl reduziert bei trockenem Schnupfen die Borkenbildung in der Nase und verbessert die Atmung.

- **Herzerkrankungen und Schlaganfall:** Eine gute Versorgung mit Antioxidanzien wie Vitamin A, C, E und Selen kann das Risiko für Herzinfarkt und Schlaganfall senken. Patienten mit einem gutem Vitamin-A- und -E-Status erholen sich nach einem Schlaganfall schneller.
- **Krebsvorbeugung:** Vitamin-A-Mangel ist mit einem erhöhten Risiko für Krebsarten wie Lungen-, Blasen-, Haut-, Dickdarm- und Prostatakrebs verbunden. Das Vitamin hemmt die Entartung einer gesunden Zelle zur bösartigen Krebszelle und kann die Rückbildung von bösartigen zu normalen Zellen auslösen.
- **Mukoviszidose:** Bei Patienten mit Mukoviszidose zeigt sich häufig ein Mangel an den fettlöslichen Vitaminen A, D, E und K, der ausgeglichen werden sollte.
- **Aids/HIV-Infektion:** HIV-Infizierte haben häufig deutlich erniedrigte Vitamin-A-Spiegel im Blut. Ein schlechter Vitamin-A-Status beeinträchtigt die Immunfunktion und steigert das Sterblichkeits-Risiko. Bei HIV-positiven Schwangeren steigert ein Vitamin-A-Mangel das Übertragungsrisiko der Infektion auf das Kind.
- **Weitere Anwendungsgebiete:** Chronisch entzündliche Darmerkrankungen (z. B. Morbus Crohn), Erkrankungen der Bauchspeicheldrüse und der Leber, gestörte Fettaufnahme, Infektionskrankheiten, Masern, Aids/HIV-Infektion, Krebsvorbeugung.

Wichtige Aufgaben und Funktionen des Vitamin A

Augen	Sehkraft, Hell-Dunkel-Anpassung, Farbsehen
Schleimhäute	Schutz der Schleimhäute in Lunge, Magen-Darm-Bereich, Mund, Rachen und Genitalien; Intakthaltung der Funktion als Barriere des Immunsystems
Immunsystem	Stärkung des Immunsystems durch gesteigerte Produktion von Antikörpern, Fresszellen, Killerzellen und anderen Immunzellen
Hormone	Bildung von Sexualhormonen (z. B. Testosteron)
Zellwachstum	Kontrolle des Zellwachstums über »gap-junctions« (Zell-Zell-Kommunikation)
Fortpflanzung	Förderung der Spermienproduktion und -beweglichkeit sowie der Embryonalentwicklung
Haut und Knochen	Wachstum und Heilung

Die B-Vitamine

Die Steuermänner für Energie und Nerven

Funktion und Wirkung

Der Vitamin-B-Komplex schützt Nerven, Muskeln und Immunsystem. Acht der insgesamt dreizehn bekannten Vitamine werden als »Gruppe der B-Vitamine« oder »Vitamin-B-Komplex« zusammengefasst. Obwohl es sich hierbei um völlig verschiedene Substanzen handelt, arbeiten sie immer als erfolgreiches Team zusammen und sind für den Stoffwechsel nahezu jeder Körperzelle lebensnotwendig. Zusammen mit Vitamin C zählt der Vitamin-B-Komplex zu den wasserlöslichen Vitaminen. Mit Ausnahme von Vitamin B_{12} kann der Körper sie nicht speichern; sie müssen daher ständig über die Nahrung zugeführt werden.

Den B-Vitaminen widmet die medizinische Fachwelt besondere Aufmerksamkeit. Ihr genau aufeinander abgestimmtes Zusammenspiel im menschlichen Körper ist hochinteressant für die Forschung, und ihre therapeutischen Einsatzmöglichkeiten sind vielfältig. Zwar sind die gefürchteten schweren Vitamin-B-Mangelkrankheiten in den westlichen Industrieländern fast verschwunden, doch ist die Versorgung mit B-Vitaminen bei großen Teilen der Bevölkerung nicht optimal.

Die Anzahl derjenigen, die immer häufiger über Abgeschlagenheit, Konzentrationsstörungen, Nervosität, Reizbarkeit oder Stress klagen, wird immer größer. Auch Erkrankungen der Haut, der Nerven und des Herz-Kreislauf-Systems (Herzinfarkt!) nehmen immer weiter zu. Viele dieser gesundheitlichen Störungen können auf eine Unterversorgung mit B-Vitaminen zurückgeführt werden.

Der Experten-Tipp

Ein Mangel an Folsäure, Vitamin B_6 und B_{12} ist die häufigste Ursache für einen Anstieg des Homocysteins im Blut. Diese gefährliche Aminosäure schädigt unsere Blutgefäße und steigert deutlich das Risiko, an Herz-Kreislauf-Erkrankungen, Depressionen, Alzheimer oder Parkinson zu erkranken!

Die Stoffwechselwege der einzelnen B-Vitamine sind wie Verkehrswege eng miteinander vernetzt und kreuzen sich überall im Körper. Für die Aufgaben eines einzelnen B-Vitamins werden weitere B-Vitamine (als »Coenzyme«) benötigt. Dieses enge Zusammenwirken erklärt auch, warum Mangelzustände an einzelnen B-Vitaminen kaum vorkommen und ein Vitamin-B-Mangel sich auf so vielfältige Weise bemerkbar macht.

Fehlt eines der B-Vitamine, wird das gesamte Netzwerk beeinträchtigt. Es ist daher meist sinnlos, ein einzelnes B-Vitamin zuzuführen, da diese Meister unseres Stoffwechsels ihre lebenswichtigen Aufgaben nur im Team erfüllen können.

Ihre B-Vitamin-Checkliste

Ernährung und Lebensstil

- Ich trinke viel Kaffee (> 2 Tassen/Tag), schwarzen Tee oder Alkohol ❑ 5
- Ich bin Raucher(in) ❑ 1
- Oft stehe ich unter Stress ❑ 3
- Ich esse häufig Weißmehlprodukte, Süßigkeiten oder Fastfood ❑ 2
- Vollkornprodukte, frisches Obst und Gemüse esse ich eher selten ❑ 2
- Ich mache häufig Diäten ❑ 2

Vitamin-B-Mangelsymptome

- Ständig bin ich müde und schlapp, fühle mich abgeschlagen und habe keinen Appetit ❑ 5
- Ich bin häufig reizbar oder aggressiv, habe schwache Nerven ❑ 3
- Das Lernen fällt mir schwer; ich leide unter Konzentrations- und Gedächtnisstörungen ❑ 5
- Ich habe Schlafstörungen, kann schlecht einschlafen ❑ 3
- Ich leide unter depressiven Verstimmungen oder häufigen Stimmungsschwankungen ❑ 3
- Infekte oder Erkältungen treten häufig auf ❑ 3
- Meine Haut ist gerötet und rissig; die Schleimhäute sind trocken und die Haare matt und brüchig ❑ 3
- Ich habe Haarausfall, der sich keiner speziellen Krankheit zuordnen lässt ❑ 3
- Nervenschmerzen oder Muskelschwäche machen mir zu schaffen ❑ 3

Risikogruppen

- Ich gehöre zu einer der folgenden Risikogruppen: ❑ je 5
  Ältere Menschen (> 65 Jahre), Kinder und Jugendliche, Leistungssportler, Schwangere, Stillende

Erkrankungen mit erhöhtem Vitamin-B-Bedarf

- Ich bin von einer der folgenden Erkrankungen betroffen: ❑ je 5
  Aids / HIV-Infektion, Diabetes, Herzerkrankungen, Krebs, Leber- oder Nierenerkrankungen, Magen-Darm-Erkrankungen, Nervenschmerzen, Schilddrüsenüberfunktion, Störungen des zentralen Nervensystems

Arzneimittel, die den Bedarf erhöhen können

- Ich nehme regelmäßig eines der folgenden Medikamente ein: ❑ je 5
  Aids-Therapeutika, Antibabypille, Antiepileptika, Entwässerungsmittel, Herzglykoside (z. B. Digoxin), Magensäurepuffer, Metformin, Parkinsonmittel (z. B. L-Dopa).

Auswertung

Weniger als 10 Punkte: Sie dürften ausreichend mit B-Vitaminen versorgt sein. Es liegen bei Ihnen nahezu keine Symptome vor, die einen Mangel oder einen krankheitsbedingt erhöhten Bedarf an B-Vitaminen anzeigen.

10 bis 15 Punkte: Sie können nicht unbedingt davon ausgehen, dass Sie ausreichend mit B-Vitaminen versorgt sind. Möglicherweise spielt ein hektischer Lebensstil mit seinen häufigen Begleiterscheinungen (z. B. hoher Kaffeekonsum, Stress, eine an B-Vitaminen arme Ernährung) dabei eine Rolle. Oder Sie verlieren B-Vitamine durch die Einnahme von Arzneimitteln bzw. Sie sind von Erkrankungen betroffen, die den B-Vitamin-Bedarf erhöhen. Vielleicht zeigt sich bei Ihnen bereits das eine oder andere Symptom eines B-Vitamin-Mangels. Sie sollten vor allem auf eine vollwertige Ernährung achten, die reich an Vollkornprodukten, frischem Obst und Gemüse ist.

Mehr als 15 Punkte: Bei Ihnen ist ein erhöhter Bedarf an B-Vitaminen zu vermuten oder ein B-Vitamin-Verlust durch Arzneimittel bzw. eine ungünstige Ernährung. Eine Bestimmung des Homocysteinwertes ist auf jeden Fall empfehlenswert. Er zeigt Versorgungslücken bei Folsäure, Vitamin B_6 und B_{12} an.

Aufgaben der B-Vitamine

Die enorme Aufgabenfülle der B-Vitamine reicht von der Steuerung der Nerven- und Herzfunktion über die Blutbildung und Energiegewinnung in unseren Körperzellen bis zur Abwehr von Krankheitserregern und der Gesunderhaltung von Haut und Haaren. Die B-Vitamine steuern auch den Stoffwechsel der Kohlenhydrate, Fette und Eiweiße, wobei sie die Prozesse der Energiegewinnung beschleunigen.

Lebensmittel, die B-Vitamine enthalten

Der sicherste Weg für die B-Vitamin-Zufuhr ist eine vollwertige Ernährung. Vollkornprodukte, Hülsenfrüchte, Weizenkeime, Pilze, Soja, Sprossen, frisches Obst und Gemüse sowie Eier und mageres Fleisch sind die besten Lieferanten.

Empfohlene Tagesdosis

Unser Körper benötigt die einzelnen B-Vitamine in unterschiedlichen Mengen. Bitte schlagen Sie den Tagesbedarf bei den jeweiligen Einzelangaben auf den folgenden Seiten nach.

Medizinische Bedeutung

Eine geringfügige Erhöhung des Homocysteinspiegels im Blut ($\geq$ 10 µmol/l) verdoppelt die Wahrscheinlichkeit für Herzinfarkt und Schlaganfall und erhöht wesentlich das Risiko für Alzheimer und Parkinson sowie für Missbildungen in der Schwangerschaft. Vitamin B_6, Vitamin B_{12} und Folsäure tragen dazu bei, diesen Risikofaktor unschädlich zu machen.

Bei zahlreichen weiteren Krankheiten können mit B-Vitaminen gute Behandlungserfolge erzielt werden. Dazu gehören Fettstoffwechselstörungen (Vitamin B_3 als Nikotinsäure), Störungen des Nervensystems bei Diabetikern (Vitamin B_1), Prämenstruelles Syndrom (Vitamin B_6), Ekzeme (Vitamin B_2, Biotin), bestimmte Blutkrankheiten (Vitamin B_{12}, Folsäure), chronisch entzündliche Darmerkrankungen (Folsäure, Vitamin B_6, B_{12}) und Schmerzzustände wie Migräne (Vitamin B_2, B_3) oder Neuralgien (Vitamin B_1, B_6, B_{12}).

Wichtige Aufgaben und Funktionen der B-Vitamine

Energiegewinnung	Umwandlung von Kohlenhydraten (z. B. Glucose) in Energie
Nervenstoffwechsel	Übertragung von Informationen, Steuerung der geistigen Leistungsfähigkeit, Steigerung der Stresstoleranz
Bereitstellung von Nervenbotenstoffen	Produktion von Nervenbotenstoffen (Neurotransmittern) und Hormonen wie Serotonin, Melatonin und Acetylcholin, die wichtig sind für einen gesunden Schlaf, eine ausgeglichene Psyche und die körperliche Aktivität.
Zellreparatur und Zellwachstum	Auf- und Abbau von Genen (DNA, Erbsubstanz) und Proteinen (z. B. Haare, Haut); Produktion der roten Blutkörperchen
Abwehr des Homocysteins	Entgiftung der schädlichen Aminosäure Homocystein

Vitamin B_1 (Thiamin)

Das Nervenvitamin

Funktion und Wirkung

In den Schalen von Reiskörnern wurde Thiamin 1926 als erstes B-Vitamin entdeckt; später gab man ihm daher den Namen Vitamin B_1. Dieses Vitamin bestimmt, wie gut unser Stoffwechsel und unser Nervensystem funktionieren.

Sind Sie oft abgeschlagen, geistig träge, müde oder reizbar? Das können die ersten Anzeichen einer schlechten Versorgung mit Vitamin B_1 sein, von dem die Leistungsfähigkeit der Nerven und des Gehirns abhängt.

Der Experten-Tipp

Mit nur vier bis zehn Tagen ist die Speicherkapazität unseres Körpers für Vitamin B_1 niedriger als für alle anderen Vitamine. Einseitige Ernährungsgewohnheiten und hoher Verzehr von Süßigkeiten und vor allem chronischer übermäßiger Alkoholkonsum können einen Thiaminmangel verursachen.

Ein leichter Thiaminmangel bleibt häufig unbemerkt, äußert sich aber schon durch Reizbarkeit, depressive Verstimmungen, Konzentrations-, Nerven- und Muskelschwäche. Schwerer Thiaminmangel ruft die klassische Vitamin-B_1-Mangelkrankheit Beriberi mit Muskelschwäche, Lähmungen bis hin zu schweren Nervenentzündungen und Herzschwäche hervor.

Aufgaben des Vitamin B1

Seine Hauptaufgabe erfüllt Vitamin B1 als »Stoffwechselkatalysator« (Coenzym) bei der Energiegewinnung aus Kohlenhydraten, damit unsere Nerven- und Muskelzellen reibungslos funktionieren. Thiaminmangel macht sich deshalb vor allem in Geweben bemerkbar, die besonders viel Glukose (Traubenzucker) als Energielieferant benötigen. Dazu gehören das Gehirn- und Nervensystem sowie die Herz- und Skelettmuskulatur. Darüber hinaus ist Vitamin B_1 am Informationsaustausch der Nervenzellen und der Produktion von Nervenbotenstoffen wie Acetylcholin oder dem »Glückshormon« Serotonin beteiligt. Deshalb kann Thiamin auch bei Gedächtnisstörungen (z. B. bei Demenz) und depressiven Verstimmungen helfen.

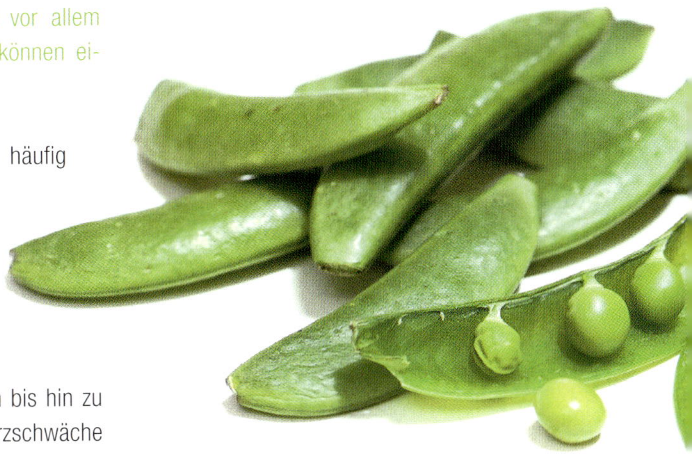

Ihre Vitamin-B_1-Checkliste

Ernährung und Lebensstil

- Ich trinke viel Kaffee (> 2 Tassen/Tag) oder schwarzen Tee ❑ 5
- Ich trinke regelmäßig Alkohol (> z. B. ≥ 2 Glas Bier/Tag) oder süße Limonaden (z. B. Cola) ❑ 2
- Oft stehe ich unter Stress, bin starken Belastungen ausgesetzt ❑ 3
- Ich esse häufig Weißmehlprodukte oder Süßigkeiten ❑ 2
- Ich mache häufig Diäten ❑ 2

Vitamin-B_1-Mangelsymptome

- Ich kann mich schwer konzentrieren, habe schwache Nerven ❑ 2
- Das Lernen fällt mir schwer, ich werde vergesslich ❑ 3
- Ich bin häufig reizbar oder aggressiv ❑ 3
- Ich leide unter depressiven Verstimmungen ❑ 3
- Ständig bin ich müde, habe keinen Appetit ❑ 3
- In den Armen oder Beinen habe ich Gefühlsstörungen (z. B. Fußbrennen, Kribbeln in den Armen) ❑ 3
- Muskelschwäche (vor allem in den Waden) oder -krämpfe machen mir zu schaffen ❑ 3
- Ich habe häufig Herzklopfen, bin kurzatmig oder leide unter Wasseransammlungen im Gewebe ❑ 3

Risikogruppen

- Ich gehöre zu einer der folgenden Risikogruppen: ❑ je 5
  Alkoholiker, ältere Menschen (≥ 65 Jahre), Ausdauersportler, Schwangere, Schwerstarbeiter, Stillende

Erkrankungen mit erhöhtem Vitamin-B_1-Bedarf

- Ich bin von einer der folgenden Erkrankungen betroffen: ❑ je 5
  Aids / HIV-Infektion, Alzheimer, Augenschäden / Netzhauterkrankungen, Diabetes, Fieber, Herzmuskelschwäche, Krebs, Lebererkrankungen, Magen-Darm-Erkrankungen, Nervenschmerzen, Schilddrüsenüberfunktion

Arzneimittel, die den Bedarf erhöhen können

- Ich nehme regelmäßig eines der folgenden Medikamente ein: ❑ je 5
  Aids-Therapeutika, Entwässerungsmittel, Antibabypille, Antiepileptika, Furosemid, Herzglykoside, Magensäurepuffer

Auswertung

Weniger als 10 Punkte: Sie dürften ausreichend mit Vitamin B_1 versorgt sein. Es liegen bei Ihnen nahezu keine Symptome vor, die einen Mangel oder einen krankheitsbedingt erhöhten Bedarf an Vitamin B1 anzeigen.

10 bis 15 Punkte: Sie können nicht unbedingt davon ausgehen, dass Sie ausreichend mit Thiamin versorgt sind. Möglicherweise spielt ein hektischer Lebensstil mit seinen häufigen Begleiterscheinungen (z. B. hoher Kaffeekonsum, Stress, eine an B-Vitaminen arme Ernährung) dabei eine Rolle. Oder Sie verlieren Vitamin B_1 durch die Einnahme von Arzneimitteln bzw. Sie sind von Erkrankungen betroffen, die den Thiaminbedarf erhöhen. Vielleicht zeigt sich bei Ihnen bereits das eine oder andere Symptom eines Vitamin-B_1-Mangels. Sie sollten vor allem auf eine vollwertige Ernährung achten, die reich an Vollkornprodukten, frischem Obst und Gemüse ist.

Mehr als 15 Punkte: Bei Ihnen ist ein erhöhter Bedarf an Vitamin B_1 zu vermuten oder ein Thiaminverlust durch Arzneimittel bzw. durch eine thiaminarme Ernährung. Eine Bestimmung der Vitamin-B_1-abhängigen Aktivität des Enzyms »Transketolase« in den roten Blutkörperchen könnte sinnvoll sein. Sie sollten mit Ihrem Arzt darüber sprechen und die Ergänzung von Vitamin B_1 als B-Komplex in Erwägung ziehen.

Lebensmittel, die Vitamin B_1 enthalten

Die besten Nahrungsquellen für die Aufnahme von Vitamin B_1 sind Vollkornprodukte, Schweinefleisch und Hülsenfrüchte. Im Vergleich zum Naturreis (Vollkornreis) ist im geschälten Reis kaum noch Vitamin B_1 enthalten, und gegenüber Vollkornmehl beträgt der Verlust an Vitamin B_1 im Weißmehl bis zu 80%!

Nahrungsmittel	Vitamin-B_1-Gehalt (mg/100 g)
Bierhefe	12
Weizenkeime	2
Sonnenblumenkerne	1,9
Schweinefleisch	0,9
Bohnen	0,8
Haferflocken	0,59

Empfohlene Tagesdosis

Kinder ab 4 Jahre	0,8 – 1,2 mg
Jugendliche	1 – 1,3 mg
Erwachsene	1 – 1,3 mg
Schwangere und Stillende	1,2 bzw. 1,4 mg

Medizinische Bedeutung

- **Stress, Nervosität, geistiger Leistungsabfall:** Bei abnehmender geistiger Leistungsfähigkeit, Konzentrationsstörungen, Lernschwierigkeiten und dem Auftreten von Stresssymptomen sollte immer an Vitamin B_1 (20 – 50 mg/Tag) gedacht werden.
- **Nervenschmerzen:** Neurologische Störungen bei Diabetikern und Alkoholikern wie Kribbeln in den Beinen (»Ameisenlaufen«), handschuhartiges Taubheitsgefühl in den Händen oder auch brennende Nervenschmerzen lassen sich erfolgreich mit hohen Vitamin-B_1-Gaben (150 – 300 mg/Tag als Benfotiamin) therapieren.
- **Herzschwäche:** Eine Langzeittherapie mit Furosemid kann bei Herzpatienten zu einer Verarmung an Vitamin B_1 führen und die Herzfunktion zusätzlich beeinträchtigen. In Studien an Patienten, die zur Entlastung des Herzmuskels Furosemid einnahmen, führte die Gabe von Vitamin B_1 (100 – 200 mg/Tag) zu einer deutlichen Besserung.
- **Weitere Anwendungsgebiete:** Alzheimer, Beriberi (Vit.-B_1-Mangelkrankheit), Blutarmut, chronisches Müdigkeitssyndrom, Depressionen, Immunschwäche (auch bei Aids / HIV-Infektion, Krebs), Leistungssport.

Wichtige Aufgaben und Funktionen des Vitamin B_1

Energiestoffwechsel	Zusammen mit Magnesium wichtig für alle energieabhängigen Stoffwechselprozesse; baut Kohlenhydrate in Glucose um, kräftigt die Herzmuskelzellen
Nervensystem	Geistige Leistungsfähigkeit, Übertragung von Nervenimpulsen an das Gehirn und die peripheren Nervenzellen; Bereitstellung von Nervenbotenstoffen wie Acetylcholin und Serotonin
Eiweißaufbau	Kollagen in Haut, Knorpel und Knochen, Produktion von Nukleinsäuren (DNA)

Vitamin B_2 (Riboflavin)

Der Energizer

Funktion und Wirkung

Wussten Sie, dass Vitamin B_2 als gelblicher Farbstoff häufig in der Lebensmittelindustrie unter der Bezeichnung E101 eingesetzt wird?

Vitamin B_2 ist in erster Linie für alle Energie liefernden Prozesse in unserem Körper wichtig. Der Ausspruch »Milch macht müde Männer munter« hat durchaus seinen Sinn, denn das vor allem in der Milch enthaltene Riboflavin ist in den »Kraftwerken« jeder Körperzelle an der Energiegewinnung aus Fetten, Kohlenhydraten und Eiweißen beteiligt.

Therapeutisch ist das Vitamin B_2 auch bei Migräne sowie bei bestimmten Haut- und Augenerkrankungen interessant.

Bei einseitiger, z. B. streng vegetarischer (veganer), Ernährung oder bei Störungen der Nährstoffaufnahme (häufig bei Senioren, aber auch bei chronischen Alkoholikern) kann sich ein Vitamin-B_2-Mangel entwickeln. In erster Linie macht er sich durch eingerissene Mundwinkel und durch Schleimhautentzündungen im Mund- und Rachenraum bemerkbar.

Entzündungen der Bindehaut sowie eine gesteigerte Lichtempfindlichkeit können ebenfalls Anzeichen eines Vitamin-B_2-Mangels sein.

Aufgaben des Vitamin B_2

Vitamin B_2 spielt eine zentrale Rolle als »Stoffwechselkatalysator« (Coenzym) in der Atmungskette. Hier werden Nährstoffe (Fette, Kohlenhydrate, Eiweiße) in den Energiekraftwerken unserer Zellen, den so genannten Mitochondrien, zur Herstellung purer Stoffwechselenergie (in Form des Adenosintriphosphats, kurz: ATP) verbrannt. ATP ist der Kraftstoff für alle energieabhängigen Prozesse in unserem Körper.

Riboflavin wirkt auch als Antioxidans, d. h. als ein wichtiger Zellschutzfaktor gegen aggressive freie Radikale.

Zusammen mit Eisen ist es außerdem an der Produktion der roten Blutkörperchen beteiligt, die alle Körperzellen mit Sauerstoff versorgen. Auch andere B-Vitamine wie Vitamin B_6 und Niacin sind auf diesen Stoffwechsel-Aktivator angewiesen.

Ihre Vitamin-B_2-Checkliste

Ernährung und Lebensstil

- Ich trinke wenig Milch und esse kaum Milchprodukte ❑ 2
- Ich bin strenger Vegetarier ❑ 2
- Ich mache häufig Diäten ❑ 2
- Ich trinke häufig Alkohol ❑ 2

Vitamin-B_2-Mangelsymptome

- Ständig bin ich müde, fühle mich abgeschlagen, antriebslos ❑ 3
- An den Mundwinkeln habe ich schmerzhafte Spalten und Risse, meine Zunge ist entzündet und violett gefärbt ❑ 5
- Die Haut am Mund, an der Nase, den Ohren oder um die Genitalien juckt, ist fettig, schuppig und gerötet ❑ 3
- Ich leide unter erhöhter Lichtempfindlichkeit oder Trübungen der Augenlinse, habe gerötete, tränende Augen ❑ 3
- Ich habe zu wenig rote Blutkörperchen und bin dadurch häufig müde ❑ 5

Risikogruppen

- Ich gehöre zu einer der folgenden Risikogruppen: ❑ je 5
  Ältere Menschen (> 65 Jahre), Leistungssportler (vor allem Ausdauersport), Milchallergiker, Schwangere, Stillende, stressgeplagte Menschen

Erkrankungen mit erhöhtem Vitamin-B_2-Bedarf

- Ich bin von einer der folgenden Erkrankungen betroffen: ❑ je 5
  Aids / HIV-Infektion, chronisches Müdigkeitssyndrom, Diabetes, Fieber, Hautkrankheiten mit Gesichtsrötung und Pusteln, Krebs, Magen-Darm-Erkrankungen, Migräne, Muskelschwäche, Nervenschmerzen, Schilddrüsenfehlfunktion, Sichelzellanämie

Arzneimittel, die den Bedarf erhöhen können

- Ich nehme regelmäßig eines der folgenden Medikamente ein: ❑ je 5
  Aids-Therapeutika, Antibabypille, Antibiotika, Beruhigungsmittel (Barbiturate), Psychopharmaka (Antidepressiva)

Auswertung

Weniger als 10 Punkte: Sie dürften ausreichend mit Vitamin B_2 versorgt sein. Es liegen bei Ihnen nahezu keine Symptome vor, die einen Mangel oder einen krankheitsbedingt erhöhten Bedarf an Vitamin B_2 anzeigen.

10 bis 15 Punkte: Sie können nicht unbedingt davon ausgehen, dass Sie ausreichend mit Riboflavin versorgt sind. Möglicherweise sind Sie strenger Vegetarier, meiden Milchprodukte oder sind von Erkrankungen betroffen, die den Riboflavinbedarf erhöhen. Vielleicht zeigt sich bei Ihnen bereits das eine oder andere Symptom eines Vitamin-B_2-Mangels. Sie sollten vor allem auf eine vollwertige Ernährung achten, die reich an Vollkornprodukten, frischem Obst und Gemüse ist.

Mehr als 15 Punkte: Bei Ihnen ist ein erhöhter Bedarf an Vitamin B_2 zu vermuten oder ein Vitaminverlust durch Arzneimittel bzw. durch eine riboflavinarme Ernährung. Eine Bestimmung der Vitamin-B_2-abhängigen Aktivität des Enzyms »Glutathion-Reduktase« in den roten Blutkörperchen könnte sinnvoll sein. Sie sollten mit Ihrem Arzt darüber sprechen und die Ergänzung von Vitamin B_2 als B-Komplex in Erwägung ziehen.

Lebensmittel, die Vitamin B_2 enthalten

Vor allem Milch und Milchprodukte sichern den täglichen Vitamin-B_2-Bedarf. Allerdings verliert Milch, wenn sie in hellen Glasflaschen aufbewahrt wird, bis zu 80 % an Vitamin B_2! Auch beim Pasteurisieren oder Kondensieren von Milch geht viel Riboflavin verloren. Außer in Milchprodukten ist Vitamin B_2 auch in Fleisch, Fisch, Geflügel und Vollkornprodukten enthalten.

Nahrungsmittel	Vitamin-B_1-Gehalt (mg/100 g)
Bierhefe	3,7
Schweineleber	3,2
Joghurt	0,18
Champignons	0,4

Empfohlene Tagesdosis

Kinder ab 4 Jahre	0,8 – 1,4 mg
Jugendliche	1,2 – 1,5 mg
Erwachsene	1,2 – 1,5 mg
Schwangere und Stillende	1,5 bzw. 1,6 mg

Der Experten-Tipp

Die Einnahme von Vitamin B_2-Präparaten kann eine Gelbfärbung des Urins verursachen, die aber völlig harmlos ist.

Medizinische Bedeutung

- **Grauer Star** (Katarakt): Vitamin B_2 ist für die Augenlinse eines der wichtigsten Antioxidanzien. Ein Mangel erhöht daher das Risiko für einen Sehverlust durch den grauen Star.
- **Migräne:** Eine Störung im Energiestoffwechsel unserer Nervenzellen spielt auch bei der Migräne eine zentrale Rolle. Durch die Gabe von 400 mg Vitamin B_2 pro Tag konnte in klinischen Studien die Anzahl, Dauer und Schwere der Migräneattacken deutlich verringert werden. Auch der Bedarf an verschreibungspflichtigen Arzneimitteln ließ sich reduzieren.
- **Weitere Anwendungsgebiete:** Blutarmut, Diabetes, Hauterkrankungen (z. B. Rosacea), Immunschwäche (auch bei Aids/HIV-Infektion und Krebs), Muskelschwäche, Sichelzellanämie.

Wichtige Aufgaben und Funktionen des Vitamin B_2

Energiestoffwechsel	Energiegewinnung in den körpereigenen Zellkraftwerken (Mitochondrien)
Eiweißaufbau	Kollagen in Haut, Knorpel und Knochen; Produktion von Nukleinsäuren (DNA)
Aktivierung von $B_{3,6}$	Überführung von Vitamin B_3 und B_6 in ihre aktiven Formen
Blutbildung	Produktion roter Blutkörperchen zusammen mit Eisen
Zellschutz	Bestandteil antioxidativer Enzyme, Regeneration von Glutathion
Schilddrüsenaktivität	Produktion der Schilddrüsenhormone
Schutz der Augenlinse	Verhinderung von Linsentrübungen (grauer Star) und Schutz vor freien Radikalen
Entgiftung	Arzneimittel und Umweltgifte

B_3 (Niacin / Niacinamid)

Der Blutfettsenker

Funktion und Wirkung

Vitamin B_3 ist ein Sammelbegriff für zwei natürliche Formen, in denen das Vitamin in unserer Nahrung vorkommt:

- Niacin (Nikotinsäure), hauptsächlich in pflanzlichen Lebensmitten, und
- Niacinamid (Nikotinsäureamid), vor allem in tierischen Produkten.

Obwohl beide Vitaminformen in unserem Körper die gleichen lebenswichtigen Aufgaben erfüllen, werden sie in der Therapie von Krankheiten wie Fettstoffwechselstörungen (Nikotinsäure) oder Arthrose (Nikotinsäureamid) unterschiedlich eingesetzt.

Schwere Vitamin-B_3-Mangelzustände kommen heute nur noch selten vor, da wir durch den hohen Eiweißanteil in unserer Ernährung ausreichend mit diesem Vitamin versorgt sind.

Leichte Niacinmangelzustände machen sich durch Appetitlosigkeit, depressive Verstimmungen, Schlafstörungen und Verdauungsbeschwerden (z. B. Durchfall) bemerkbar. Im weiteren Verlauf treten die charakteristischen Symptome der Vitamin-B_3-Mangelkrankheit Pellagra (»raue Haut«) auf, die sich vor allem durch Ausschläge an den Hautpartien äußert, die dem Sonnenlicht ausgesetzt sind (Handrücken, Nacken und Gesicht).

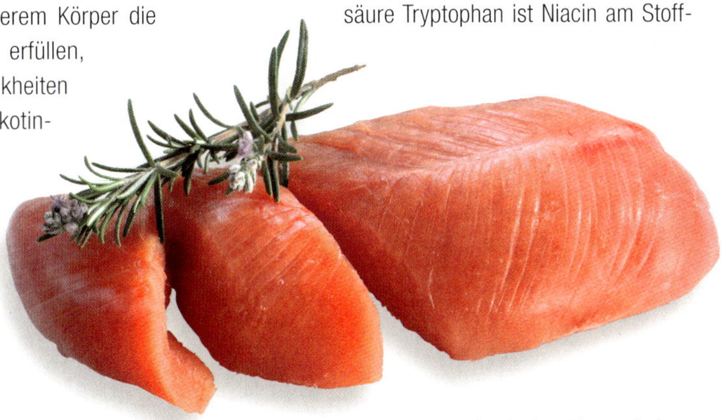

Aufgaben des Vitamin B_3

Vitamin B_3 leistet einen bedeutenden Beitrag im Stoffwechsel der energieliefernden Nährstoffe, der Fette, Kohlenhydrate und Eiweiße. Neben Vitamin B_1 und B_2 ist es ein unverzichtbares Energievitamin und wichtig für eine gesunde Haut. Es ist außerdem für den Aufbau und die Reparatur von Eiweißstrukturen in den Zellen und der Erbsubstanz (DNA) zuständig. Über die Aminosäure Tryptophan ist Niacin am Stoffwechsel der Nervenbotenstoffe Serotonin und Melatonin beteiligt.

Aktuelle Studien der renommierten American Heart Association aus den USA haben gezeigt, dass Vitamin B_3 in Form der Nikotinsäure (Niacin) zu den besten Arzneimitteln bei zu hohen Blutfetten zählt. Richtig dosiert ist dieses einfache Vitamin in seiner Gesamtwirkung sogar den meisten medikamentösen Blutfettsenkern überlegen! Aus 60 mg Tryptophan kann der Stoffwechsel etwa 1 mg Vitamin B_3 herstellen.

Ihre Vitamin-B_3-Checkliste

Ernährung und Lebensstil

- Ich bin strenger Vegetarier ❑ 2
- Ich ernähre mich eiweiß- und damit auch tryptophanarm ❑ 3

Vitamin B_3-Mangelsymptome

- Ständig bin ich müde oder erschöpft, habe keinen Appetit ❑ 3
- Ich leide unter Unruhe, depressiven Verstimmungen, Angstzuständen, Schlafstörungen oder Verwirrtheit ❑ 3
- Ich bin leicht reizbar oder aggressiv ❑ 3
- Meine Haut ist gerötet, rissig und schuppt sich – vor allem an Körperstellen, die der Sonne ausgesetzt sind ❑ 5
- An den Mundwinkeln habe ich schmerzhafte Spalten oder Risse, die Mundschleimhaut ist verändert oder ich verspüre ein Zungenbrennen ❑ 3
- Ich habe Verdauungsstörungen, häufigen Durchfall ❑ 3

Risikogruppen

- Ich gehöre zu einer der folgenden Risikogruppen: ❑ je 5
  Ältere Menschen (> 65 Jahre), Leistungssportler (vor allem Ausdauersport), Personen mit Vitamin B_2-Mangel, Schwangere, Stillende, stressgeplagte Menschen

Erkrankungen mit erhöhtem Niacinbedarf

- Ich bin von einer der folgenden Erkrankungen betroffen: ❑ je 5
  Aids / HIV-Infektion, Arthrose, Durchblutungsstörungen, Krebs, Magen-Darm-Erkrankungen, psychische Störungen, Schlafstörungen, Sonnenallergie, Störungen des Fettstoffwechsels (erhöhte Triglyzerid- und LDL-Werte, niedriges HDL)

Arzneimittel, die den Bedarf erhöhen können

- Ich nehme regelmäßig eines der folgenden Medikamente ein: ❑ je 5
  Aids-Therapeutika, Antiepileptika, immununterdrückende Arzneimittel, Paracetamol, Parkinsonmittel, starke Schlafmittel (Diazepam), Tuberkulosemittel

Auswertung

Weniger als 10 Punkte: Sie dürften ausreichend mit Vitamin B_3 versorgt sein. Es liegen bei Ihnen nahezu keine Symptome vor, die einen Mangel oder einen krankheitsbedingt erhöhten Bedarf an Vitamin B_3 anzeigen.

10 bis 15 Punkte: Sie können nicht unbedingt davon ausgehen, dass Sie ausreichend mit Niacin/Niacinamid versorgt sind. Möglicherweise verlieren Sie Vitamin B_3 durch die Einnahme von Arzneimitteln bzw. Sie sind von Erkrankungen betroffen, die den Bedarf erhöhen. Vielleicht zeigt sich bei Ihnen bereits das eine oder andere Symptom eines leichten Niacinmangels. Sie sollten vor allem auf eine vollwertige Ernährung achten, die reich an Vollkornprodukten, frischem Obst und Gemüse ist und 1–2 x pro Woche Fisch und mageres Fleisch beinhaltet.

Mehr als 15 Punkte: Bei Ihnen ist ein erhöhter Bedarf an Vitamin B_3 zu vermuten oder ein Niacinverlust durch Arzneimittel bzw. durch eine niacinarme Ernährung. Eine Bestimmung der Vitamin-B_3-Metaboliten im Urin könnte sinnvoll sein. Sie sollten mit Ihrem Arzt darüber sprechen und die Ergänzung von Vitamin B_3 als B-Komplex in Erwägung ziehen.

Lebensmittel, die Vitamin B_3 enthalten

Der Vitamin B_3-Bedarf wird zum großen Teil durch tierisches Eiweiß aus magerem Fleisch, Fisch, Geflügel und Eiern gedeckt. Auch Kaffee ist reich an Vitamin B_3: Eine Tasse Kaffee liefert etwa 2 mg Niacin.

Nahrungsmittel	Vitamin-B_3-Gehalt (mg/100 g)
Kalbs- und Schweineleber	15,7
Erdnüsse, geröstet	14,3
Thunfisch	10,5
Rindfleisch	7,5
Huhn	6,8

Empfohlene Tagesdosis

Kinder ab 4 Jahre	7 – 15 mg
Jugendliche	13 – 18 mg
Erwachsene	13 – 17 mg
Schwangere und Stillende	15 bzw. 17 mg

Medizinische Bedeutung

- **Fettstoffwechselstörungen und Herz-Kreislauf-Erkrankungen:** Niacin ist neben den »Cholesterin-Synthese-Enzym-Hemmern« (kurz: CSE-Hemmern) ein Arzneimittel der allerersten Wahl in der Behandlung von Fettstoffwechselstörungen. Es senkt in Dosierungen von 1,5 – 3 g pro Tag das stark gefäßverändernd wirkende Lipoprotein (a), das Gesamt- und LDL-Cholesterin, die Triglyceridspiegel (Triglyzeride = Transportfette) und erhöht das gute, herzschützende HDL-Cholesterin erheblich. In Langzeitstudien an Herz-Kreislauf-Patienten mit zu hohen Blutfettwerten führte die Therapie mit Nicotinsäure zu einem deutlichen Rückgang der Sterblichkeitsrate. Auch die Wirksamkeit anderer Blutfettsenker (z. B. Statine) kann durch die Kombination mit Niacin verbessert werden.
- **Gewichtsreduktion:** Niacin-Chrom-Verbindungen unterstützen die Gewichtsreduktion bei stark Übergewichtigen in Verbindung mit regelmäßiger körperlicher Aktivität.
- **Osteoarthritis (Arthrose):** Die tägliche Gabe von 3000 mg Niacinamid über einen Zeitraum von drei Monaten führte bei Patienten mit Osteoarthritis (z. B. Arthrose der Kniegelenke) zu einer deutlichen Verbesserung der Gelenkbeweglichkeit, einer Reduktion des Arzneimittelbedarfs und zur Schmerzlinderung. Niacinamid wirkt entzündungshemmend und beugt außerdem dem weiteren Abbau von Knorpelmasse vor.
- **Weitere Anwendungsgebiete:** Aids / HIV-Infektion, Durchblutungsstörungen (Niacin), Krebs, Sonnenallergien (Niacinamid), Diabetes Typ 1 (Niacinamid).

Bei falscher Anwendung hat Nicotinsäure eine unangenehme Nebenwirkung: Gefäßerweiterung, Hautrötung und Juckreiz (»Flush«). Der therapeutische Einsatz von Niacin sollte nur unter ärztlicher Kontrolle erfolgen!

Wichtige Aufgaben und Funktionen des Vitamin B_3

Energiegewinnung	Zellatmung und Zellenergie, Auf- und Umbau von Eiweiß, Fetten und Kohlenhydraten, Blutzuckerregulierung
Erhaltung der Erbsubstanz	Reparatur der DNA
Zellschutz	Niacin ist einer der wirksamsten Radikalfänger (Antioxidanzien) unseres Körpers
Blutfettsenkung	Stoffwechsel der Blutfette, vor allem der Triglyceride
Magen-Darm-Aktivität	Funktionserhaltung des Magen-Darm-Trakts
Hirnstoffwechsel	Serotonin- und Melatoninproduktion (Stimmungslage, gesunder Schlaf)

Vitamin B_5 (Pantothensäure)

Der Wundheiler

Funktion und Wirkung

Schon der Name *pantothen* (von *griechisch* pantos: überall) deutet an, dass dieses Vitamin sowohl in nahezu allen Nahrungsmitteln als auch in jeder Zelle unseres Körpers vorkommt.

Als zentraler Bestandteil des Coenzyms A – der Urzelle jeglicher Leistungsfähigkeit und Vitalität – ist Vitamin B_5 an den meisten Stoffwechselprozessen im Organismus und am Zusammenspiel von Gehirn und Nervensystem beteiligt. Unser Energiestoffwechsel funktioniert nur reibungslos, wenn wir genug Pantothensäure aufnehmen.

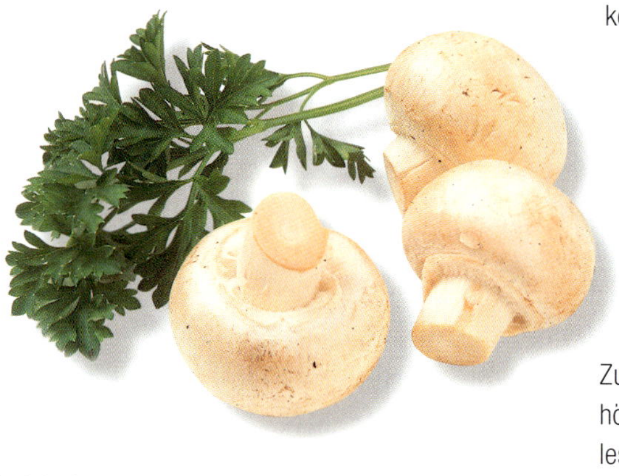

Echte Mangelerscheinungen sind aufgrund der weiten Verbreitung der Pantothensäure relativ selten. Sie äußern sich zunächst durch relativ unspezifische Symptome wie Kopfschmerzen, Müdigkeit, Magen-Darm-Störungen und Herzklopfen. Brennende und stechende Schmerzen in den Füßen, das so genannte Burning Feet Syndrom, sind das bekannteste Zeichen eines Vitamin-B_5-Mangels.

Pantothensäuremangel tritt in der Regel nie isoliert, sondern immer gemeinsam mit einem Mangel an anderen B-Vitaminen auf.

Gerade ältere Menschen sind häufig nicht ausreichend versorgt, insbesondere dann, wenn sie sich hauptsächlich von Fertiggerichten und Weißmehlprodukten (z. B. Baguette, Brötchen) ernähren. Der Arzneistoff »Dexpanthenol« setzt im Körper Panthenolsäure hochkonzentriert frei. Dexpanthenol ist daher in zahlreichen wundheilungsfördernden Salben enthalten. Aber auch bei dem Kauf eines Schnupfensprays (Apotheke) sollte darauf geachtet werden, dass neben dem abschwellenden Wirkstoff zusätzlich schleimhautschützendes, wundheilendes Dexpanthenol enthalten ist.

Aufgaben des Vitamin B_5

Zu den wichtigsten Aufgaben der Pantothensäure gehören die Produktion von Eiweißen und Fetten, Cholesterin, Hämoglobin (roter Blutfarbstoff), Steroidhormonen (z. B. Cortisol) sowie der Vitamine A und D. Auch am Aufbau des Nervenbotenstoffs Acetylcholin im Gehirn, der stimmungsaufhellend wirkt, ist Vitamin B_5 beteiligt. Darüber hinaus nimmt es an Entgiftungsreaktionen der Leber teil, fördert den Haarwuchs und die Pigmentierung der Haare, sorgt für eine gesunde Haut- und Schleimhautfunktion und regt die Darmtätigkeit an.

Lebensmittel, die Vitamin B_5 enthalten

Pantothensäure ist in der Natur weit verbreitet und kommt in vielen pflanzlichen und tierischen Nahrungsmitteln vor. Obwohl bei der Lebensmittelverarbeitung gut 50% (beim Einfrieren sogar bis zu 80%) der Pantothensäure verloren gehen, ist ein echter Mangel relativ selten. Achten Sie auf eine vollwertige Ernährung mit frischen Lebensmitteln und hoher Nährstoffdichte – dann steht einer guten Vitamin-B_5-Versorgung nichts im Wege.

Nahrungsmittel	Vitamin-B_5-Gehalt (mg/100 g)
Kalbsleber	7,9
Bierhefe	7,2
Erdnüsse	2,1
Champignons	2,1
Weizenkeime	1

Empfohlene Tagesdosis

Kinder ab 4 Jahre	4 – 5 mg
Jugendliche	6 mg
Erwachsene	6 mg
Schwangere und Stillende	6 mg

Medizinische Bedeutung

- **Arthritis:** Patienten mit Arthritis weisen häufig zu niedrige Pantothensäurewerte auf. Hohe Gaben können Schmerzen lindern.
- **Schleimhautentzündungen im Magen-Darm-Trakt, im Rachen oder in der Nase:** Pantothensäure ist u.a. in der Nebennierenrinde an der Produktion entzündungshemmender Stoffe (z. B. Cortisol) beteiligt. In Dosierungen von 500 – 1500 mg Dexpanthenol bei Verdauungsstörungen (z. B. Verstopfung) und Halsschmerzen.
- **Wundheilung:** Pantothensäure verbessert die Wundheilung und Regeneration der Haut und der Schleimhäute. In Form des Dexpanthenols wird sie daher vor allem in der Behandlung von Haut- und Schleimhautschädigungen (z. B. in Augen- und Nasensalben, Nasensprays, Körperlotionen) eingesetzt. Auch bei Verbrennungen (z. B. Sonnenbrand), Ekzemen, Vaginalentzündungen, Gastritis und zur besseren Vernarbung kommen panthenolhaltige Salben und Lotionen zur Anwendung.
- **Weitere Anwendungsgebiete:** Blutarmut, chronisches Müdigkeitssyndrom – Lust auf attraktive, glänzende Augen? Dann verwenden Sie über Nacht eine panthenolhaltige Augensalbe.

Wichtige Aufgaben und Funktionen des Vitamin B_5

Energiestoffwechsel	Auf- und Abbau von Fetten, Kohlenhydraten und Eiweißen in allen Geweben
Vorstufe für Cholesterin	Bildung von Sexual- und Wachstumshormonen, von Vitamin A, D und Nervenbotenstoffen (z.B. Acetylcholin)
Haare und Haut	Wichtig für intakte Hautzellen, Wachstum und Pigmentierung der Haare
Blutbildung	Hämsynthese
Immunsystem	Antikörperproduktion
Produktion von Taurin	

Vitamin B_6 (Pyridoxin)

Der Manager der Proteine

Funktion und Wirkung

Ohne Vitamin B_6 bricht der Aminosäurestoffwechsel buchstäblich zusammen. Nerven- und Immunsystem gehören zu den ersten, die bei einem Vitamin-B_6-Mangel in Mitleidenschaft gezogen werden. Für mehr als 100 Befindlichkeitsstörungen und ernsthafte Erkrankungen ist ein Mangel an Vitamin B_6 verantwortlich, und viele von uns leiden unter den Symptomen, ohne den eigentlichen Grund dafür zu kennen. Neben dem Folsäuremangel ist ein Mangel an Vitamin B_6 der häufigste B-Vitaminmangel in der Bevölkerung. 53% der Männer und 76% der Frauen von 19 bis 35 erreichen nicht einmal die von der Deutschen Gesellschaft für Ernährung (DGE) vorgegebene Minimalzufuhr!

Schlaflosigkeit trotz ständiger Müdigkeit, Konzentrationsprobleme und Reizbarkeit sind die ersten Anzeichen eines leichten Vitamin-B_6-Mangels. Er wird zwar häufig nicht als Ursache erkannt, birgt aber schon erhebliche gesundheitliche Risiken in sich.

Aufgaben des Vitamin B_6

Vitamin B_6 ist für unseren gesamten Stoffwechsel von elementarer Bedeutung. Der reibungslose Aufbau von Eiweiß und die Produktion von Nervenbotenstoffen wie Serotonin (für Ruhe und Ausgeglichenheit) ist ohne Vitamin B_6 nicht möglich. Eine ganz wichtige Aufgabe, die Vitamin B_6 zusammen mit Folsäure und Vitamin B_{12} erfüllt, ist die Entgiftung der gefäßschädigenden Aminosäure Homocystein. Ein schlagkräftiges Immunsystem braucht Vitamin B_6, denn ohne das Vitamin schrumpft das Hauptquartier unserer Immunabwehr, die Thymusdrüse.

Vitamin B_6 ist auch an der Blutbildung sowie am Fett- und Kohlenhydrat-Stoffwechsel beteiligt. Die Isolierschicht unserer Nerven ist ebenfalls auf eine ausreichende Versorgung angewiesen. Die Produktion des »Kraftstoffs« Kreatin oder des Antioxidans' Taurin ist nur mit Hilfe von Vitamin B_6 möglich.

Der Experten-Tipp

Vitamin B_6 kann bei Überdosierung gesundheitliche Störungen hervorrufen, allerdings erst bei regelmäßiger Aufnahme von 300 mg und mehr pro Tag.

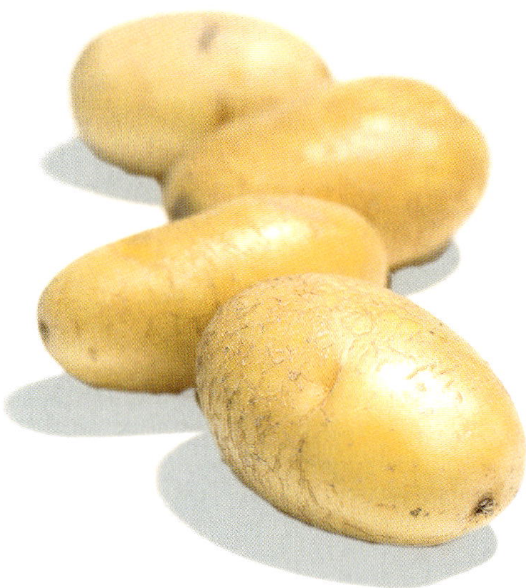

Ihre Vitamin-B_6-Checkliste

Ernährung und Lebensstil

- Ich trinke regelmäßig Alkohol und oder Kaffee ❑ 2
- Ich bin Raucher(in) ❑ 1
- Ich ernähre mich sehr eiweißreich ❑ 3
- Ich mache häufig Diäten ❑ 2

Vitamin-B_6-Mangelsymptome

- Mein Homocystein-Wert liegt lt. Laboruntersuchung bei ≥ 10 µmol/l ❑ 10
- Oft bin ich unruhig oder leide unter Schlaflosigkeit ❑ 3
- Ich leide häufig unter depressiven Verstimmungen ❑ 3
- Ich bin leicht reizbar oder werde schnell aggressiv ❑ 3
- Ich habe häufig Konzentrationsprobleme ❑ 3
- Kopfschmerzen oder Migräne machen mir oft zu schaffen ❑ 3
- Ich leide unter Nervenstörungen (z.B. Kribbeln in den Zehen oder Schmerzen von der Hand bis in die Schulter) ❑ 3
- Meine Haut ist gerötet und rissig, sie schuppt sich oder weist Ekzeme auf; die Haare sind matt oder fallen aus ❑ 3
- Ich leide unter Verdauungsstörungen ❑ 3
- Ich habe mit Muskelabbau zu kämpfen ❑ 3
- Ich bin leicht anfällig für Infekte ❑ 3
- Aufgrund einer Blutarmut bin ich häufig müde ❑ 3

Risikogruppen

- Ich gehöre zu einer der folgenden Risikogruppen: ❑ je 5
  Ältere Menschen (> 65 Jahre), Heranwachsende, Kraftsportler, Raucher(innen), Schwangere, Stillende, stressgeplagte Menschen

Erkrankungen mit erhöhtem Vitamin-B_6-Bedarf

- Ich bin von einer der folgenden Erkrankungen betroffen: ❑ je 5
  Aids / HIV-Infektion, Asthma, Diabetes, Fieber, Herz-Kreislauf-Erkrankungen, Krebs, Magen-Darm-Erkrankungen, Nierenversagen

Arzneimittel, die den Bedarf erhöhen können

- Ich nehme regelmäßig eines der folgenden Medikamente ein: ❑ je 5
  Antibabypille, Antiepileptika, Entwässerungsmittel, Parkinsonmittel (z.B. L-Dopa), Theophyllin, Tuberkulosemittel (Isoniazid)

Auswertung

Weniger als 15 Punkte: Sie dürften ausreichend mit Vitamin B_6 versorgt sein. Es liegen bei Ihnen nahezu keine Symptome vor, die einen Mangel oder einen krankheitsbedingt erhöhten Bedarf an Vitamin B_6 anzeigen.

15 bis 25 Punkte: Sie können nicht unbedingt davon ausgehen, dass Sie ausreichend mit Pyridoxin versorgt sind. Möglicherweise verlieren Sie Vitamin B_6 durch die Einnahme von Arzneimitteln bzw. Sie sind von Erkrankungen betroffen, die den Bedarf erhöhen. Vielleicht zeigt sich bei Ihnen bereits das eine oder andere Symptom eines leichten Pyrodixinmangels. Sie sollten vor allem auf eine vollwertige Ernährung achten, die reich an Vollkornprodukten, frischem Obst und Gemüse ist.

Mehr als 25 Punkte: Bei Ihnen ist ein erhöhter Bedarf an Vitamin B_6 zu vermuten oder ein Pyridoxinverlust durch Arzneimittel bzw. eine pyridoxinarme Ernährung. Eine Bestimmung des Pyridoxal-Phosphats (PLP) im Blut und – sofern noch nicht erfolgt – des Homocysteins könnte sinnvoll sein. Sie sollten mit Ihrem Arzt darüber sprechen und, vor allem bei zu hohen Homocystein-Werten, Vitamin B_6 zusammen mit Folsäure und Vitamin B_{12} regelmäßig in Form eines B-Komplexes ergänzen.

Lebensmittel, die Vitamin B_6 enthalten

Gute Vitamin-B_6-Lieferanten sind Fleisch (vor allem Innereien), Kartoffeln, Getreide und Hülsenfrüchte. Beim Braten von Fleisch gehen allerdings bis zu 40% des Vitamingehaltes verloren. Auch bestimmte Fischarten wie Makrelen und Sardinen sind reich an Vitamin B_6. Wichtig für Kraftsportler: Je mehr Eiweiß die Nahrung enthält, umso mehr Pyridoxin wird benötigt, pro Gramm Nahrungseiweiß etwa 0,02 mg.

Nahrungsmittel	Vitamin-B_6-Gehalt (mg/100g)
Bierhefe	4,4
Sardinen	0,96
Walnüsse	0,87
Schweineleber	0,59
Linsen	0,57

Empfohlene Tagesdosis

Kinder ab 4 Jahre	0,4 – 1,0 mg
Jugendliche	1,2 – 1,6 mg
Erwachsene	1,2 – 1,5 mg
Schwangere und Stillende	1,9 mg

Medizinische Bedeutung

- **Herz-Kreislauf-Erkrankungen (siehe auch Folsäure):** Bei niedrigen Vitamin-B_6-Spiegeln verdoppelt sich das Risiko für Herz-Kreislauf-Erkrankungen. Vitamin B_6 entgiftet nicht nur das gefäßschädigende Homocystein, sondern hemmt auch die Verklebungsneigung der Blutplättchen.
- **PMS:** Typische Symptome des prämenstruellen Syndroms, vor allem depressive oder aggressive Verstimmung, können durch 50 – 300 mg Vitamin B_6 pro Tag, ab dem 10. Tag vor bis zum Einsetzen der Periode, deutlich gebessert werden.
- **Asthma:** Vitamin B_6 (2 x 50 mg pro Tag) kann Häufigkeit und Schwere der Asthmaanfälle mindern.
- **Chinese Restaurant Syndrom:** In Asien verwendet man häufig Glutamat als Aromazusatz. Empfindliche Menschen können darauf mit Kopfschmerzen, Übelkeit u.a. reagieren. Die Therapie erfolgt mit 50 – 100 mg Pyridoxin/Tag.
- **Weitere Anwendungsgebiete:** Diabetische Nervenstörungen, Entzündungen der Mundschleimhaut, Krämpfe bei Neugeborenen und Säuglingen, Übelkeit (Radiotherapie), Karpaltunnelsyndrom.

Wichtige Aufgaben und Funktionen des Vitamin B_6

Eiweißstoffwechsel	Auf- und Umbau von Eiweißen, Produktion von Botenstoffen wie Serotonin, Noradrenalin, Dopamin und GABA
Fettstoffwechsel	Aufbau von Fetten zum Schutz des Nervenmarks
Homocystein-Abbau	Abbau und Entgiftung
Stärkung des Immunsystems	Produktion von Fress- und Killerzellen sowie von Antikörpern
Blutbildung	Hämoglobinproduktion, Sauerstofftransport
»Kraftstoff«-Produktion	Herstellung von Niacin, Taurin und Kreatin

Folsäure

Der Schutzfaktor für Herz und Kreislauf

Funktion und Wirkung

Folsäure ist besonders wichtig für das Zellwachstum. Eine gesunde Entwicklung des ungeborenen Kindes hängt daher auch von einer ausreichenden Folsäureversorgung während der Schwangerschaft ab. Vor allem aber spielt Folsäure eine entscheidende Rolle bei der Reduzierung des Infarktrisikos.

Die Bevölkerung der Industrienationen ist mit keinem anderen Vitamin so schlecht versorgt wie mit Folsäure. Verantwortlich dafür sind in erster Linie eine an frischem Gemüse (vor allem grünem Blattgemüse) arme Ernährung, die regelmäßige Einnahme von Medikamenten und häufiger Alkoholkonsum. Die Folge ist ein schleichender Folsäuremangel, der sich von leichteren Befindlichkeitsstörungen und einem Anstieg des gefährlichen Homocysteins im Blut bis zu Blutarmut, lebensgefährlichen Schwangerschaftskomplikationen und schweren Gefäßschäden bemerkbar macht.

Eine erhöhte Früh- und Fehlgeburtenrate geht häufig auf das Konto einer schlechten Folsäureversorgung. Die frühzeitige Einnahme eines Folsäurepräparats ist für Frauen mit Kinderwunsch daher ein absolutes Muss!

Aufgaben der Folsäure

Folsäure übernimmt im Organismus zahlreiche lebenswichtige Funktionen vor allem beim Zellwachstum und bei der Zellteilung, der Blutzellbildung im Knochenmark und dem Aufbau unserer Erbsubstanz, der DNA. Ein Folsäuremangel führt zu Wachstumshemmung bei allen sich schnell teilenden Zellen. Die Folge sind Entwicklungs- und Reifungsstörungen. Davon betroffen sind in erster Linie die Blut- und Schleimhautzellen.

Nicht zuletzt ist Folsäure das wichtigste Vitamin für die Entgiftung des gefäß- und nervenschädigenden Homocysteins.

Der Experten-Tipp

Folsäurepräparate können eine Vitamin-B_{12}-abhängige Blutarmut (»perniziöse Anämie«) verdecken, die unbehandelt zu schweren Nervenschäden und Demenz führt. Deshalb ist es ratsam, Folsäure immer zusammen mit Vitamin B_{12} einzunehmen! Damit Folsäure seine Wirkung im Kampf gegen Homocystein (neben Cholesterin einer der Hauptfaktoren für Arteriosklerose und Herzinfarkt) voll entfalten kann, ist es zusätzlich auf Vitamin B_6 angewiesen. Die tägliche Einnahme von Folsäure in Kombination mit den Vitaminen B_{12} und B_6 ist zur Vorbeugung von Herz-Kreislauf-Erkrankungen empfehlenswert. Epileptiker sollten nicht mehr als 1 mg Folsäure pro Tag einnehmen und mit ihrem Arzt die Folsäureergänzung besprechen.

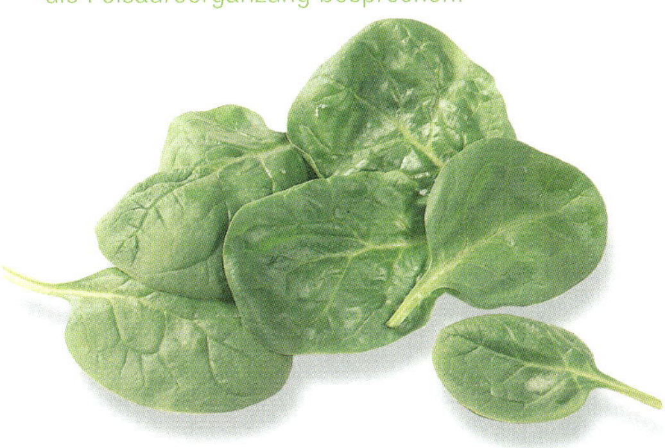

Ihre Folsäure-Checkliste

Ernährung und Lebensstil

- Ich trinke regelmäßig Alkohol (z.B. ≥ 2 Glas Bier/Tag) und/oder Kaffee (> 2 Tassen/Tag) ❑ 2
- Ich bin Raucher(in) ❑ 2
- Ich mache häufig Diäten ❑ 2
- Grünes Gemüse koche ich, bis es weich ist ❑ 5
- Weniger als einmal am Tag esse ich erntefrisches grünes Gemüse oder knackige Blattsalate ❑ 5

Folsäure-Mangelsymptome

- Ich bin oft unruhig, leicht reizbar oder werde schnell aggressiv ❑ 3
- Mein Homocysteinwert im Blut liegt lt. Laborbericht bei ≥ 10 µmol/l ❑ 15
- Ich leide unter depressiven Verstimmungen ❑ 3
- Ich leide unter Blutarmut, bin oft blass oder habe weißliche Lippen ❑ 3
- Oft habe ich Konzentrationsprobleme oder bin vergesslich ❑ 3
- Ich bin leicht ermüdbar, kurzatmig oder fühle mich häufig schwach ❑ 3
- Das Zahnfleisch, die Lippenschleimhaut oder die Zunge ist entzündet ❑ 3
- Ich leide unter Verdauungsstörungen ❑ 3
- Ich hatte bereits Früh- oder Fehlgeburten ❑ 5
- Eines meiner Kinder kam mit Missbildungen (offener Rücken) zur Welt ❑ 5

Risikogruppen

- Ich gehöre zu einer der folgenden Risikogruppen: ❑ je 5
  Ältere Menschen (> 65 Jahre), Frauen mit Kinderwunsch, Heranwachsende, Personen mit vererbtem Enzymdefekt (Folsäure-Reduktase), Personen mit Vitamin C- oder Vitamin-B_{12}-Mangel, Raucher(innen), Schwangere, Stillende, stressgeplagte Menschen

Erkrankungen mit erhöhtem Folsäurebedarf

- Ich bin von einer der folgenden Erkrankungen betroffen: ❑ je 5
  Aids / HIV-Infektion, chronische Nierenerkrankungen, Diabetes, Herz-Kreislauf-Erkrankungen, Krebs, Magen-Darm-Erkrankungen, Rheuma, Schilddrüsenüberfunktion

Arzneimittel, die den Bedarf erhöhen können

- Ich nehme regelmäßig eines der folgenden Medikamente ein: ❑ je 5
  Acetylsalicylsäure (ASS), Antibabypille, Antiepileptika, Entwässerungsmittel, Metformin, Mittel zur Malariaprophylaxe, Rheumamittel (z.B. MTX, Sulfasalazin)

Auswertung

Weniger als 15 Punkte: Sie dürften ausreichend mit Folsäure versorgt sein. Es liegen bei Ihnen nahezu keine Symptome vor, die einen Mangel oder einen krankheitsbedingt erhöhten Bedarf an Folsäure anzeigen.

15 bis 25 Punkte: Sie können nicht unbedingt davon ausgehen, dass Sie ausreichend mit Folsäure versorgt sind. Möglicherweise essen Sie wenig frisches Gemüse oder Sie sind von Erkrankungen betroffen, die den Bedarf erhöhen. Vielleicht zeigt sich bei Ihnen bereits das eine oder andere Symptom eines leichten Folsäuremangels. Sie sollten vor allem auf eine vollwertige Ernährung achten, die reich an frischem grünem Gemüse und knackigen Salaten ist.

Mehr als 25 Punkte: Bei Ihnen ist ein erhöhter Folsäurebedarf zu vermuten oder ein Folsäureverlust durch Arzneimittel bzw. eine folsäurearme Ernährung. Eine Bestimmung der Folsäurekonzentration in den roten Blutkörperchen und – sofern noch nicht erfolgt – des Homocysteinspiegels könnte sinnvoll sein. Sie sollten mit Ihrem Arzt darüber sprechen und, vor allem bei zu hohen Homocysteinwerten, regelmäßig Folsäure (0,4 – 1 mg) zusammen mit Vitamin B_6 und Vitamin B_{12} in Form eines B-Komplexes ergänzen.

Lebensmittel, die Folsäure enthalten

Reich an Folsäure sind frischer Salat, Spinat, Weizenkeime und Leber. Folsäure ist zwar in vielen pflanzlichen und tierischen Nahrungsmitteln enthalten, reagiert aber äußerst empfindlich auf Wärme, Licht und Sauerstoff. Grünes Gemüse und Salat sollten deshalb möglichst roh und erntefrisch sein und immer knackig zubereitet werden. Wird Salat mit Essig angemacht, verringert sich bereits sein Folsäuregehalt.

Beim Kochen und bei falscher Lagerung von Gemüse können bis zu 100% des kostbaren Vitamins verloren gehen. Hinzu kommt, dass unser Körper Folsäure nur in geringen Mengen (ca. 12 – 15 mg) speichern kann. Eine folsäurearme Ernährung kann daher innerhalb weniger Wochen schon die ersten Mangelsymptome hervorrufen.

Nahrungsmittel	Folsäuregehalt (mg/100 g)
Weizenkeime	330 – 700
Eigelb	160
Spinat	145
Brokkoli	111
Rinderleber	108

Der Experten-Tipp

Während Folsäure aus unseren Nahrungsmitteln nur zu etwa 50% resorbiert wird, nimmt unser Körper das Vitamin in Tabletten- oder Kapselform zu fast 100% auf!

Empfohlene Tagesdosis

Kinder ab 4 Jahre	0,3 – 0,4 mg
Jugendliche	0,4 mg
Erwachsene	0,4 mg
Schwangere und Stillende	0,6 mg

Medizinische Bedeutung

- **Erhöhter Homocysteinspiegel:** Etwa 75% aller erhöhten Homocysteinspiegel beruhen auf einem Mangel an Folsäure, Vitamin B_6 und B_{12}. Die Aminosäure Homocystein entsteht permanent als kurzlebiges Zwischenprodukt im Eiweißstoffwechsel. Wegen ihrer starken zellschädigenden Wirkung muss sie schnell wieder abgebaut und vom Körper entgiftet werden. Bereits mäßig erhöhte Homocysteinwerte (≥ 10 µmol/l) verdoppeln unabhängig von anderen Faktoren das Risiko für einen Herzinfarkt oder Schlaganfall! Die Neigung zur Bildung von Blutgerinnseln und Thrombosen wird durch Homocystein erheblich gesteigert. Auch unsere Nervenzellen bleiben von dieser giftigen Substanz nicht verschont: Eine geringfügige Erhöhung des Homocysteinspiegels um 5 µmol/l steigert das Alzheimer-Risiko bereits um 40%! Für die Entgiftung spielt Folsäure neben den Vitaminen B_6 und B_{12} die wichtigste Rolle.

  In einer Studie an Patienten mit koronarer Herzkrankheit konnte durch die Ergänzung eines Vitaminpräparates aus Folsäure, Vitamin B_6 und B_{12} die Rate der Re-Stenosen nach einer Ballonkatheterdilatation aufgrund einer Senkung des Homocysteins um 75% verringert werden.
- **Depressionen:** Ein Mangel an Folsäure führt zu einer Abnahme der Serotoninspiegel im Zentralnervensystem und trägt damit zur Entwicklung von depressiven Verstimmungen bei. Über 25% der depressiven Menschen leiden an einem Folsäuremangel. Vor allem bei alten Menschen, besonders bei allein lebenden Männern, die wenig frische Lebensmittel verzehren, entwickeln sich häufig Altersdepressionen aufgrund von Folsäuredefiziten.

- **Rheuma:** Rheumatiker sollten neben einer optimalen Versorgung mit den Antioxidanzien Vitamin E, C und Selen auch auf ihren Folsäurehaushalt achten. Antirheumatisch wirkende Medikamente wie Methotrexat (MTX) stören den Folsäurestoffwechsel und können die Homocysteinwerte erhöhen.
- **Schwangerschaft:** Mütterlicher Folsäuremangel kann während der Schwangerschaft beim ungeborenen Kind zu schweren Störungen in der Entwicklung des Nervensystems, dem so genannten Neuralrohrdefekt (»offener Rücken«) führen. Da die Bildung des Neuralrohrs schon in den ersten sechs Schwangerschaftswochen erfolgt, muss dem rechtzeitig durch Einnahme eines Folsäurepräparats vorgebeugt werden. Daher möglichst schon vier Wochen vor Beginn und während des ganzen ersten Drittels der Schwangerschaft täglich 0,4 – 1 mg Folsäure, am besten zusammen mit Vitamin B_6 und B_{12}, in Form eines Vitaminpräparats einnehmen! – Nach einer vorausgegangenen Schwangerschaft mit einem Neuralrohrdefekt ist das Wiederholungs-Risiko 10- bis 20fach erhöht. Frauen, die bereits ein Kind mit einem Neuralrohrdefekt zur Welt gebracht haben, sollten 4 – 5 mg Folsäure pro Tag einnehmen.
- **Weitere Anwendungsgebiete:** Anämie, chronisch entzündliche Darmerkrankungen, Diabetes, Entzündungen der Mundschleimhaut, Gicht, Herz-Kreislauf-Erkrankungen, Krebs.

Wichtige Aufgaben und Funktionen der Folsäure

Eiweißaufbau	Stoffwechsel der Aminosäuren, Synthese der Erbsubstanz (DNA)
Zellwachstum und -teilung	Blutzellen, Regeneration und Erneuerung von Schleimhautzellen
Blutbildung	Produktion der roten Blutkörperchen
Versorgung in der Schwangerschaft	Gesunde Entwicklung des Fötus, vor allem des Zentralnervensystems
Homocystein-Entgiftung	Wichtigstes Vitamin zur Entgiftung der gefäß- und nervenschädigenden Aminosäure Homocystein
Nervenbotenstoffe	Produktion von Neurotransmittern wie Serotonin und Dopamin

Vitamin B_{12} (Cobalamin)

Der Nervenschutzfaktor

Funktion und Wirkung

Vitamin B_{12} ist wichtig für die Zellreifung und unterstützt die Wirkung von Vitamin B_6 und Folsäure. Es kommt selbst in der Natur so gut wie nicht vor, sondern wird in der Darmflora von Tieren (z. B. Rind, Schwein) gebildet. Im Gegensatz zu den anderen wasserlöslichen Vitaminen kann es in unserem Körper gespeichert werden, vor allem in Leber und Muskulatur, die beim gesunden Erwachsenen einen Gesamtvorrat von etwa 2 – 5 mg Vitamin B_{12} aufweisen. Bei einer ausgewogenen Ernährung reichen diese Vorräte über Jahre, da unser Körper täglich nur 2 – 4 µg benötigt. Trotz der in aller Regel ausreichenden Zufuhr zählt ein Vitamin-B_{12}-Mangel jedoch zu den am häufigsten zu behandelnden Vitamin-Mangelerkrankungen.

Vitamin-B_{12}-Mangel entsteht meist durch Störungen der Nährstoffaufnahme, die als Folge einer chronischen Magenschleimhautentzündung oder durch regelmäßige Medikamenteneinnahme auftreten. Bis zu 50% der Menschen über 60 Jahre sind von dieser als Gastritis bezeichneten Erkrankung betroffen.

Aufgaben des Vitamin B_{12}

Zu den wichtigsten Aufgaben des Vitamins gehört die Ausreifung neuer Zellen und roter Blutkörperchen, der Abbau von Homocystein, die Bildung der schützenden »Myelinscheiden«, in denen die Nerven ihre Impulse im Körper weiterleiten, sowie der Aufbau unserer Erbanlagen (DNA) und unseres Nervensystems. Auch die Umwandlung der Folsäure in ihre stoffwechselaktive Form ist von Vitamin B_{12} abhängig.

Lebensmittel, die Vitamin B_{12} enthalten

Die Versorgung ist durch unsere Ernährung in der Regel ausreichend gedeckt. Gute Lieferanten sind Fleisch, Fisch, Milchprodukte, Eier und Käse. Pflanzliche Lebensmittel sind nahezu frei von Vitamin B_{12}.

Nahrungsmittel	**Vitamin-B_{12}-Gehalt (µg/100g)**
Rinderleber	65
Rindernieren	33
Seelachs	3,5
Käse (Emmentaler)	2,2
Eier	1,8
Milch	0,3

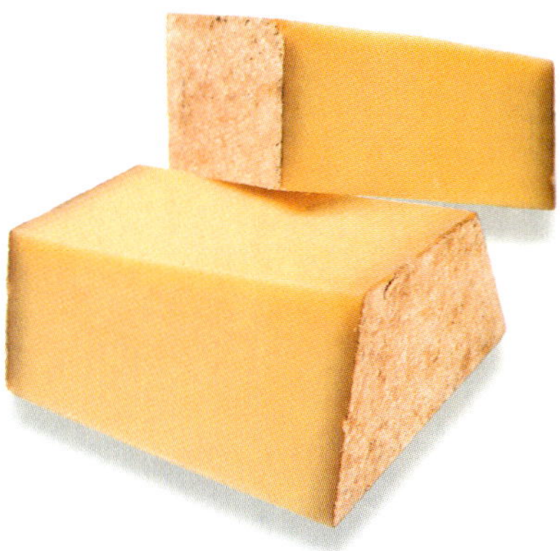

Ihre Vitamin-B_{12}-Checkliste

Ernährung und Lebensstil

- Ich trinke regelmäßig Alkohol oder süße Limonaden (z.B. Cola) ❑ 2
- Ich mache häufig Abmagerungskuren ❑ 2
- Ich bin strenger Vegetarier (Veganer) ❑ 5
- Ich bin Raucher(in) ❑ 5

Vitamin-B_{12}-Mangelsymptome

- Mein Homocysteinwert im Blut liegt lt. Laborbericht bei ≥ 10 µmol/l ❑ 15
- Meine Haut und Schleimhäute sind blass und blutarm ❑ 5
- Ich habe oft Konzentrationsprobleme ❑ 3
- Ich bin leicht ermüdbar, kurzatmig, fühle mich häufig schwach ❑ 5
- Oft habe ich Herzklopfen ❑ 3
- Ich bin vergesslich ❑ 3
- Ich leide unter depressiven Verstimmungen ❑ 5
- Ich bin leicht reizbar, aggressiv ❑ 3
- In Armen oder Beinen habe ich Gefühlsstörungen (z.B. Taubheitsgefühl, Fußbrennen, Kribbeln in den Armen) ❑ 3

Risikogruppen

- Ich gehöre zu einer der folgenden Risikogruppen: ❑ je 5
  Ältere Menschen (> 60 Jahre), Kinder vegetarisch lebender Mütter, Personen, die nicht mehr genug Magensaft und Magensäure bilden, Schwangere, Stillende, Veganer

Erkrankungen mit erhöhtem Vitamin-B_{12}-Bedarf

- Ich bin von einer der folgenden Erkrankungen betroffen: ❑ je 5
  Aids / HIV-Infektion, chronische Gastritis, Erkrankungen der Bauchspeicheldrüse, Hashimoto-Thyreoiditis*, Helicobacter-pylori-Infektion (häufig bei Magen-Darm-geschwüren), Leber- oder Nierenerkrankungen, Magen-Darm-Erkrankungen, Nervenschmerzen, perniziöse Anämie**

Arzneimittel, die den Bedarf erhöhen können

- Ich nehme regelmäßig eines der folgenden Medikamente ein: ❑ je 5
  Aids-Therapeutika, Antibabypille, Gichtmittel, Colestyramin, Metformin, Omeprazol

* Entzündung der Schilddrüse, die vor allem bei Frauen mit zunehmendem Alter auftritt

** Vitamin-B_{12}-Mangelerkrankung

Auswertung

Weniger als 15 Punkte: Sie dürften ausreichend mit Vitamin B_{12} versorgt sein. Es liegen bei Ihnen nahezu keine Symptome vor, die einen Mangel oder einen krankheitsbedingt erhöhten Bedarf an Vitamin B_{12} anzeigen.

15 bis 25 Punkte: Sie können nicht unbedingt davon ausgehen, dass Sie ausreichend mit Vitamin B_{12} versorgt sind. Eine vegetarische Ernährung könnte dabei eine Rolle spielen. Möglicherweise verlieren Sie Vitamin B_{12} durch die Einnahme von Arzneimitteln bzw. Sie sind von einer Magen-Darm-Erkrankung betroffen, die den Bedarf erhöht. Vielleicht zeigt sich bei Ihnen bereits das eine oder andere Symptom eines leichten Vitamin- B_{12}-Mangels. Sie sollten vor allem auf eine vollwertige Ernährung achten, die neben frischem Obst und Gemüse auch Milch, Milchprodukte, Eier sowie pro Woche einmal Fleisch und/oder zweimal Seefisch enthält.

Mehr als 25 Punkte: Bei Ihnen ist ein erhöhter Vitamin-B_{12}-Bedarf zu vermuten oder eine gestörte Vitaminaufnahme aufgrund einer Magen-Darm-Erkrankung. Eine Bestimmung Ihrer Vitamin-B_{12}-Spiegel und – sofern noch nicht erfolgt – des Homocysteins im Blut und der Methylmalonsäure-Ausscheidung mit dem Urin könnte sinnvoll sein. Sie sollten mit Ihrem Arzt darüber sprechen und, vor allem bei zu hohen Homocysteinwerten, regelmäßig Vitamin B_{12} (50 – 100 µg pro Tag) zusammen mit Folsäure (0,4 – 1 mg) und Vitamin B_6 in einem Vitamin-B-Komplex ergänzen.

Empfohlene Tagesdosis

Kinder ab 4 Jahre	1,0 – 2,0 µg
Jugendliche	3,0 µg
Erwachsene	3,0 µg
Schwangere und Stillende	3,5 bzw. 4,0 µg

Medizinische Bedeutung

- **Herz-Kreislauf-Erkrankungen:** Ein Mangel an Vitamin B_{12}, B_6 und Folsäure kann erhöhte Homocystein-Blutspiegel verursachen. In der Vorbeugung und Therapie von Herz-Kreislauf-Erkrankungen werden täglich 50 – 100 µg Vitamin B_{12} zusammen mit Folsäure und Vitamin B_6 empfohlen.
- **Altersbeschwerden:** Ein Nachlassen des geistigen und körperlichen Leistungsvermögens sowie der köpereigenen Immunabwehr mit zunehmendem Alter können ein Zeichen für einen Vitamin-B_{12}-Mangel sein. Besonders alte Menschen weisen häufig in Folge von Mangelernährung oder Erkrankungen einen deutlich erhöhten Bedarf an Vitamin B_{12} auf. Bei depressiven Verstimmungen, altersbedingten Gedächtnisstörungen und Demenz sollte daher auf eine hohe Zufuhr von Vitamin B_{12} (100 – 500 µg/Tag) geachtet werden.
- **HIV-Infektion / Aids:** Niedrige Vitamin-B_{12}-Spiegel (< 120 pmol/l) verdoppeln nahezu das Risiko, dass die HIV-Infektion zu Aids fortschreitet.
- **Nervenschmerzen:** Neurologische Störungen bei Diabetikern und Alkoholikern wie Kribbeln in den Beinen, Taubheitsgefühl in den Händen oder brennende Nervenschmerzen werden außer mit Vitamin B_1 auch mit Vitamin B_{12} und Vitamin B_6 therapiert.
- **Perniziöse Anämie:** Die klassische Vitamin-B_{12}-Mangelerkrankung wird häufig durch eine chronische Magenschleimhautentzündung verursacht, von der mit zunehmendem Alter immer mehr Menschen (ca. 80% der 80-Jährigen) betroffen sind. Die Symptome entwickeln sich schleichend, beginnend mit einem Zungenbrennen oder eingerissenen Mundwinkeln. Durch eine Schädigung der Nervenkanäle kommt es zu Empfindungsstörungen an Händen und Füßen, Gangunsicherheit, Muskelschwund und Spastik. Hier werden zunächst täglich, später wöchentlich und schließlich im Abstand von Monaten 500 – 1000 µg Vitamin B_{12} per Injektion verabreicht.
- **Weitere Anwendungsgebiete:** Alzheimer, Demenz, Morbus Crohn, Multiple Sklerose, Nervenerkrankungen, Diabetes mellitus.

Wichtige Aufgaben und Funktionen des Vitamin B_{12}

Eiweißaufbau	Stoffwechsel der Amino- und Fettsäuren, Aufbau der Erbsubstanz (DNA)
Zellwachstum /-teilung	Blutzellen, Regeneration und Erneuerung von Schleimhautzellen
Blutbildung	Produktion der roten Blutkörperchen
Schutz der Nervenzellen	Bildung der Myelinscheiden, einer Schutz- und Isolierschicht unserer Nerven
Folsäure-Stoffwechsel	Umwandlung der Folsäure in ihre stoffwechselaktive Form
Homocystein-Entgiftung	Zusammen mit Folsäure und Vitamin B_6
Produktion von Nervenbotenstoffen	

Biotin

Das Vitamin für Haut und Haare

Funktion und Wirkung

Anfang des 20. Jahrhunderts wurde eine Substanz entdeckt, die Hefen für ihr Wachstum brauchen: das Biotin. Da es in der Lage war, schwere Hautveränderungen (Dermatitis), die im Tierversuch nach Fütterung mit rohen Eiern aufgetreten waren, in kurzer Zeit zu heilen, nannte man es zunächst Vitamin H, das Hautvitamin.

Biotin-Mangelerscheinungen treten in Deutschland eher selten auf, da Biotin, wie auch die Pantothensäure, in unserer normalen Nahrung weit verbreitet ist. Außerdem kann das Vitamin auch von einer gesunden Darmflora gebildet werden.

Ein echter Biotinmangel wird gelegentlich bei chronischen Alkoholikern, Dialyse-Patienten und nach lang andauernder Einnahme von Antibiotika oder Antiepileptika beobachtet. Typische Symptome wie trockene, schuppige Haut und brüchige Fingernägel können dann auftreten.

Auch Säuglinge, die über Monate ausschließlich gestillt werden, können in eine Unterversorgung mit Biotin geraten. Kuhmilch enthält etwa fünfmal mehr Biotin als Muttermilch.

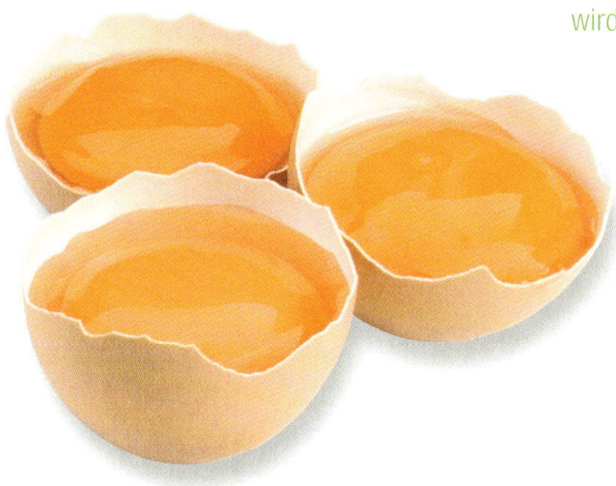

Aufgaben des Biotins

Biotin ist wie die meisten B-Vitamine an der Energiegewinnung aus Kohlenhydraten und Fetten beteiligt. Eine wichtige Aufgabe erfüllt es bei der Regulierung des Blutzuckerspiegels, auch der Aufbau von Fettsäuren und damit die Zusammensetzung der Zellmembranen sowie der Fettgehalt unserer Haut werden durch Biotin gesteuert. Der Einbau von Schwefel für ein gesundes Haar- und Nagelwachstum wird durch Biotin gefördert.

Experten-Tipp:

Obwohl Biotin nicht zu den Vitalstoffen gehört, unter deren Mangel viele Menschen leiden, so wird Biotin doch sehr häufig als Arzneimittel eingenommen. Insbesondere von Frauen und dies aus guten Gründen. Biotin – auch als Haut- oder Schönheitsvitamin bezeichnet – fördert das gesunde Wachstum von Haut, Haaren und Nägeln (Empfehlung: ca. 2,5 – 5 mg pro Tag).

Ihre Biotin-Checkliste

Ernährung und Lebensstil

- Ich trinke regelmäßig Alkohol ❑ 2
- Oft stehe ich unter Stress, unter körperlicher und geistiger Belastung ❑ 2
- Ich esse regelmäßig rohe Eier ❑ 5
- Ich machen häufig Diäten ❑ 2

Biotin-Mangelsymptome

- Ständig bin ich erschöpft oder fühle mich schwach ❑ 3
- Ich leide unter depressiven Verstimmungen oder Panikzuständen ❑ 3
- Meine Haare sind matt und spröde, sie fallen aus ❑ 5
- Ich habe brüchige Fingernägel ❑ 5
- Meine Haut ist gerötet, rissig oder schuppt sich ❑ 3
- Ich neige zu Entzündungen der Schleimhäute im Darm, den Atemwegen, im Mund, in der Nase oder im Vaginaltrakt ❑ 3
- Meine Verdauung ist gestört, mir ist häufig übel ❑ 3
- Meine Füße fühlen sich taub an, ich habe schmerzhafte Muskelkrämpfe ❑ 3
- Ich haben zu wenig rote Blutkörperchen ❑ 3

Risikogruppen

- Säuglinge, die nur mit Muttermilch ernährt werden; Personen über 65 Jahre ❑ 5

Erkrankungen mit erhöhtem Biotinbedarf

- Ich bin von einer der folgenden Erkrankungen betroffen: ❑ je 5
  Diabetes, entzündliche Hauterkrankungen, Haarausfall, Magen-Darm-Erkrankungen, Mangel des Enzyms Biotinidase, Nervenschmerzen, Nierenerkrankungen, Störungen des Fettstoffwechsel (z.B. hohes Cholesterin)

Arzneimittel, die den Bedarf erhöhen können

- Ich nehme regelmäßig eines der folgenden Medikamente ein: ❑ je 5
  Abführmittel, Alpha-Liponsäure, Antibiotika, Antiepileptika, Zytostatika

Auswertung

Weniger als 15 Punkte: Sie dürften ausreichend mit Biotin versorgt sein. Es liegen bei Ihnen nahezu keine Anzeichen vor, die auf eine unzureichende Versorgung hinweisen oder einen erhöhten Bedarf durch Erkrankungen oder Arzneimitteleinnahme anzeigen.

15 bis 25 Punkte: Sie können nicht unbedingt davon ausgehen, dass Sie ausreichend mit Biotin versorgt sind. Möglicherweise verlieren Sie Biotin durch die Einnahme von Arzneimitteln bzw. Sie sind von Erkrankungen betroffen, die den Biotinbedarf erhöhen. Vielleicht zeigt sich bei Ihnen bereits das eine oder andere Symptom eines Biotinmangels. Sie sollten vor allem auf eine vollwertige Ernährung achten, die reich an Vollkornprodukten, frischem Obst und Gemüse ist.

Mehr als 25 Punkte: Bei Ihnen ist ein erhöhter Biotinbedarf zu vermuten oder ein Biotinverlust durch Arzneimittel bzw. durch eine biotinarme Ernährung. Sie sollten mit Ihrem Arzt darüber sprechen und die Ergänzung eines Vitamin-B-Komplexes in Erwägung ziehen.

Lebensmittel, die Biotin enthalten

Biotin ist unseren Nahrungsmitteln weit verbreitet. Besonders gute Quellen sind Leber, Niere, Milch, Eier sowie verschiedene Gemüse und Getreidesorten.

Nahrungsmittel	Biotingehalt (µg/100g)
Bierhefe	115
Hühnerei	25
Schweineleber	7
Spinat	6,9
Spargel	2

Empfohlene Tagesdosis

Kinder	10 – 30 µg
Jugendliche	30 – 60 µg
Erwachsene	30 – 60 µg
Schwangere und Stillende	30 – 60 µg

Medizinische Bedeutung

- **Haarausfall:** Biotin fördert die Einlagerung schwefelhaltiger Aminosäuren in die Haarwurzelzellen und erhöht damit den Anteil der Proteine für festes, gesundes Haar. Bei Haarausfall und Haarwachstumsstörungen werden 2,5 – 5 mg Biotin pro Tag, am besten in Kombination mit anderen für das Haarwachstum wichtigen Nährstoffen wie Zink (20 – 25 mg), Vitamin B_6 (50 – 100 mg) und schwefelhaltigen Aminosäuren wie Methionin und Cystein empfohlen.
- **Weitere Anwendungsgebiete:** Blutarmut, chronische Müdigkeit, Sonnenbrand.

Wichtige Aufgaben und Funktionen des Biotins

Energiestoffwechsel	Energiegewinnung aus Kohlenhydraten und Fetten; Regulierung des Blutzuckerspiegels und Bildung von Muskelglykogen (Speicherform der Glucose)
Fettsäuren	Aufbau von Fettsäuren und Zellmembranen (Fettgehalt der Haut)
Haare, Haut	Einbau von Schwefel für gesundes Haar- und Nagelwachstum
Blutbildung	Produktion der roten Blutkörperchen
Immunsystem	Produktion von Lymphozyten und Antikörpern

Vitamin C
Das Allround-Talent

Funktion und Wirkung

Vitamin C, auch als Ascorbinsäure bekannt, ist das wichtigste wasserlösliche Antioxidans unseres Organismus. Zahlreiche lebenswichtige Körperfunktionen sind Vitamin-C-abhängig. Stress steigert den Bedarf deutlich. Vor allem wird durch Vitamin C unser Immunsystem erst richtig schlagkräftig, der Widerstand gegen Krankheitskeime wird erhöht. Ein Mangel schwächt die körpereigenen Abwehrkräfte und steigert u.a. das Risiko, an Brust-, Magen-, Darm-, Bauchspeicheldrüsen- oder Lungenkrebs zu erkranken.

Der Experten-Tipp

Zigaretten entziehen unserem Körper sehr viel Vitamin C. Raucher haben einen um mindestens 40% höheren Vitamin-C-Bedarf als Nichtraucher, der gezielt ergänzt werden sollte. So genannte »Rauchervitamine«, bei denen alles Wichtige in einer Tablette angeboten wird, sind nur Kosmetik!

Neben der obst- und gemüsearmen Ernährung sind für die schlechte Vitamin-C-Versorgung weiter Teile der Bevölkerung beruflicher Stress, die zunehmende Umweltverschmutzung sowie der regelmäßige Konsum von Fastfood, Alkohol und Zigaretten verantwortlich. Auch Arzneimittel wie ASS, Antibiotika oder die Antibabypille können den Vitamin-C-Bedarf steigern. Ein leichter Vitamin-C-Mangel bleibt häufig unbemerkt, äußert sich aber schon durch Leistungsschwäche, depressive Verstimmungen, Müdigkeit, Infektanfälligkeit, erhöhte Allergieneigung und verschlechterte Wundheilung.

Aufgaben des Vitamin C

Vitamin C ist ein starkes wasserlösliches Antioxidans, das lebenswichtige Zellbausteine, Organe und unser Erbgut (DNA) vor Schädigungen durch freie Radikale schützt. Nur in Kombination mit Vitamin C zeigt der Zellschutzfaktor Vitamin E seine volle Wirkung. Vitamin C schützt das Endothel, die »Tapete« unserer Gefäße. Das ist wichtig für die gesunde Gefäßfunktion, die Regulierung des Blutdrucks und das Herz-Kreislauf-System.

Gepökelte Fleisch- und Wurstwaren enthalten Nitrate, aus denen im Magen stark Krebs erregende Nitrosamine entstehen. Vitamin C hemmt deren Bildung und beugt Magenkrebs vor. Außerdem fördert es den Cholesterinabbau, ist an der Produktion von Nervenbotenstoffen und Schilddrüsenhormonen beteiligt und fördert die Verwertung des Eisens aus pflanzlichen Nahrungsmitteln. Für die Stressbewältigung und für die Wundheilung ist Vitamin C unverzichtbar.

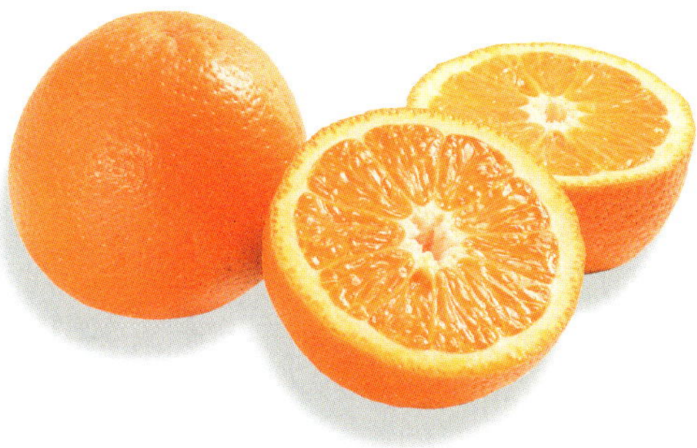

Ihre Vitamin-C-Checkliste

Ernährung und Lebensstil

- Ich trinke regelmäßig Alkohol (z.B. ≥ 2 Glas Bier/Tag) ❑ 2
- Ich mache häufig Diäten ❑ 2
- Täglich bin ich 1 – 2 Std. intensiver Sonnenstrahlung ausgesetzt ❑ 2
- Weniger als zweimal täglich esse ich frisches Obst oder Gemüse ❑ 5
- Statt frisch zubereiteter Obst- und Gemüsesäfte trinke ich Fertigsäfte aus dem Supermarkt ❑ 2
- Ein- bis zweimal pro Woche nutze ich regelmäßig das Solarium ❑ 2
- Ich trinke Orangensaft aus durchsichtigen Flaschen ❑ 3
- Ich bin viel mit dem Flugzeug unterwegs (mehr als 2 Std. pro Woche) ❑ 2
- Oft bin ich Schadstoffen wie Autoabgasen oder Smog ausgesetzt ❑ 5
- Auf dem Weg zur Arbeit stehe ich täglich im Stau ❑ 2
- Ich bin Nichtraucher, aber häufig Zigarettenrauch ausgesetzt ❑ 5
- Ich rauche täglich
  1 – 10 Zigaretten ❑ 5
  10 – 20 Zigaretten ❑ 10
  mehr als 20 Zigaretten ❑ 15

Vitamin-C-Mangelsymptome

- Ich bin leicht anfällig für Erkältungen, der grippale Infekt schlägt bei mir öfter zu ❑ 5
- Ich habe häufig Zahnfleischbluten und -entzündungen, mein Zahnfleisch geht zurück ❑ 5
- Oft fühle ich mich müde, kraftlos und abgespannt oder habe Konzentrationsstörungen ❑ 3
- Ich leide unter depressiven Verstimmungen ❑ 3
- Ich neige zu Allergien (z.B. Heuschnupfen) ❑ 5
- Kleine Verletzungen oder Wunden heilen schlecht ❑ 3
- Um die Augen habe ich Falten oder Krähenfüße ❑ 3

Risikogruppen

- Ich gehöre zu einer der folgenden Risikogruppen: ❑ je 5
  Ältere Menschen (> 65 Jahre), Heimbewohner, Leistungssportler, Menschen mit erhöhtem Augeninnendruck, Raucher(innen), Schwangere, stressgeplagte Menschen

Erkrankungen mit erhöhtem Vitamin-C-Bedarf

- Ich bin von einer der folgenden Erkrankungen betroffen: ❑ je 5
  Aids / HIV-Infektion, Allergien, Diabetes, Fieber, Herz-Kreislauf-Erkrankungen, grauer Star, Krebs, Magen-Darm-Erkrankungen, Makuladegeneration, Rheuma, Schilddrüsenüberfunktion, Verbrennungen

Arzneimittel, die den Bedarf erhöhen können

- Ich nehme regelmäßig eines der folgenden Medikamente ein: ❑ je 5
  Acetylsalicylsäure (ASS), Antibiotika (z.B. Tetracycline), Antibabypille, Entwässerungsmittel, Cortisonpräparate, Mittel zur Chemotherapie / Strahlentherapie

Auswertung

Weniger als 15 Punkte: Sie dürften ausreichend mit Vitamin C versorgt sein. Es liegen bei Ihnen nahezu keine Anzeichen vor, die auf eine unzureichende Versorgung hinweisen oder einen erhöhten Bedarf durch Erkrankungen oder Arzneimitteleinnahme anzeigen.

15 bis 25 Punkte: Sie können nicht unbedingt davon ausgehen, dass Sie ausreichend mit Vitamin C versorgt sind. Möglicherweise haben Sie einen erhöhten Vitamin C-Bedarf durch Rauchen oder Stress. Sie sollten vor allem auf eine gesunde Ernährung achten, die viel frisches Obst und Gemüse sowie frisch gepresste Obstsäfte (z. B. Orangensaft) berücksichtigt.

Mehr als 25 Punkte: Bei Ihnen ist ein erhöhter Vitamin-C-Bedarf zu vermuten oder ein Vitamin-C-Verlust durch Arzneimittel, Rauchen bzw. durch eine gestörte Vitaminaufnahme aufgrund einer Erkrankung. Eine Bestimmung Ihrer Vitamin-C-Spiegel und, sofern noch nicht erfolgt, der »oxidativen Belastung« (z.B. 8-epi-Prostaglandin F2a im Urin) könnte sinnvoll sein. Sie sollten mit Ihrem Arzt darüber sprechen und regelmäßig eine Antioxidanzien-Kombination mit Vitamin C (200 – 1000 mg über den Tag verteilt) ergänzen.

Der Experten-Tipp

Vitamin C wird am besten in Kombination mit pflanzlichen Bioflavonoiden vom Körper aufgenommen und verwertet. Sinnvoll ist es, parallel ein Glas Fruchtsaft zu trinken. Sehr empfehlenswert ist auch die direkte Kombination von Vitamin C mit Bioflavonoiden.

Lebensmittel, die Vitamin C enthalten

Vitamin C ist zwar in vielen pflanzlichen Lebensmitteln enthalten – besonders reich sind Zitrusfrüchte, Paprika, Brokkoli, Hagebutten und schwarze Johannisbeeren –, es ist aber äußerst empfindlich gegenüber Wärme, Licht und Sauerstoff. Werden Kartoffeln lange gelagert, betragen die Vitamin-C-Verluste bis zu drei Viertel des Ausgangsgehaltes. Beim Kochen geschälter Kartoffeln geht das Vitamin beinahe vollständig verloren, wie übrigens auch bei langen Transportwegen (z. B. bei Gemüse aus Übersee).

Lebensmittel	Vitamin-C-Gehalt (mg/100g)
Acerolakirsche	1700
Sanddornsaft	266
Paprika, roh	138
Brokkoli, roh	115
Kiwi	71
Orangen	49
Bananen	12
Kartoffeln, gekocht mit Schale	14

Empfohlene Tagesdosis

Kinder ab 4 Jahre	70 – 90 mg
Jugendliche	100 mg
Erwachsene	100 mg
Schwangere und Stillende	110 bzw. 150 mg

Diese Standardempfehlungen werden von vielen Wissenschaftlern als zu niedrig kritisiert. Empfehlenswert für gesunde Menschen zur Vorbeugung von Erkrankungen sind 200 – 500 mg Vitamin C pro Tag; für Raucher(innen) gilt die doppelte Menge.

Medizinische Bedeutung

- **Erkältungskrankheiten:** Immunzellen haben einen 40fach höheren Vitamin-C-Gehalt als andere Blutzellen. Bei Erkältungen und grippalen Infekten schafft der Körper Vitamin C aus dem Blut in die Abwehrzellen, die es bei der Bekämpfung von Krankheitserregern verbrauchen. Die Erkältungsdauer und die Schwere der Erkältungssymptome können durch ausreichend hoch dosierte Vitamin-C-Gaben (1 – 5 g/Tag) deutlich verringert werden.
- **Herz-Kreislauf-Erkrankungen:** Vitamin C schützt Herz und Blutgefäße vor Arteriosklerose. Antioxidanzien wie Vitamin C verhindern, dass Fette in der Gefäßwand ranzig und abgelagert werden. Bei Patienten mit Bluthochdruck kann allein durch Einnahme von 500 mg Vitamin C pro Tag der Blutdruck um etwa 10% sinken.
- **Diabetes mellitus:** Die Vitamin-C-Blutspiegel bei Diabetikern mit guter Blutzuckereinstellung (HbA1C < 7%) sind deutlich höher als bei schlechter eingestellten Patienten. Vitamin C (1 – 3 g/Tag) wirkt Komplikationen wie Augenerkrankungen, Gefäß- und Nevernschäden entgegen.
- **Rauchen:** Zigaretten sind mit tödlicher Sicherheit die schadstroffreichste Quelle, aus der wir unseren Körper mit freien Radikalen »bombardieren«. Jede Zigarette stiehlt unserem Körper mindestens 30 – 40 mg Vitamin C. Rauchern wird die tägliche Ergänzung von 500 – 1000 mg Vitamin C empfohlen.

- **Krebs:** In der großen Iowa-Studie an über 34 000 Frauen sank durch die tägliche Aufnahme von 500 mg Vitamin C das Brustkrebs-Risiko um 21%.
- **Katarakt (grauer Star):** Vitamin C schützt die Augenlinse vor der Zerstörung durch freie Radikale und kann Trübungen der Augenlinse (Katarakt) vorbeugen. In einer Studie an Frauen über 50 hatten diejenigen, die 10 Jahre oder länger 400 – 600 mg Vitamin C täglich eingenommen hatten, um 77% weniger Linsentrübungen.
- **Weitere Anwendungsgebiete:** Alzheimer-Krankheit, Helicobacter-pylori-Infektion, HIV-Infektion, Krebs, Rheuma, Parkinsonsche Krankheit, Wundheilung, Verbrennungen, Allergien.

Hohe Vitamin-C-Dosen können die Bestimmung medizinischer Tests im Urin (Glucose, Harnsäure, Kreatinin, anorganisches Phosphat) und von Blut im Stuhl stören.

Wichtige Aufgaben und Funktionen des Vitamin C

Antioxidanz	Schutz von Zellmembranen, Organen, anderen Vitaminen und Eiweißen vor freien Radikalen
Vitamin-E-Recycling	Erneuerung von oxidativ verbrauchtem Vitamin E
Immunstärkung	Aktivität und Schlagkraft der Abwehrzellen
Kollagenproduktion	Bindegewebe in Haut, Muskeln, Knochen, Zahnfleisch und Gefäßen
Endothelschutz	Schutz der inneren Auskleidung aller unserer Gefäße
Cholesterinabbau	Umwandlung des Cholesterins in Gallensäuren
Leberentgiftung	Abbau und Ausscheidung von Chemikalien, Schwermetallen und Medikamenten
Kontrolle des Histaminspiegels	Wichtig bei allergischen Krankheiten (z.B. Heuschnupfen)
Fettverbrennung	Produktion des Fetttransporters L-Carnitin
Produktion von Nervenbotenstoffen	Wichtig für einen gesunden Schlaf und eine ausgeglichene Psyche
Hormonproduktion	Herstellung von Stress- und Schilddrüsenhormonen
Eisenverwertung	Verbesserung der Aufnahme von Eisen
Folsäureaktivierung	Bringt Folsäure in eine stoffwechselaktive Form
Krebsvorbeugung	Hemmung der Umwandlung von Nitraten in krebserregende Nitrosamine

Vitamin D
Das Anti-Aging-Vitamin

Funktion und Wirkung

Vitamin D ist das wichtigste Vitamin für gesunde Knochen; es beeinflusst ihren Auf- und Abbau.

Streng genommen ist es gar kein Vitamin, sondern ein Hormon; seine wirksamste Form, das Vitamin D_3 (Colecalciferol), wird daher auch als Vitamin-D-Hormon bezeichnet. An der Umwandlung des Vitamins in seine hochwirksame Form Vitamin D_3 ist Magnesium beteiligt. Neben seiner lebenswichtigen Aufgabe im Knochenstoffwechsel übt es eine Vielzahl von Wirkungen in unserem Körper aus. Die Abwehrzellen und das Herz-Kreislauf-System werden gestärkt, und auch unsere mentale Verfassung bleibt von diesem Anti-Aging-Hormon unter den Vitaminen nicht unbeeinflusst.

Über 50% unseres Vitamin-D-Bedarfs wird in der Haut durch die UV-B-Strahlung der Sonne gebildet. Um die tägliche Versorgung aufrecht zu erhalten, genügt an klaren Sommertagen ein 15 Minuten dauerndes Sonnenbad von Gesicht, Hände und Armen.

In den sonnenarmen Wintermonaten zwischen November und Februar sind wir allerdings auf eine vermehrte Zufuhr mit der Nahrung angewiesen.

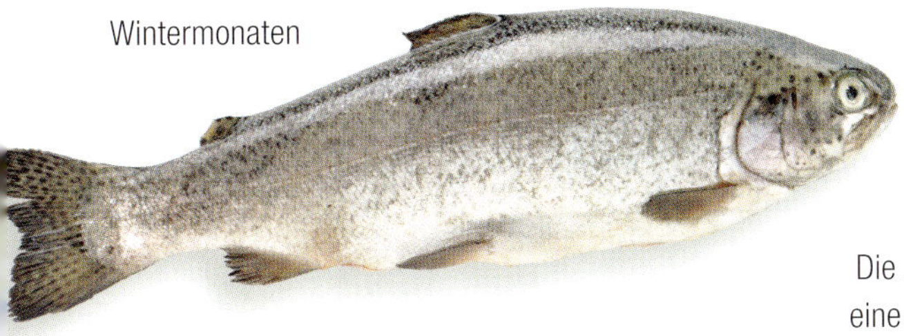

Der Experten-Tipp

In den sonnenarmen Wintermonaten sollten Sie sich Ihre tägliche Portion Vitamin D_3 (5 – 10 µg / 200 – 400 I.E.) durch die Einnahme eines Vitamin-D-Präparates sichern. Zur Vorbeugung der Osteoporose empfiehlt sich die dauerhafte Einnahme, kombiniert mit den Knochenmineralien Calcium und Kupfer sowie Fluor und Vitamin K_1.

Aufgaben des Vitamin D

Vitamin D reguliert den Calcium- und Phosphatspiegel im Blut, sorgt für die Calciumaufnahme aus dem Darm und den Calciumeinbau in die Knochen. Es ist sozusagen der Schlüssel, der dem Calcium die Tür zum Knochen öffnet. Neben seiner Funktion als Knochenvitamin ist vor allem der Einfluss des Vitamins auf die Zellen des Immunsystems, der Bauchspeicheldrüse (Insulinausschüttung!) sowie auf Zellwachstum und Zellteilung der Haut von Bedeutung. Durch seine Steuerfunktion im Netzwerk unseres Immunsystems scheint eine optimale Vitamin-D-Versorgung auch das Risiko einiger Krebserkrankungen zu verringern.

Lebensmittel, die Vitamin D enthalten

Die Zufuhr durch Lebensmittel spielt bei Vitamin D nur eine untergeordnete Rolle. Seefisch und Fischerzeugnisse (z. B. Lebertran), gefolgt von Eiern, stehen dabei an vorderster Stelle. Vegetarier nehmen häufig zu wenig Vitamin D auf.

Ihre Vitamin-D-Checkliste

Ernährung und Lebensstil

- Ich ernähre mich sich streng vegetarisch (vegan) ❑ 2
- Ich mache häufig Diäten ❑ 2
- Ich trinke regelmäßig Alkohol (z.B. ≥ Glas Bier/Tag) ❑ 2
- Seefisch esse ich weniger als einmal pro Woche ❑ 5
- Überwiegend esse ich Rohkost ❑ 5
- Ich komme weniger als 20 Minuten pro Tag an die frische Luft ❑ 5
- Beruflich und/oder privat stehe ich unter starkem Stress ❑ 2

Vitamin-D-Mangelsymptome

- Ich bin infektanfällig ❑ 3
- Oft bin ich gereizt und ruhelos ❑ 3
- Ich bin schreckhaft ❑ 3
- Meine Knochen sind weich oder brüchig ❑ 5
- Ich leide unter depressiven Verstimmungen ❑ 3
- Muskelkrämpfe habe ich häufig ❑ 3
- Ich habe Fehlstellungen der Zähne mit Zahnschmelzdefekten ❑ 3
- Ich leide unter Zahnausfall ❑ 5
- Bei mir besteht eine Muskelschwäche, besonders an Hüften und Becken ❑ 3
- Ich habe eine trockene, raue, juckende Haut mit Hautausschlägen ❑ 5
- Ich benutze häufig Sonnenschutzcremes mit Lichtschutzfaktor 5 oder höher ❑ 3
- Ich neige zu Knochenbrüchen ❑ 5
- An den Beinen und am Rücken sind meine Knochen verformt ❑ 5
- Meine Körpergröße nimmt ab ❑ 5
- Ich stelle Rumpfverformungen (Rundrücken, Buckelbildung) an mir fest ❑ 5

Risikogruppen

- Ich gehöre zu einer der folgenden Risikogruppen: ❑ je 5
  Alkoholiker, ältere Menschen (>65 Jahre), Frauen nach der Menopause, Gehbehinderte / Bettlägerige, Leistungssportler, Magersüchtige, Personen mit Magnesiummangel, Schwangere, Stillende, Vegetarier

Erkrankungen mit erhöhtem Vitamin-D-Bedarf

- Ich bin von einer der folgenden Erkrankungen betroffen: ❑ je 5
  Aids / HIV-Infektion, Becken- oder Oberschenkelhalsbruch, chronische Darmerkrankung, (z.B. Morbus Crohn), chronisches Herzleiden / Herzschwäche, Erkrankung der Bauspeicheldrüse, Erkrankungen der Nebenschilddrüse, Krebs, Lebererkrankung, Milchzuckerunverträglichkeit, Mukoviszidose, Osteoporose, Rachitis, Rheumatische Erkrankung der Gelenke oder Weichteile, Schuppenflechte, Störung der Gallenfunktion

Arzneimittel, die den Bedarf erhöhen können

- Ich nehme regelmäßig eines der folgenden Medikamente ein: ❑ je 5
  Abführmittel, Antibiotika, Antiepileptika, Barbiturate, Colchicin, Cortisonpräparate, Colestyramin, Magensäurepuffer, Orlistat

Auswertung

Weniger als 15 Punkte: Sie dürften ausreichend mit Vitamin D versorgt sein. Es liegen bei Ihnen nahezu keine Anzeichen vor, die auf eine unzureichende Versorgung hinweisen oder einen erhöhten Bedarf durch Erkrankungen oder Arzneimitteleinnahme anzeigen.

15 bis 25 Punkte: Sie können nicht unbedingt davon ausgehen, dass Sie ausreichend mit Vitamin D versorgt sind. Möglicherweise gehören Sie einer Risikogruppe an (z.B. Personen über 65 Jahre, zu wenig an der frischen Luft) oder Sie haben einen erhöhten Vitamin-D-Bedarf durch eine Erkrankung.

Mehr als 25 Punkte: Bei Ihnen ist ein erhöhter Vitamin-D-Bedarf zu vermuten oder ein Vitamin-D-Verlust durch Arzneimittel bzw. durch eine gestörte Vitaminaufnahme aufgrund einer Erkrankung.

Lebensmittel	Vitamin-D-Gehalt (µg/100 g)
Lebertran	300
Hering	27
Lachs	22
Rinderleber	2
Hühnerei	2

Empfohlene Tagesdosis

Säuglinge und Kinder ab 4 Jahre	10, bzw. 5 µg
Jugendliche	5 µg
Erwachsene	5 µg
Über 65 Jahre	10 µg
Schwangere und Stillende	5 µg

Überdosierungen führen zu einer Erhöhung des Calciumspiegels im Blut. Es können Übelkeit und Nierenschäden auftreten, eine Arteriosklerose wird möglicherweise gefördert. Die sichere Obergrenze bei zeitlich unbegrenzter dauerhafter Zufuhr liegt bei 10 µg bzw. 400 I.E. täglich.

Medizinische Bedeutung

- **Osteoporose:** In klinischen Studien konnte gezeigt werden, dass die regelmäßige Einnahme von 17,5 µg Vitamin D in Kombination mit 500 mg Calcium über 3 Jahre den Knochenabbau und das Risiko für Knochenbrüche deutlich verringert.
- **Rachitis:** Vitamin D Mangel verursacht bei Säuglingen und Kleinkindern Rachitis mit Verformungen der Röhrenknochen, des Schädels und der Wirbelsäule. Zur Vorbeugung wird eine Vitamin-D_3-Gabe von 12,5 µg bzw. 500 I.E. täglich empfohlen.
- **Multiple Sklerose:** In Versuchen mit Mäusen konnte Vitamin D den Ausbruch und das Fortschreiten der Erkrankung verhindern.
- **Anti-Aging:** Weil die Fähigkeit zur Vitamin-D-Aufnahme und –Verwertung in der Haut mit dem Alter abnimmt, empfehlen Wissenschaftler älteren Menschen eine Ergänzung mit Vitamin D (etwa 10 – 20 µg bzw. 400 – 800 I.E pro Tag).
- **Herzschwäche (Herzinsuffizienz):** Der Schweregrad einer Herzschwäche steht in direktem Zusammenhang mit dem Ausmaß eines Vitamin-D-Mangels. Ähnliche Erkenntnisse liegen für Patienten mit zu hohem Blutdruck vor.
- **Weitere Anwendungsgebiete:** Chronisch entzündliche Darmerkrankungen, Erkrankungen der Bauchspeicheldrüse und der Leber, gestörte Fettaufnahme, HIV-Infektion, Krebs, Rheuma, Diabetes.

Wichtige Aufgaben und Funktionen des Vitamin-D-Hormons

Knochengesundheit	Calciumresorption aus dem Darm und Calciumeinbau in die Knochen, Aktivierung der knochenaufbauenden Zellen
Haut/Knochen	Zellwachstum und Zellteilung, Wachstums- und Heilungsprozesse
Immunsystem	Unterstützung der Immunzellen, Hemmung entzündlicher Prozesse
Bauspeicheldrüse	Insulinausschüttung
Gehirn	Bildung von Nervenbotenstoffen (Acetylcholin)
Krebszellen	Schutzfaktor gegen Brust-, Darm- und Prostatakrebs

Vitamin E
Das Zellschutz-Vitamin

Funktion und Wirkung

Wussten Sie, dass jede einzelne Zelle unseres Körpers täglich 10 000-mal von freien Radikalen angegriffen wird? Diese äußerst aggressiven Teilchen, die in unserem Körper aus dem eingeatmeten Sauerstoff permanent entstehen, attackieren lebenswichtige Zellbausteine und können fatale Schäden an Blutfetten, Enzymen, Abwehrzellen und der Erbsubstanz verursachen. Vitamin-E-Mangel steigert deshalb nicht nur das Risiko für Herz-Kreislauf-Erkrankungen, sondern auch für Erkrankungen der Augen, des Nervensystems und für bestimmte Krebserkrankungen.

Vitamin E ist das wichtigste fettlösliche Antioxidans unseres Körpers und deshalb in jeder Zellmembran vertreten. Dort schützt es vor allem die mehrfach ungesättigten Fettsäuren, die sonst durch freie Radikale in einer gefährlichen Kettenreaktion vollständig zerstört würden. Als Radikalfänger legt Vitamin E schützend die Hand über Blutzellen und Organe, über das Gehirn, das Herz, die Leber und die Muskulatur. Über die normale Ernährung ist es äußerst schwierig, sich mit Vitamin E ausreichend zu versorgen. Bei der industriellen Verarbeitung von Pflanzenölen treten Verluste von 40% und mehr auf; Hitze, Licht und Sauerstoff vernichten zusätzlich Vitamin E. Neben seiner Funktion als Antioxidans wirkt Vitamin E entzündungshemmend und hält unser Immunsystem fit.

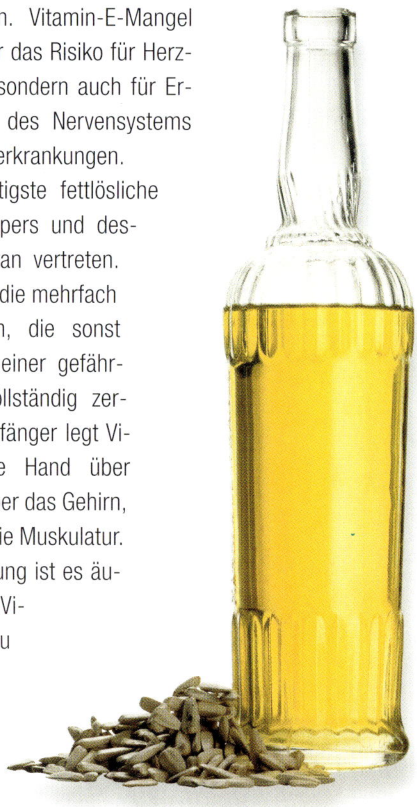

Aufgaben des Vitamin E

Vitamin E ist eine Sammelbezeichnung für eine Gruppe verwandter Verbindungen, zu denen die so genannten Tocopherole und Tocotrienole gehören. Übrigens: Vitamin E ist umso wirksamer, je besser Sie mit Vitamin C versorgt sind!

Vitamin E verbessert den Blutfluss und die Sauerstoffversorgung der Gefäße. Die Oxidation des schlechten LDL-Cholesterins wird durch Vitamin E gehemmt. Dadurch wirkt es gefährlichen Ablagerungen in den Arterien entgegen, die zum Herzinfarkt oder Schlaganfall führen können. Vitamin-E-Mangel lässt nicht nur unser Herz, sondern auch das Gehirn schneller alt werden. Unsere Nerven- und Gehirnzellen werden durch Vitamin E vor dem Angriff freier Radikale geschützt.

Ihre Vitamin-E-Checkliste

Ernährung und Lebensstil

- Ich trinke regelmäßig Alkohol ❑ 2
- Ich mache häufig Diäten ❑ 2
- In der Küche benutze ich überwiegend Butter oder Margarine und nur selten kaltgepresste Pflanzenöle (z.B. Weizenkeimöl) ❑ 5
- Mehrmals pro Woche esse ich Seefisch (z.B. Lachs, Makrele) ❑ 2
- Oft bin ich intensiver Sonnenstrahlung ausgesetzt (1-2 Std. pro Tag) ❑ 5
- Ich esse häufig Frittiertes (z.B. 2 – 3-mal pro Woche Pommes frites) ❑ 2
- Ein- bis zweimal pro Woche nutze ich regelmäßig das Solarium ❑ 5
- Ich bin viel mit dem Flugzeug unterwegs (mehr als 2 Std. pro Woche) ❑ 2
- Oft bin ich Schadstoffen wie Autoabgasen, Kerosin oder Smog ausgesetzt ❑ 5
- Ich rauche täglich
  1 – 10 Zigaretten ❑ 5
  10 – 20 Zigaretten ❑ 10
  mehr als 20 Zigaretten ❑ 15

Vitamin-E-Mangelsymptome

- Meine Laborwerte zeigen erhöhte Werte für Malondialdehyd (MDA)* ❑ 10
- Ich bin leicht infektanfällig ❑ 3
- Ich leide unter Gleichgewichtsstörungen oder Muskelschwäche ❑ 3
- Meine Haut ist welk und trocken ❑ 5
- Bei mir werden vermehrt Altersflecken sichtbar ❑ 5
- Ich bin von Fruchtbarkeitsstörungen betroffen ❑ 3
- In Armen oder Beinen habe ich Taubheitsgefühle ❑ 3
- Ich bin leicht reizbar oder nervös ❑ 3
- Kleine Wunden und Verletzungen heilen nur schlecht ❑ 3
- Oft habe ich Konzentrationsprobleme ❑ 3
- Ich bin leicht ermüdbar oder fühle mich schwach ❑ 3

Risikogruppen

- Ich gehöre zu einer der folgenden Risikogruppen: ❑ je 5
  Ältere Menschen (> 65 Jahre), Flugpersonal, Raucher, Schwangere, Sportler, stillende Frauen

Erkrankungen mit erhöhtem Vitamin-E-Bedarf

- Ich bin von einer der folgenden Erkrankungen betroffen: ❑ je 5
  Aids / HIV-Infektion, Arteriosklerose, Augenerkrankungen, Diabetes, Erkrankung der Bauspeicheldrüse, Krebs, Lebererkrankung, Mukoviszidose, Nervenschmerzen, Rheuma / Arthritis, Störung der Gallenblase, Teilentfernung des Darms

Arzneimittel, die den Bedarf erhöhen können

- Ich nehme regelmäßig eines der folgenden Medikamente ein: ❑ je 5
  Antibabypille, Antiepileptika, Colestyramin, Haloperidol, Omega-3-Fettsäuren, Orlistat, Schilddrüsenhormone

*Marker für Zerstörung von Fetten durch Oxidation; Hinweis auf erhöhte Belastung mit freien Radikalen

Auswertung

Weniger als 15 Punkte: Sie dürften ausreichend mit Vitamin E versorgt sein. Es liegen bei Ihnen nahezu keine Anzeichen für unzureichende Versorgung oder erhöhten Bedarf durch Erkrankungen oder Arzneimitteleinnahme vor.

15 bis 25 Punkte: Sie können nicht unbedingt davon ausgehen, dass Sie ausreichend mit Vitamin E versorgt sind. Möglicherweise haben Sie einen erhöhten Vitamin-E-Bedarf durch Rauchen oder durch eine erhöhte Belastung mit freien Radikalen. Sie sollten vor allem auf eine gesunde Ernährung achten, die neben viel frischem Obst und Gemüse auch kaltgepresste Pflanzenöle (z.B. Weizenkeimöl) berücksichtigt.

Mehr als 25 Punkte: Bei Ihnen ist ein erhöhter Vitamin-E-Bedarf zu vermuten oder ein Vitamin-E-Verlust durch Arzneimittel bzw. durch eine gestörte Vitaminaufnahme aufgrund einer Erkrankung. Eine Bestimmung Ihrer Vitamin E-Spiegel und, sofern noch nicht erfolgt, der oxidativen Belastung (z.B. MDA-Wert) könnte sinnvoll sein. Sie sollten mit Ihrem Arzt darüber sprechen und regelmäßig eine Antioxidanzien-Kombination mit Vitamin E (200 – 500 I.E. pro Tag) ergänzen.

Lebensmittel, die Vitamin E enthalten

Zu den Vitamin-E-reichen Lebensmitteln gehören kaltgepresste Pflanzenöle, vor allem Weizenkeimöl. Da Pflanzenöle den größten Teil ihres Vitamin-E-Gehaltes benötigen, um die in ihnen enthaltenen ungesättigten Fettsäuren zu schützen, verringert sich der reine Vitamin-E-Gehalt zum Teil deutlich. So bleiben von den 215 mg Vitamin E in 100 g Weizenkeimöl tatsächlich nur noch 174 mg übrig. Bei Walnüssen und Fischölen fällt die Netto-Bilanz sogar negativ aus.

Lebensmittel	Vitamin-E-Gehalt (mg/100 g)	Nach Abzug des Verbrauchs durch ungesättigte Fettsäuren
Weizenkeimöl	215 mg	174 mg
Sonnenblumenöl	61 mg	20 mg
Olivenöl	11 mg	5 mg
Maiskeimöl	34 mg	0 mg
Walnuss	6 mg	–16 mg

Empfohlene Tagesdosis

Kinder	5 – 13 mg
Jugendliche	12 – 15 mg
Erwachsene	11 – 15 mg
Schwangere und Stillende	13 bzw. 17 mg

Der Vitamin-E-Gehalt wird häufig auch in Internationalen Einheiten (I.E.) angegeben. Dabei gilt als Umrechnungsfaktor: 1 mg d-α-Tocopherol = ca. 1,49 I.E.

Medizinische Bedeutung

- **Entzündliche rheumatische Erkrankungen:** In entzündeten Gelenken besteht häufig ein lokaler Vitamin-E-Mangel. Eine gezielte Vitaminergänzung (500 – 1000 I.E. pro Tag) verringert die Bewegungsschmerzen und verbessert die Beweglichkeit der betroffenen Gelenke. Auch die Nebenwirkungen (z. B. Magenschleimhautschäden) und die notwendige therapeutische Dosis antirheumatischer Medikamente (z. B. Diclofenac) können durch Vitamin E verringert werden.
- **Anti-Aging:** Als Radikalfänger und Aktivator des Immunsystems ist Vitamin E ein wichtiger Faktor für den Erhalt von Vitalität und Leistungsfähigkeit im Alter. In einer Studie an älteren Menschen konnte durch die tägliche Einnahme von 800 I.E. Vitamin E die Schlagkraft der Immunzellen, die Bildung von Immunbotenstoffen und auch die Hirnleistung deutlich verbessert werden.
- **Hautalterung:** Vitamin E beugt vorzeitiger Hautalterung vor und trägt zum Erhalt der Hautstruktur und des natürlichen Säureschutzmantels bei. Die Haut verliert im Zuge des Älterwerdens an Feuchtigkeit und Elastizität. Auch Sonnenlicht, Umweltgifte und Luftschadstoffe schädigen unseren äußeren Schutzmantel. Bei einem ausgiebigen Sonnenbad nimmt der Vitamin-E-Gehalt der Haut um bis zu 50% ab. Als Antioxidans schützt Vitamin E das Bindegewebe und die Kollagenfasern.
- **Herz-Kreislauf-Erkrankungen:** Fettlösliche Antioxidanzien wie Vitamin E reichern sich bevorzugt im LDL an, da sie diese Blutfette als Transporter benutzen. Je mehr Vitamin E sich im LDL-Cholesterin befindet, desto weniger werden die Blutfette oxidiert. Vitamin E hält zudem das Blut fließfähig, da es die Verklumpung der Blutplättchen hemmt und das Blut nicht so leicht gerinnt. Das Risiko für Herzinfarkt und Schlaganfall wird dadurch gesenkt. In einer Studie der Universität Cambridge an 2000 Patienten

mit koronarer Herzkrankheit verringerte die regelmäßige Einnahme von 800 I.E. d-α-Tocopherol über einen Zeitraum von 510 Tagen das Risiko für einen weiteren Herzinfarkt um 77%.

- **Grauer Star (Katarakt) und altersbedingte Makuladegeneration (AMD):** Die AMD ist heute die Hauptursache für den Verlust der zentralen Sehschärfe. Sie wird durch die Risikofaktoren des modernen Lebens wie obst- und gemüsearme Ernährung, Zigarettenrauch, Alkohol und einen Mangel an Antioxidanzien begünstigt. In Studien konnte das Risiko für Katarakt oder Makuladegeneration bei guter Versorgung mit Vitamin E, C und Lutein deutlich verringert werden.
- **Alzheimer-Krankheit:** Personen, die regelmäßig Vitamin C und E konsumieren, haben gegenüber solchen, die keine Vitamine ergänzen, ein um 78% geringeres Alzheimer-Risiko. In einer klinischen Studie konnte durch die tägliche hochdosierte Gabe von Vitamin E (2000 I.E.) das Fortschreiten der Krankheit genauso effektiv verlangsamt werden wie mit dem gängigen Alzheimer-Medikament Selegelin.
- **Sport:** Wer sich beim Sport regelmäßig auspowert, belastet seinen Körper durch den gesteigerten Sauerstoffumsatz mit freien Radikalen, die Schäden an der Muskulatur, der Gelenke und des Immunsystems verursachen können. Sportler sollten daher immer auf eine ausreichende Versorgung mit Antioxidanzien wie Vitamin E und C achten.
- **Weitere therapeutische Anwendungsgebiete:** Aids / HIV-Infektion, Diabetes mellitus, Epilepsie, Krebs, Lebererkrankungen und Mukoviszidose.

Wichtige Aufgaben und Funktionen des Vitamin E

Wichtigstes fettlösliches Antioxidans (Radikalfänger)	Schutz unserer Zellen, Zellmembranen und des Zellstoffwechsels vor der Zerstörung durch aggressive freie Radikale und Radikalkettenreaktionen: – Blutzellen: rote Blutkörperchen, Blutplättchen und Immunzellen – Augen, Lunge, Leber, Nieren, Muskulatur, Nerven- und Gehirnzellen – Erbsubstanz (DNA) – Blutfette: Schutz des LDL-Cholesterins vor Oxidation
Immunstärkung / Entzündungshemmung	Stärkt das Immunsystem durch gesteigerte Produktion von Immunbotenstoffen und Immunzellen; wirkt entzündungshemmend durch Eingriff in den Stoffwechsel der entzündungsfördernden Arachidonsäure (z.B. bei Rheuma)
Antikoagulanz	Verringert die Verklumpungsneigung der Blutplättchen und fördert die Durchblutung der Gefäße

Vitamin K
Das Vitamin für Blut und Knochen

Funktion und Wirkung

Unter Vitamin K versteht man eine Gruppe von Substanzen mit Eigenschaften, die die Blutgerinnung fördern und aktiv in den Knochenstoffwechsel eingreifen. Die Entdeckung des Vitamins geht auf Beobachtungen von Farmern in den 20er Jahren des letzten Jahrhunderts zurück. Bei Kühen traten nach der Verfütterung von Süßklee schwere Blutungen auf, an denen die Mehrzahl der betroffenen Tiere zugrunde ging. Im Süßklee ist ein Gegenspieler des Vitamin K, das Cumarin, enthalten, das die Blutgerinnung hemmt. Der Einsatz synthetischer Cumarin-Abkömmlinge (z. B. Phenprocoumon) wird heute standardmäßig zur Vorbeugung von Thrombosen eingesetzt.

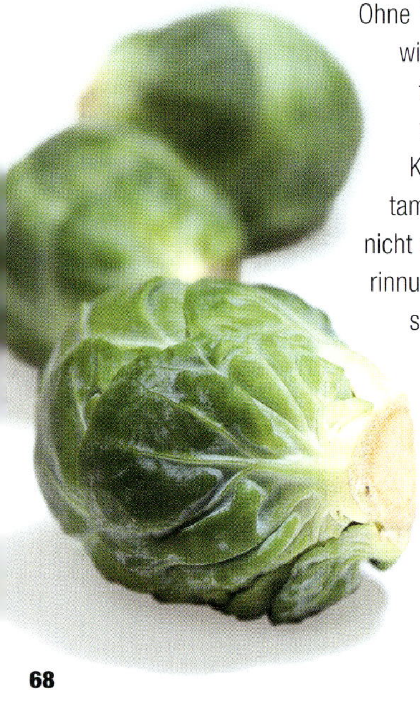

Ohne Vitamin K würden wir schon bei leichten Verletzungen verbluten. Unser Körper benötigt Vitamin K allerdings nicht nur für die Blutgerinnung. Auch für gesunde Knochen und zur Vorbeugung der Osteoporose spielt es eine wichtige Rolle.

Ein Vitamin-K-Mangel ist bei gesunden Menschen selten, da das Vitamin zum Teil im Körper selbst von Darmbakterien gebildet und bei gemischter Kost ausreichend zugeführt wird. Neugeborene verfügen bei der Geburt nur über unzureichende Vitamin-K-Vorräte und sind noch nicht in der Lage, das Vitamin über die Darmflora zu bilden. In Deutschland erhalten deshalb alle Kinder in den ersten Lebenswochen zur Vorbeugung lebensbedrohlicher Blutungen eine Vitamin-K-Prophylaxe.

Wenn Sie Arzneimittel einnehmen, die die Blutgerinnung hemmen (z.B. Marcumar), sollten Sie grundsätzlich vor der Einnahme Vitamin-K-haltiger Präparate mit Ihrem Arzt Rücksprache halten. Unter Umständen muss Ihre Medikation daran angepasst werden.

Aufgaben des Vitamin K

Vitamin K ist an der Herstellung eines Knochenproteins (Osteocalcin) beteiligt, das in den schnell wachsenden Knochenabschnitten vorkommt und beim Calciumeinbau, der Knochenmineralisierung, mitwirkt. Vitamin K ist zusätzlich in der Lage, den Calciumverlust mit dem Urin zu verringern. Zur Vorbeugung der Osteoporose wird Vitamin K kombiniert mit Vitamin D_3, den Knochenmineralien Calcium und Kupfer sowie Fluor verabreicht. Tierversuche geben erste Hinweise darauf, dass Vitamin K auch eine Rolle in der Vorbeugung von Arteriosklerose spielt.

Ihre Vitamin-K-Checkliste

Ernährung und Lebensstil

- Oft bin ich müde, schlapp und antriebslos ❏ 2
- Frisches grünes Gemüse (z.B. Grünkohl) esse ich seltener als einmal pro Woche ❏ 5
- Ich verzichte völlig auf Milch- und Milchprodukte ❏ 2
- Ich mache häufig Diäten ❏ 2
- Ich trinke regelmäßig Alkohol ❏ 2
- Rohkost oder frische Salate esse ich nicht täglich ❏ 5
- Gemüse wie Sauerkraut, Rosenkohl oder Spinat kommen bei mir weniger als dreimal pro Woche auf den Tisch ❏ 5

Vitamin-K-Mangelsymptome

- Ich neige zu starken Menstruationsblutungen ❏ 3
- Oft habe ich Zahnfleischbluten ❏ 3
- Blutende Wunden heilen schlecht und sehr langsam ❏ 3
- Ich habe oft Nasenbluten ❏ 5
- Ich bin anfällig für Knochenbrüche ❏ 3
- Meine Körpergröße nimmt ab ❏ 3
- Die Blutgerinnungszeit ist verlängert ❏ 5

Risikogruppen

- Ich gehöre zu einer der folgenden Risikogruppen: ❏ je 5
  Ältere Menschen (> 65 Jahre), Bettlägerige / Gehbehinderte, Frauen nach der Menopause, Magersüchtige, Schwangere, Stillende (auch Neugeborene und Säuglinge gehören zu den Vitamin-K-Risikogruppen!)

Erkrankungen mit erhöhtem Vitamin-K-Bedarf

- Ich bin von einer der folgenden Erkrankungen betroffen: ❏ je 5
  Becken- oder Oberschenkelhalsbruch, chronische Darmerkrankungen, Erkrankungen der Bauspeicheldrüse, Krebs, Lebererkrankung, Mukoviszidose, Osteoporose, Störung der Gallenfunktion

Arzneimittel, die den Bedarf erhöhen können

- Ich nehme regelmäßig eines der folgenden Medikamente ein: ❏ je 5
  Abführmittel, Antibiotika (Cephalosporine), Antiepileptika, Cortisonpräparate, Lipidsenker (Colestyramin), Orlistat, Tuberkulosemittel

Auswertung

Weniger als 15 Punkte: Sie dürften ausreichend mit Vitamin K versorgt sein. Es liegen bei Ihnen nahezu keine Anzeichen vor, die auf eine unzureichende Versorgung hinweisen oder einen erhöhten Bedarf durch Erkrankungen oder Arzneimitteleinnahme anzeigen.

15 bis 25 Punkte: Sie können nicht unbedingt davon ausgehen, dass Sie ausreichend mit Vitamin K versorgt sind. Möglicherweise gehören Sie zu einer Risikogruppe (z. B. Menschen über 65 Jahre) oder Sie sind von Erkrankungen betroffen, die den Vitamin-K-Bedarf erhöhen.

Mehr als 25 Punkte: Bei Ihnen ist ein erhöhter Vitamin-K-Bedarf zu vermuten oder ein Vitaminverlust durch Arzneimittel bzw. durch eine gestörte Aufnahme aufgrund einer Erkrankung.

Lebensmittel, die Vitamin K enthalten

Die besten Vitamin-K-Lieferanten unter unseren Lebensmitteln sind grünes Gemüse und Kohlsorten. Wer reichlich frisches grünes Gemüse und Salate isst, beugt dem individuellen Osteoporose-Risiko vor.

Nahrungsmittel	**Vitamin-K-Gehalt (μg/100 g)**
Sauerkraut	1540
Huhn	443
Rosenkohl	440
Spinat	400
Kopfsalat	200

Empfohlene Tagesdosis

Kinder	20 – 40 μg
Jugendliche	50 – 70 μg
Erwachsene	60 – 80 μg
Schwangere und Stillende	60 μg

Hierbei handelt es sich um Angaben, die auf einer Bedarfsschätzung beruhen. Wie viel Vitamin K der Mensch braucht, ist nicht genau bekannt. Einige Ernährungswissenschaftler schätzen den tatsächlichen Bedarf auf 100 – 400 μg pro Tag.

Medizinische Bedeutung

- **Osteoporose:** Eine hohe Vitamin-K-Zufuhr durch den häufigen Verzehr von grünem Gemüse senkt das Risiko für Oberschenkelhalsfrakturen deutlich. In einer Studie mit mehr als 70 000 Frauen ergab die regelmäßige Aufnahme von 110 – 600 μg Vitamin K ein um 30% niedrigeres Fraktur-Risiko. Insbesondere Frauen nach der Menopause scheinen von einer zusätzlichen Vitamin-K-Gabe zu profitieren.
- **Vorbeugung lebensbedrohlicher Blutungen bei Neugeborenen:** Die Aktivität Vitamin-K-abhängiger Blutgerinnungsfaktoren ist beim Neugeborenen im Vergleich zum Erwachsenen nur schwach ausgeprägt. Es besteht die Gefahr schwerer Hirnblutungen in Folge eines Vitamin-K-Mangels. Zur Vorbeugung erhalten Neugeborene deshalb Vitamin-K-Tropfen am ersten Lebenstag, am Ende der ersten Lebenswoche und am Ende des ersten Lebensmonats (Gesamtdosis: 3 x 2 mg).
- **Überdosierung von Medikamenten zur Hemmung der Blutgerinnung:** In hoher Dosierung wird Vitamin K als Gegenmittel bei Überdosierungen und Vergiftungen mit Cumarin-Abkömmlingen (z. B. Phenprocoumon) eingesetzt.
  Bei mittelschweren Blutungen werden 5 – 10 mg Vitamin K_1 gegeben.
- **Weitere Anwendungsgebiete:** Mukoviszidose, Störungen der Fettresorption, Versorgung von Schwangeren, die Antiepileptika oder Tuberkulosemittel einnehmen.

Wichtige Aufgaben und Funktionen des Vitamin K

Blutgerinnung	Produktion von sieben Blutgerinnungsfaktoren, schützt vor postoperativen Blutungen und senkt das Risiko innerer Blutungen
Knochengesundheit	Bildung des Knochenproteins Osteocalcin
Knochenmineralisierung	Calciumeinbau in das Knochengerüst

Vitaminoide

L-Carnitin, Alpha-Liponsäure und Coenzym Q_{10}

L-Carnitin, Alpha-Liponsäure und Coenzym Q_{10} gehören zu den vitaminähnlichen Verbindungen, den so genannten Vitaminoiden. Der Körper kann sie in begrenzter Menge selbst herstellen und nimmt sie zum Teil auch mit der Nahrung auf.

L-Carnitin

L-Carnitin, das fast ausschließlich in Fleisch enthalten ist, nimmt eine Schlüsselrolle beim Transport und bei der Verbrennung von Fettsäuren ein. Die Energiegewinnung aus Fetten, die so genannte Fettverbrennung, läuft in den Zellkraftwerken, den Mitochondrien ab. Deren Außenhaut ist allerdings fettundurchlässig. Damit das zu verbrennende Fett hineingelangen kann, braucht der Körper L-Carnitin, das das Fett sozusagen Huckepack nimmt und in den Brennofen einschleust. Reich an L-Carnitin sind alle Gewebe, die ihren Energiebedarf hauptsächlich aus Fetten decken, wie das Herz, die Muskeln, die Leber und die Nieren.

Eine gute Versorgung mit L-Carnitin lässt die Muskulatur und das Herz-Kreislauf-System weniger schnell ermüden, da es die Sauerstoffaufnahme bei körperlicher Belastung erleichtert. Die Durchblutung wird gefördert und Gefäße werden erweitert. Auch die sportliche Leistung und Regeneration kann durch L-Carnitin verbessert werden. Das Immunsystem wird gestärkt, vor allem die Abwehrzellen unseres Körpers.

Ein erhöhter Bedarf an L-Carnitin tritt bei strengen Diäten (vor allem beim Fasten), bei vegetarischer Ernährung, bei starker körperlicher Belastung, vor allem im Sport, bei Früh- und Neugeborenen sowie in der Schwangerschaft und Stillzeit auf.

Therapeutisch wird L-Carnitin vor allem bei Herz-Kreislauf-Erkrankungen, Krebs- und Nierenerkrankungen (Dialyse) eingesetzt.

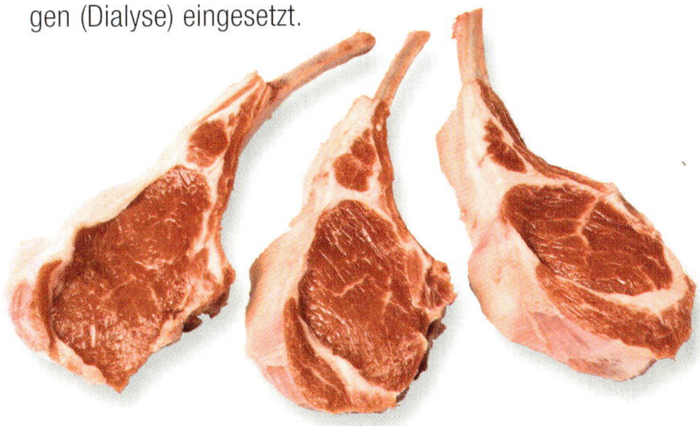

Lebensmittel, die L-Carnitin enthalten

Schaffleisch ist ein guter Nahrungslieferant für L-Carnitin. Pflanzliche Nahrungsmittel enthalten dagegen so gut wie gar kein Carnitin.

Empfohlene Tagesdosis

Bisher gibt es in Deutschland keine Zufuhrempfehlungen für L-Carnitin. Der tägliche Bedarf wird auf 20 – 100 mg pro Tag geschätzt. Bei körperlicher Anstrengung und sportlicher Aktivität ist der Bedarf um ein Vielfaches höher. Bei üblicher Mischkost liegt die tägliche

Zufuhr bei etwa 35 mg; Vegetarier nehmen nur etwa 2 mg auf und können einen erhöhten Bedarf aufweisen. Schwangere und Stillende brauchen aufgrund ihres Stoffwechsels mehr L-Carnitin. Während Muttermilch reichlich L-Carnitin enthält, müssen nicht gestillte Säuglinge L-Carnitin ergänzen, um Mangelerscheinungen vorzubeugen.

Der Experten-Tipp

Sinnvoll ist die Kombination von L-Carnitin und Coenzym Q10, da sich beide Mikrovitalstoffe in ihren Aufgaben im Energiestoffwechsel der Zellen ergänzen.

Ernährungsmedizinische Anwendung

- **Sport:** Vor allem bei Ausdauersportarten wie Radrennen, Marathonlauf und Schwimmen ist der Körper auf eine optimale Versorgung mit L-Carnitin angewiesen. Ein Mangel kann sich durch eine ungenügende Energieverwertung leistungsmindernd auswirken. L-Carnitin verkürzt die Erholungsphasen nach einer sportlichen Anstrengung und kann dem Auftreten eines Muskelkaters entgegenwirken. Auch eine geringere Belastung des Sportlers mit freien Radikalen im Blut und eine Stärkung seines Immunsystems konnte nachgewiesen werden. Neueste Studien an Radfahrern zeigen, dass die messbare Maximalleistung bei Carnitinergänzung durchschnittlich um 10 – 20% gesteigert werden kann. In Trainingsphasen werden 500 – 2000 mg, vor einem Wettkampf (2 – 3 Std. vorher) 2000 – 4000 mg L-Carnitin empfohlen.
- **Fettstoffwechselstörungen:** Bei Fettstoffwechselstörungen kann L-Carnitin die Triglyceride und die Gesamt-Cholesterinwerte senken sowie das gute HDL-Cholesterin erhöhen.
- **Herzerkrankungen:** L-Carnitin steigert bei Patienten mit Herzerkrankungen (z. B. Herzinsuffizienz) die Belastungstoleranz und optimiert die Herzleistung, zudem schützt es den Herzmuskel vor der Schädigung durch freie Sauerstoffradikale. In der Therapie von Herzerkrankungen werden Dosierungen von 500 – 4000 mg L-Carnitin pro Tag eingesetzt. In einer klinischen Studie führte die tägliche Einnahme von 2000 mg L-Carnitin über einen Zeitraum von 28 Tagen bei Patienten nach einem akuten Herzinfarkt zu einer deutlichen Verminderung der Infarktgröße, der Herzrhythmusstörungen und der Angina-pectoris-Symptome.
- **Krebserkrankungen:** Einige Krebsmittel (Cisplatin, Ifosfamid) führen dazu, dass dem Körper vermehrt L-Carnitin verloren geht. Das kann den Allgemeinzustand und die körperliche Leistungsfähigkeit der Betroffenen schwächen. Zusätzliches L-Carnitin stärkt nicht nur das Immunsystem, sondern kann auch schädliche Nebenwirkungen von Krebsmedikamenten (Anthrazykline) auf den Herzmuskel verringern.
- **Nierenerkrankungen (Dialyse):** Die Nieren spielen eine wichtige Rolle beim körpereigenen L-Carnitin-Aufbau. Dialysepatienten weisen aufgrund erhöhter Carnitinverluste bei der Blutwäsche häufig einen Mangel auf. Der Bedarf an Erythropoetin (EPO), einem Hormon für die Blutbildung im Knochenmark, kann durch die Gabe von L-Carnitin (1000 – 2000 mg/Tag) verringert werden.
- **Post-Polio-Syndrom (PPS):** Das Post-Polio-Syndrom ist eine neurologische Störung, die sich erst Jahrzehnte nach einer akuten Polioinfektion durch

Wichtige Aufgaben und Funktionen des L-Carnitins

Fettstoffwechsel	Transport von Fetten in die Zellkraftwerke unseres Körpers
Energiestoffwechsel	Energiegewinnung (ATP-Produktion) aus der Fettverbrennung
Herzmuskel	Energiestoffwechsel, Stabilisierung der Herzmuskelzellen
Immunsystem	Stärkung des körpereigenen Abwehrsystems
Zellmembran	Stabilisierung und Stärkung der Zellmembranen
Nerven	Nervenzellschutz
Leber	Leberzellschutz, -entgiftung

Symptome wie Muskelschmerzen, starke Ermüdbarkeit und fortschreitende Muskelschwäche äußert. Durch die Aufnahme von L-Carnitin (1000 – 3000 mg/Tag) können eine Steigerung von Ausdauer und Muskelkraft sowie eine deutliche Besserung der Schmerzsymptomatik bei den Betroffenen erzielt werden.

- **Weitere Anwendungsgebiete:** Muskelschwäche, Schwangerschaft.

Alpha-Liponsäure

Alpha-Liponsäure ist eine schwefelhaltige Fettsäure, die zusammen mit Vitamin B_1 eine zentrale Rolle bei der Energiegewinnung aus Kohlenhydraten (ATP) spielt. Sie hilft dabei, Glucose aus dem Blut in die Körperzellen zu transportieren und dort in Zellenergie umzuwandeln. Außerdem schützt sie die Leber vor freien Radikalen und ist an der Ausleitung von Giftstoffen (z. B. Schwermetallen) aus dem Körper beteiligt. Der Schutzeffekt anderer Antioxidanzien wie Vitamin E, Vitamin C und Coenzym Q_{10} wird durch Alpha-Liponsäure verstärkt.

Lebensmittel, die Alpha-Liponsäure enthalten

In der Nahrung ist Alpha-Liponsäure nur in geringen Mengen enthalten; sie findet sich vor allem in Innereien wie Herz, Nieren und Leber.

Empfohlene Tagesdosis

Bisher gibt es keine Zufuhrempfehlungen für Alpha-Liponsäure.

Medizinische Bedeutung

- **Anti-Aging:** Für internationales Aufsehen haben Studienergebnisse der University of California an Tieren (Ratten) gesorgt, denen eine Kombination von Alpha-Liponsäure und Acetyl-L-Carnitin gefüttert wurde. Beide Stoffe ergänzen sich in ihren zellschützenden Eigenschaften. Bei alten Tieren führte die kombinierte Gabe zu einer deutlichen Verbesserung des Energiestoffwechsels, einer Verringerung der Radikalschäden im Gehirn und einer Verbesserung der Gedächtnisfunktion. Nach der Behandlung mit Alpha-Liponsäure und Acetyl-L-Carnitin hatten sie nahezu das gleiche körperliche und geistige Leistungsniveau wie ihre jungen Kollegen!

- **Diabetes mellitus:** Alpha-Liponsäure verringert bei Diabetikern die Belastung mit freien Radikalen und schützt die Gefäße und Nerven vor den gefährlichen Attacken aggressiver Zellzerstörer (freie Radikale). Der Insulinstoffwechsel und die Zuckerverwertung werden durch Alpha-Liponsäure verbessert. Das Risiko für die gefürchteten Gefäß- und Nervenschäden mit Folgen wie z. B. Fußamputationen sinkt. Zuckerkranke mit Schmerzen und Gefühlseinschränkungen in den Gliedmaßen werden seit Jahren erfolgreich mit Alpha-Liponsäure (600 – 1200 mg/Tag) behandelt. Auch nervlich bedingte Herzschäden werden durch Alpha-Liponsäure verringert.
- **Weitere Anwendungsgebiete:** Alzheimer, Leberentgiftung, Stress, Sport.

Der Experten-Tipp

Die Einnahme erfolgt am besten nicht zu den Mahlzeiten, sondern immer etwa 1 Std. vorher. – Diabetiker sollten Alpha-Liponsäure erst nach Rücksprache mit ihrem Arzt einnehmen, da die Fettsäure den Blutzuckerspiegel senken kann.

Wichtige Aufgaben und Funktionen der Alpha-Liponsäure

Energiestoffwechsel	Energiegewinnung (ATP-Produktion) aus Kohlenhydraten; Glucoseverwertung
Radikalfänger	starkes Antioxidans im wässrigen und fettlöslichen Bereich der Zellen; erneuert Vitamin C, Vitamin E und Coenzym Q_{10}
Immunsystem	Stärkung des Abwehrsystems
Nerven	Nervenzellschutz; verringert Gefäß- und Nervenschäden bei Diabetikern; verbessert Gedächtnisfunktion
Leber	Leberzellschutz und -entgiftung (z.B. Alkohol, Knollenblätterpilz)

Coenzym Q_{10}

Alle Organfunktionen sind an die Anwesenheit von Coenzym Q_{10} gebunden. Jede unserer Körperzellen braucht dieses fettlösliche Antioxidans. Es schützt die Zellen und verbessert die körperliche Fitness und Herzfunktion, ist hilfreich bei Stress und körperlicher Belastung. Nur wenn ausreichend Coenzym Q_{10} im Körper vorhanden ist, sind die Zellen in der Lage, die für alle Stoffwechselprozesse notwendige Energie zu produzieren. Egal, ob Kohlenhydrate oder Fette zu Energie verbrannt werden – nötig ist dazu in jedem Falle Sauerstoff, den Coenzym Q_{10} in die Zellkraftwerke transportiert.

In den Mitochondrien entsteht im Zusammenspiel von verschiedenen Enzymen und Coenzym Q_{10} der Zellkraftstoff Adenosintriphosphat (ATP), der wichtigste Brennstoff unserer Zellen und Muskeln. Aggressive Sauerstoffradikale, die fortwährend in den Mitochon-

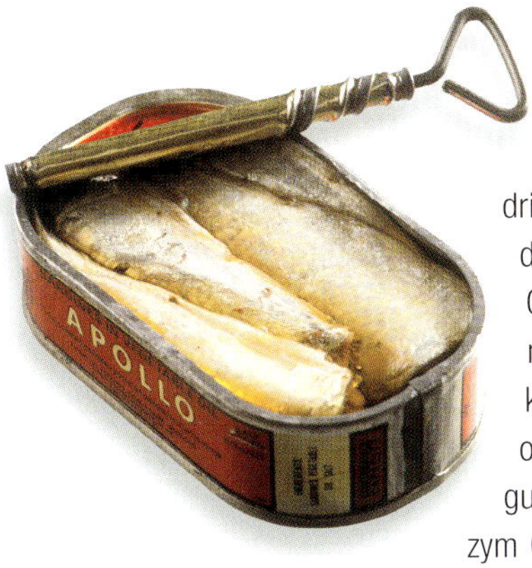

drien entstehen, werden durch Coenzym Q_{10} unschädlich gemacht, was die Zellkraftwerke vor der oxidativen Schädigung schützt. Coenzym Q_{10} kann zudem wie Vitamin C verbrauchtes Vitamin E wieder erneuern.

Im Alter, schon ab dem 30. Lebensjahr, sinkt der Coenzym-Q_{10} -Gehalt im Blut und den Organen deutlich ab. Zudem kann bei Stress, starker Muskelarbeit, hohem Alkoholkonsum, Infektionen, Sport und verschiedenen Krankheiten ein erhöhter Bedarf entstehen. Auch die Einnahme vieler Arzneimittel (z. B. Statine) steigert den Bedarf.

Seit den frühen 1980er Jahren wurden zahlreiche klinische Studien mit Coenzym Q_{10} durchgeführt, die eine vorbeugende und therapeutische Wirkung bei den unterschiedlichsten Erkrankungen gezeigt haben. Dazu gehören vor allem Herz-Kreislauf-Erkrankungen, Krebs (vor allem Brustkrebs), Migräne und Parkinson. Auch Sportler können von dem Zellkraftstoff profitieren.

Lebensmittel, die Coenzym Q_{10} enthalten

Natürliche Quellen sind vor allem pflanzliche Öle (z.B. Olivenöl, Rapsöl), Leber, Fisch, (z.B. Sardinen, Makrelen), Nüsse und Fleisch. Allerdings müsste man für die Aufnahme von etwa 30 mg Coenzym Q_{10} täglich ein Glas Sojaöl oder 1,8 kg Hühnerfleisch verzehren!

Empfohlene Tagesdosis

Bisher gibt es in Deutschland keine Zufuhrempfehlungen für Coenzym Q_{10}. In anderen europäischen Ländern wie den Niederlanden oder Großbritannien wird zum Teil eine tägliche Nahrungsergänzung von 10 – 30 mg Coenzym Q_{10} angeraten.

Sinnvoll ist die Kombination von L-Carnitin und Coenzym Q_{10}, da sich beide Mikrovitalstoffe in ihren Aufgaben im Energiestoffwechsel der Zellen ergänzen.

Medizinische Bedeutung

- **Sport:** Sportler sind, wie Untersuchungen gezeigt haben, häufig nur unzureichend mit Coenzym Q_{10} versorgt. In hoher Dosierung (≥ 100 mg/Tag) kann Coenzym Q_{10} die Ausdauerleistung und Regenerationsfähigkeit verbessern. Auch Infekte und Erkältungen treten seltener auf. Durch den erhöhten Sauerstoffumsatz werden im Körper des Sportlers vermehrt freie Radikale gebildet. Coenzym Q_{10} schützt zusammen mit anderen Antioxidanzien wie Vitamin C und E vor der zerstörerischen Wirkung an Zellen und Muskeln.
- **Aids / HIV-Infektion:** HIV-Infizierte haben häufig erniedrigte Coenzym-Q_{10}-Spiegel. In einer Untersuchung an Aids-Patienten führte die zusätzliche Einnahme von 200 mg Coenzym Q_{10} pro Tag über einen Zeitraum von 4 – 7 Monaten zu einer Stärkung des Abwehrsystems und einer deutlichen Abnahme von Infektionen.
- **Alter:** Wir altern und degenerieren zuerst in den Mitochondrien, den Kraftwerken unserer Zellen. Wenn unser Gehirn nicht mehr ausreichend mit Coenzym Q_{10} versorgt wird, können frühzeitig nachlassende Gedächtnisleistungen, Konzentrations- und Orientierungsstörungen auftreten. Eine schlechte Coenzym-Q_{10}-Versorgung kann die Leistungsfähigkeit des gesamten Organismus beeinträchtigen. Zum Ausgleich der verminderten körper-

Altersbedingte Abnahme der Coenzym-Q_{10}-Produktion in einzelnen Organen

Organ	Abnahme im Vergleich zu einer 20-jährigen Person *Alter: 39 – 43*	*Alter: 77 – 81*
Herz	–32%	–57%
Milz	–13%	–60%
Lunge	–	–48%
Niere	–27%	–35%
Leber	–5%	–17%
Bauch-speicheldrüse	–8%	–69%

eigenen Synthese empfiehlt es sich, ab dem 40. Lebensjahr täglich eine Extraportion von 15 – 30 mg Coenzym Q_{10} zu ergänzen.

- **Bluthochdruck:** Patienten mit Bluthochdruck sind häufig schlecht mit Coenzym Q_{10} versorgt. Coenzym Q_{10} (60 – 100 mg/Tag) kann die Blutdruckwerte verbessern.
- **Cholesterin-Therapie:** Blutfettsenker, so genannte CSE-Hemmer, drosseln nicht nur die Produktion von Cholesterin, sondern auch die des Coenzyms Q_{10}. Ein Teil der Nebenwirkungen dieser Medikamente wird auf einen Coenzym-Q_{10}-Mangel zurückgeführt. Patienten, die mit CSE-Hemmern behandelt werden, sollten deshalb auf eine gute Coenzym-Q_{10}-Versorgung (60 – 120 mg/Tag) achten.
- **Herz-Kreislauf-Erkrankungen:** Für den Energiestoffwechsel des Herzmuskels ist Coenzym Q_{10} lebenswichtig. In Japan zählt der Einsatz von Coenzym Q_{10} (60 – 300mg/Tag) in der Therapie von Herzerkrankungen wie Brustenge (Angina pectoris) und chronischer Herzinsuffizienz mittlerweile zum klinischen Standard. Bei Patienten mit koronarer Herzkrankheit führt die Coenzym-Q_{10}-Gabe zu einer Abnahme der Angina-pectoris-Anfälle und Steigerung der körperlichen Leistungsfähigkeit. In einer amerikanischen Langzeitstudie an Patienten mit chronischer Herzinsuffizienz verbesserte sich der Schweregrad durch die tägliche Gabe von durchschnittlich 240 mg Coenzym Q_{10} bei über 80% der Patienten deutlich. Zusätzlich ging im Verlauf der Studie der Arzneimittelbedarf erheblich zurück.
- **Krebs:** Krebs entsteht durch eine Anhäufung von nicht mehr zu reparierenden Fehlern in der genetischen Information der Zelle. Die Schädigung durch freie Radikale spielt dabei eine wesentliche Rolle. Die Gabe von Coenzym Q_{10} (90 – 500 mg/Tag) kann den Krankheitsverlauf bei Krebs positiv beeinflussen, das geschwächte Abwehrsystem stärken und so die Lebensqualität der Betroffenen verbessern. Schweren Nebenwirkungen am Herzen, die als Folge der konventionellen Krebstherapie (z. B. Chemotherapie) auftreten können, können durch Coenzym Q_{10} verringert werden.
- **Migräne:** Die regelmäßige Einnahme von Coenzym Q_{10} (100 – 150 mg/Tag) kann die Anzahl und die Schwere von Migräneattacken deutlich verringern. In der Migränevorbeugung hat sich neben Coenzym Q_{10} auch die Gabe von Magnesium und Vitamin B_2 bewährt.
- **Parkinson:** Damit unsere grauen Zellen reibungslos funktionieren, müssen sie permanent mit Sauerstoff und Energie versorgt werden. Der hohe Sauerstoff-

umsatz führt allerdings dazu, dass sehr viele Sauerstoffradikale entstehen, die zum vorzeitigen Untergang von Hirnsubstanz und Alterskrankheiten wie Parkinson und Alzheimer führen. Damit unsere Nervenzellen sich effektiv vor dem Angriff aggressiver Radikale schützen können, brauchen wir u.a. Coenzym Q_{10}. Unwillkürliches Zittern, eingeschränkte Bewegungsfähigkeit und depressive Verstimmungen – diese typischen Symptome konnten in einer aktuellen Studie an Parkinsonpatienten durch die hochdosierte Gabe von Coenzym Q_{10} (300 – 1200 mg/Tag) gebessert, bzw. die fortschreitende Verschlechterung konnte verlangsamt werden.

- **Zahnfleischerkrankungen:** Coenzym Q_{10} fördert bei Zahnfleischerkrankungen den Heilungsprozess. Symptome wie Zahnfleischbluten, Zahnfleischentzündung und Zahnbeweglichkeit werden unter Coenzym Q_{10} deutlich gebessert. In der unterstützenden Therapie von Zahnerkrankungen wird Coenzym Q_{10} täglich in Dosierungen von 50 – 100 mg eingesetzt.
- **Weitere Anwendungsgebiete:** Alzheimer, chronisches Müdigkeitssyndrom, Diabetes mellitus, Makuladegeneration, Multiple Sklerose, Stress, Tinnitus.

Der Experten-Tipp

Patienten, die wegen Thrombosegefahr blutverdünnende Arzneimittel einnehmen, sollten vor der Ergänzung von Coenzym Q_{10} mit ihrem Arzt sprechen. Eine engmaschige Kontrolle des Quickwertes ist ratsam.

Coenzym Q_{10} – Wichtige Aufgaben und Funktionen

Energiestoffwechsel	Energiegewinnung (ATP-Produktion) in den Kraftwerken unserer Körperzellen (Mitochondrien)
Herzmuskel	Energiestoffwechsel, Stabilisierung der Herzmuskelzellen
Immunsystem	Stärkung des körpereigenen Abwehrsystems
Zellmembran	Stabilisierung und Stärkung der Zellmembranen
Zellschutz	fettlösliches Antioxidans (Vitamin-E-Regenerator); hemmt die gefäßschädigende LDL-Oxidation

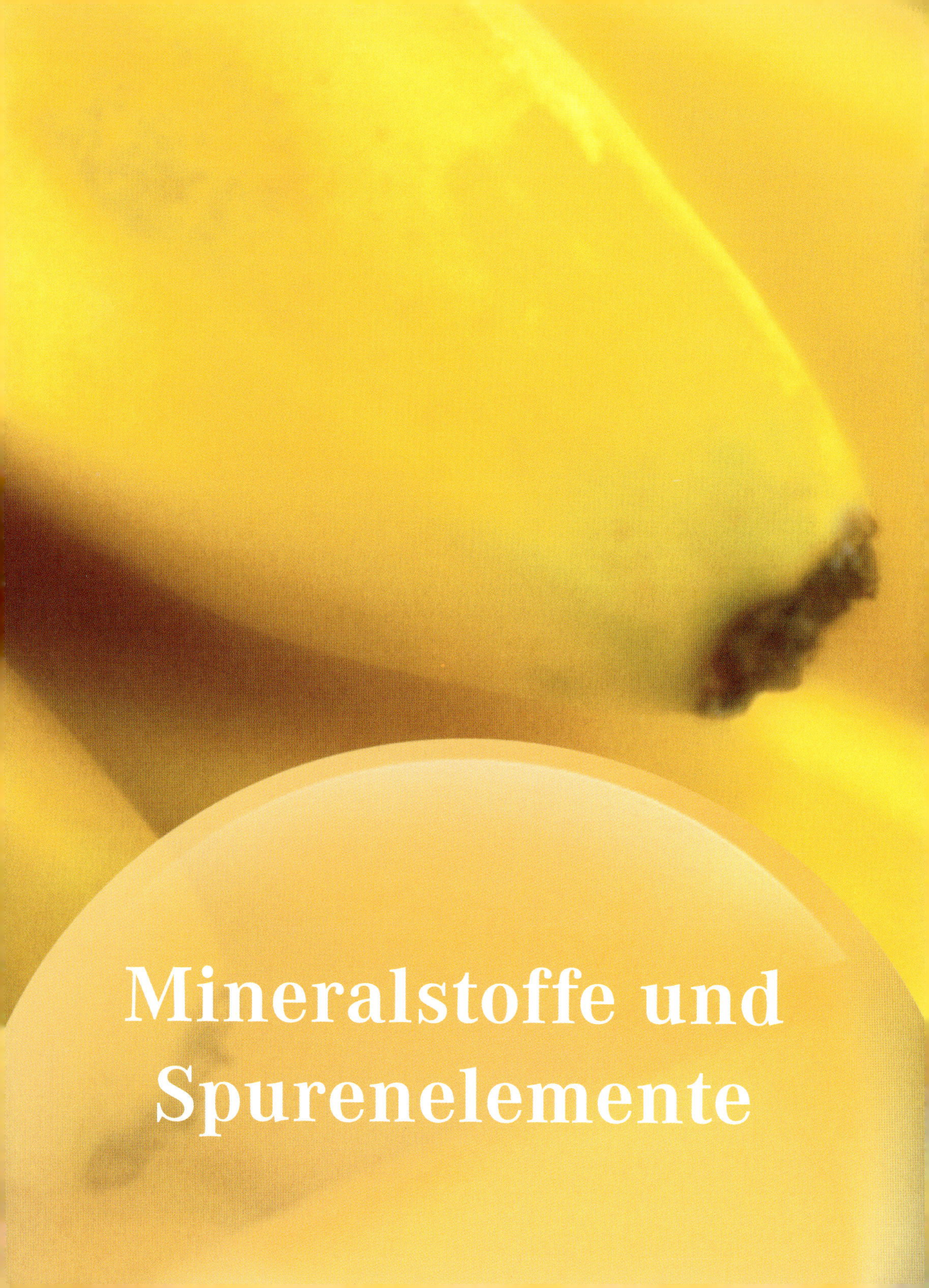

Mineralstoffe und Spurenelemente

Einleitung

Müde, nervös, unkonzentriert und leicht reizbar? Diese leichten Symptome eines Mineralstoffmangels können sich über viele Jahre zu handfesten chronischen Stoffwechselkrankheiten ausweiten. Mineralstoffe sind lebenswichtige anorganische Substanzen, die als Bestandteile von Enzymen, Hormonen und Proteinen die Entwicklung, die Fortpflanzung und das Wachstum gewährleisten. Je nach Konzentration im Körper unterteilt man die Mineralstoffe in Mengen- und Spurenelemente. Zu den Mengenelementen gehören Magnesium, Calcium, Kalium, Natrium, Chlorid und Phosphor. Selen, Zink, Jod, Eisen, Kupfer, Mangan, Chrom und Molybdän sind die wichtigsten Vertreter der Spurenelemente.

Die **Mengenelemente** regulieren u.a. den Wasser- und Elektrolythaushalt (Natrium), die Spannkraft der Gefäße (Magnesium, Calcium), die Nervenfunktion und die Muskelkontraktion (Calcium, Magnesium, Natrium). Sie sind an der Mineralisation der Knochen und Zähne (Calcium), an der Blutgerinnung und als Cofaktoren an der Aktivierung zahlreicher Enzyme beteiligt. Allein Magnesium wirkt an über 300 entsprechenden Reaktionen mit; alle Energie verbrauchenden Stoffwechselprozesse sind magnesiumabhängig.

Die **Spurenelemente** erfüllen ihre physiologischen Aufgaben vor allem als Cofaktoren von Enyzmen und Hormonen. Im Zellschutzsystem (Selen, Zink, Mangan), beim Sauerstofftransport (Eisen), bei der Aufrechterhaltung eines stabilen Immunsystems (Zink, Selen) und bei der Blutbildung (Eisen, Kupfer) spielen sie eine zentrale Rolle. An mehr als 200 Reaktionen zur Aktivierung von Enzymen ist das Spurenelement Zink beteiligt.

Die industrielle Lebensmittelverarbeitung, die Überdüngung unserer Ackerböden und die zunehmende Umweltbelastung (z. B. saurer Regen, Schwermetalle) führen zu einer Abnahme des Mineralstoffgehaltes unserer Lebensmittel. Bei der Herstellung von Auszugsmehl etwa gehen bis zu 80% der ursprünglich enthaltenen Mineralstoffe verloren. Auch falsche Ernährungsgewohnheiten und Stress tragen dazu bei, dass relativ häufig ein Mangel an Mineralstoffen und Spurenelementen in der Bevölkerung auftritt.

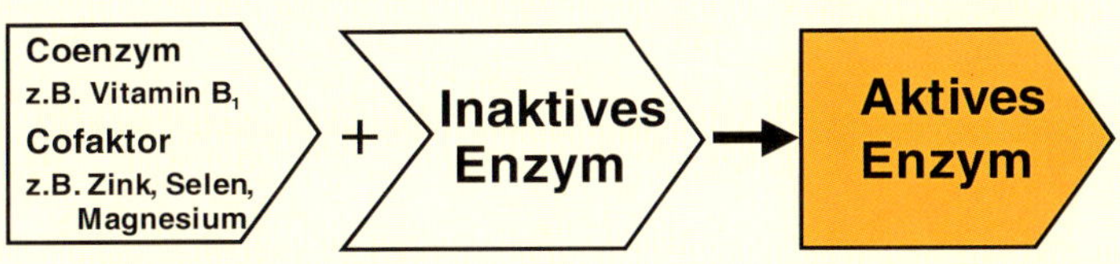
Coenzym
z.B. Vitamin B1
Cofaktor
z.B. Zink, Selen, Magnesium
+
Inaktives Enzym
Aktives Enzym

Enzyme benötigen für ihre Stoffwechselaktitvität Coenzyme (= Vitamine) und/oder Cofaktoren (= Spurenelemente, Mineralstoffe).

Ursachen für einen Mangel bzw. erhöhten Bedarf an Mineralstoffen und Spurenelementen

Arzneimittel	Langzeitbehandlung mit Abführmitteln (Kalium, Calcium, Magnesium), Cortisonpräparaten (Calcium), Entwässerungsmitteln (Magnesium, Kalium, Zink), Magensäurepuffern (Zink, Kupfer, Eisen)
Erkrankungen	Alkoholismus (Magnesium, Zink), chronisch entzündliche Darmerkrankungen (Eisen, Zink), Diabetes mellitus (Zink, Chrom, Magnesium), Durchfall (Elektrolyte), Gastritis, Infektionskrankheiten (Selen), Krebs (Selen), Schilddrüsen- und Nebenschilddrüsenerkrankungen, Leber- und Nierenerkrankungen, Neurodermitis (Zink), Osteoporose (Calcium, Magnesium, Zink), Psoriasis (Zink), Zöliakie / Sprue (Calcium, Eisen, Zink, Selen), Störungen der Vitalstoffaufnahme, Wunden (Zink)
Ernährung	einseitige Ernährung (rein vegetarisch, Fastfood, Reduktionsdiäten)
Lebensumstände / Lebensstil	Alter, industrielle Lebensmittelverarbeitung, Leistungssport (Natrium, Kalium, Calcium, Magnesium, Eisen, Zink), physische und psychische Belastung (Magnesium, Zink), Rauchen (Selen, Zink, Calcium), Schwangerschaft/Stillzeit (Eisen, Magnesium, Calcium, Zink), Schwermetallbelastung (Zink, Selen), starkes Schwitzen (Elektrolyte, Zink), Stress (Magnesium), Überdüngung des Ackerbodens, Wachstum (Calcium, Zink)
Mineralstoffverluste	Dialyse, Operationen, Verbrennungen (Zink, Selen)

Wichtige Aufgaben und Funktionen des Calciums

Knochen, Zähne	Hauptbaustoff des Knochengerüstes und der Zähne; Vorbeugung von Knochenverlust und Osteoporose
Blut	Aktivierung der Blutgerinnung
Muskulatur	Kontraktion von Muskelzellen
Zellen	Aktivierung von Zellen, Stabilisierung von Zellmembranen
Nervenzellen	Regulierung der Reizleitung in Nervenzellen, Freisetzung von Neurotransmittern
Hormone	Hormonausschüttung
Krebsvorbeugung	Neutralisierung von Gallen- und Fettsäuren im Dickdarm

Calcium

Der Knochenmineralstoff

Funktion und Wirkung

Calcium ist das Mineral mit der höchsten Konzentration in unserem Körper; es findet sich zu etwa 99% in den Knochen.

Das Knochengewebe ist damit für den Organismus das wichtigste Calciumreservoir. Frauen weisen allgemein eine geringere Knochenmasse auf als Männer. Die maximal erreichbare Knochenmasse wird bis zum 35. Lebensjahr aufgebaut; danach nimmt sie kontinuierlich ab. Der Aufbau eines möglichst hohen Calciumdepots in Kindheit und Jugend ist daher die beste Knochenversicherung für das Alter. Die Volkskrankheit Osteoporose, vor der eine ausreichende Calciumversorgung schützt, ist nämlich eine Kinderkrankheit, die erst im Alter ausbricht.

Jedes dritte Kind, jeder vierte Jugendliche und jede fünfte Frau in Deutschland nimmt zu wenig Calcium auf. Zu den wichtigsten Faktoren für eine Unterversorgung gehören eine zu geringe Zufuhr von Milch und Milchprodukten, häufiger Genuss von Kaffee und schwarzem Tee, Rauchen, Vitamin-D-Mangel sowie der Konsum von Fastfood und phosphathaltigen Getränken wie Cola und Limonade. Zudem sind die zur Behandlung entzündlicher Krankheiten wie Rheuma eingesetzten Cortisonpräparate wahre Calciumräuber und Knochenkiller.

Aufgaben des Calciums

Calcium ist für die Lebensfähigkeit jeder unserer Körperzellen unentbehrlich. Neben seiner Funktion als Knochenbaustoff spielt es eine wichtige Rolle bei der Stabilisierung der Zellmembranen, der Reizübertragung im Nervensystem, der Muskelkontraktion und der Blutgerinnung. Calcium ist aber nicht nur ein Schutzfaktor gegen knochenzehrende Erkrankungen wie Osteoporose. Studien haben gezeigt, dass eine gute Calciumversorgung den Blutdruck senkt und das Risiko für Darmkrebs verringert. Wer unter Allergien leidet, kann auch von einer zusätzlichen täglichen Calciumdosis profitieren.

Der Experten-Tipp

Vitamin D_3 verbessert die Calciumverwertung. Zur Vorbeugung vor Osteoporose, d.h. für starke und gesunde Knochen, sollte das »Knochenmineral« Calcium in Kombination mit den »Knochenvitaminen« D_3 und K (beide verantwortlich für die Aufnahme und den Einbau von Calcium in die Knochen) sowie Kupfer (zur Förderung der Knochenelastizität) und Fluor (zur Anregung der Knochen bildenden Zellen) eingenommen werden.

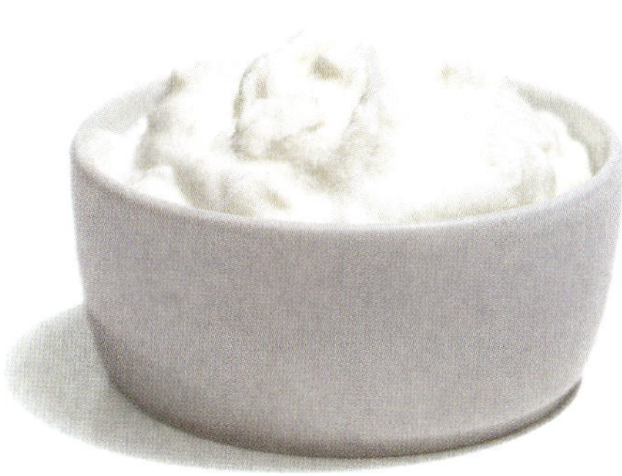

Ihre Calcium-Checkliste

Ernährung und Lebensstil

- Ich ernähre mich streng vegetarisch ❑ 2
- Weniger als einmal täglich verzehre ich Milch oder Milchprodukte ❑ 5
- Pro Tag trinke ich mehr als 2 Tassen Kaffee ❑ 5
- Ich rauche mehr als 10 Zigaretten pro Tag ❑ 3
- Ich mache häufig Diäten ❑ 3
- Ich trinke regelmäßig Alkohol ❑ 2
- Ich bin weiblich ❑ 3
- Mehr als eine Stunde pro Tag verbringe ich vor dem Fernseher ❑ 2
- Ich trinke regelmäßig Cola oder andere phosphathaltige Limonaden ❑ 5
- Ich bin viel mit dem Flugzeug unterwegs (mehr als 3 Std. pro Woche) ❑ 2
- Ich trinke wenig calciumreiche Mineralwässer ❑ 3
- Ich treibe kaum Sport (weniger als 3 x 45 min. pro Woche) und bewege mich wenig ❑ 2
- Ich komme weniger als 20 Minuten täglich an die frische Luft und in die Sonne ❑ 2

Calcium-Mangelsymptome

- Meine Knochen sind weich oder brüchig ❑ 5
- Ich habe häufig Muskelkrämpfe ❑ 3
- Mir fallen Zähne aus ❑ 5
- Ich leide an Muskelschwäche ❑ 3
- Ich neige zu Knochenbrüchen ❑ 5
- In den letzten Jahren bin ich kleiner geworden ❑ 5
- Ich leide unter Empfindungsstörungen der Nerven (z. B. Finger, Zehenspitzen) ❑ 3
- Ich stelle Rumpfverformungen (z. B. Rundrücken, Buckelbildung) bei mir fest ❑ 5
- Meine Blutgerinnung ist gestört ❑ 3

Risikogruppen

- Ich gehöre zu einer der folgenden Risikogruppen: ❑ je 5
  Alkoholiker, altere Menschen (> 65 Jahre), Frauen mit zu wenig Östrogen, Frauen nach der Menopause, Gehbehinderte / Bettlägerige, Heranwachsende, Sportler, magersüchtige Frauen, Männer mit zu wenig Testosteron, Personen mit Vitamin-D-Mangel, Raucher(innen), Schwangere, Stillende, Vegetarier

Erkrankungen mit erhöhtem Calciumbedarf

Ich bin von einer Erkrankung betroffen: ❑ je 5
Becken- oder Oberschenkelhalsbruch, chronische Darmerkrankungen, Darmkrebs, Erkrankungen der Bauchspeicheldrüse, Erkrankungen der Nebenschilddrüse, Lebererkrankung, Milchzuckerunverträglichkeit, Mukoviszidose, Osteoporose, Rachitis, rheumatische Erkrankungen, Störung der Gallenfunktion

Arzneimittel, die den Bedarf erhöhen können

- Ich nehme regelmäßig Medikamente ein: ❑ je 5
  Abführmittel, Antibiotika, Antiepileptika, Biphosphonate, Colestyramin, Cortisonpräparate, Furosemid, Magensäurepuffer, Orlistat, Schilddrüsenhormone

Auswertung

Weniger als 15 Punkte: Sie dürften ausreichend mit Calcium versorgt sein. Es liegen bei Ihnen nahezu keine Anzeichen für unzureichende Versorgung oder erhöhten Bedarf durch Erkrankungen oder Arzneimitteleinnahme vor.

15 bis 25 Punkte: Sie können nicht unbedingt davon ausgehen, dass Sie ausreichend mit Calcium versorgt sind. Möglicherweise gehören Sie zu einer Risikogruppe (z. B. Personen über 65 Jahre) oder haben einen erhöhten Calciumbedarf durch Ihre Ernährungsgewohnheiten (zu wenig Milch oder Milchprodukte).

Mehr als 25 Punkte: Bei Ihnen ist ein erhöhter Calciumbedarf zu vermuten, z. B. durch einen Mangel an Sexualhormonen. Eine Kontrolle Ihrer Calcium- und Vitamin-D-Versorgung sowie eine Untersuchung der Knochendichte könnte sinnvoll sein. Jede Frau ab dem 50. Lebensjahr sollte zur Vorsorge eine Knochendichtemessung durchführen. Sprechen Sie mit Ihrem Arzt darüber und nehmen Sie regelmäßig ein Kombinationspräparat, das neben Calcium (500 – 1000 mg) und Vitamin D_3 (400 – 1000 I.E.) auch andere knochenwirksame Vitalstoffe wie Kupfer, Fluor und Vitamin K_1 enthält. Auch Magnesium, Zink und Vitamin C sind in diesem Zusammenhang empfehlenswert.

Lebensmittel, die Calcium enthalten

Calciumreiche Nahrungsmittel sind Milch, Milchprodukte, grünes Gemüse (z. B. Grünkohl) und einige Käsesorten.

Nahrungsmittel	Calciumgehalt (mg/100g)
Parmesan	1180
Emmentaler	1020
Grünkohl	230
Joghurt	145
Vollmilch	120

Empfohlene Tagesdosis

Kinder ab 4 Jahre	700 – 1100 mg
Jugendliche	1200 mg
Erwachsene	1000 mg
Schwangere und Stillende	1000 mg

Für Schwangere und Stillende unter 19 Jahren werden 1200 – 1500 mg empfohlen, für ältere Menschen wegen des erhöhten Osteoporose-Risikos 1500 mg. – Eine Calciumzufuhr bis zu 2500 mg pro Tag gilt beim Gesunden, der ausreichend Flüssigkeit (mehr als 2 l pro Tag) aufnimmt, als unbedenklich. Bei Nieren- oder Schilddrüsenerkrankungen sollten Sie vor der Einnahme mit Ihrem Arzt sprechen!

Medizinische Bedeutung

- **Osteoporose:** Die beste Osteoporose-Prophylaxe besteht in einer guten Calciumzufuhr in der Kindheit und Jugendzeit. Je größer die bis zum 35. Lebensjahr aufgebaute Knochenmasse ist, umso geringer ist im Alter das Risiko für Wirbel- und Oberschenkelhalsbrüche. Frauen sollten schon weit vor der Menopause an eine ausreichende Calciumversorgung denken. Bei älteren Menschen ist auf die gleichzeitige Ergänzung von Calcium und Vitamin D_3 zu achten, da sie relativ häufig auch einen Mangel an Vitamin D_3 aufweisen. Zur Osteoporose-Prophylaxe werden 1000 – 1500 mg Calcium täglich empfohlen. Vitamin D_3 in Dosierungen von 5 µg täglich steigert zusätzlich die Calciumaufnahme und verringert den Calciumverlust. Eine gute Versorgung mit Calcium und Vitamin D_3 beugt im Alter auch vorzeitigem Zahnverlust vor.
- **Allergien:** Die Mastzellen des Immunsystems steigern bei einem Calciummangel die Ausschüttung von Histamin, einem Allergie auslösenden Botenstoff. Vitamin C und Calcium verringern die Histaminausschüttung und wirken allergischen Erkrankungen entgegen. Zur Vorbeugung einer Sonnenallergie empfiehlt sich ein bis zwei Wochen vor Urlaubsbeginn eine tägliche Calciumzufuhr von 500 – 1500 mg, die während des Urlaubs fortgesetzt wird. Auch Pollenallergiker sollten rechtzeitig an Vitamin C und Calcium denken.
- **Prämenstruelles Syndrom:** Typische PMS-Symptome wie Wassereinlagerungen, emotionale Labilität und Schmerzen können durch die Gabe von 1000 mg Calcium pro Tag deutlich gebessert werden. Bei PMS empfiehlt sich auch Magnesium zur Linderung der Symptome.
- **Bluthochdruck:** Patienten mit Bluthochdruck können von einer Calciumergänzung profitieren. In der Schwangerschaft reduziert die Calciumeinnahme das Risiko für schwangerschaftsbedingten Bluthochdruck deutlich.
- **Weitere Anwendungsgebiete:** Rachitis, rheumatische Erkrankungen, Dickdarmkrebs.

Magnesium

Die Kraftquelle bei Stress und im Sport

Funktion und Wirkung

Magnesium ist an der Aktivierung von über 300 Enzymen beteiligt. Die Energieproduktion in unseren Zellkraftwerken läuft erst durch Magnesium auf Hochtouren. Die geistige und körperliche Leistungsfähigkeit wird durch Magnesium deutlich gesteigert, die Voraussetzungen für sportliche Aktivität verbessert. Das Anti-Stress-Mineral stabilisiert die Nerven- und Muskelfunktion und es wirkt beruhigend und regulierend auf das gesamte Herz-Kreislauf-System. Bei einem Mangel an Magnesium und Kalium steigt die Gefahr von Herzinfarkt und Schlaganfall rapide.

Von allen Mineralstoffen findet man bei Magnesium am häufigsten eine Unterversorgung: 60% der Männer und 80% der Frauen decken nicht einmal den täglichen Minimalbedarf durch die Nahrung. In der Mikrovitalstoff-Medizin ist Magnesium daher einer der wichtigsten, wenn nicht sogar – neben Zink – der wichtigste Mineralstoff.

Aufgaben des Magnesiums

Magnesium ist der Herzschrittmacher unter den Mikrovitalstoffen. Es gibt unserem Herzen Kraft und Rhythmus. Ein Magnesiummangel verursacht Kaliumverluste in den Zellen und führt zu einer Überladung mit Natrium und Calcium. Als natürlicher Gegenspieler des Calciums hemmt das Anti-Stress-Mineral den unkontrollierten Natrium- und Calciumeinstrom in die Herzmuskelzellen. Dadurch wirkt es einem übermäßigen Energieverbrauch des Herzmuskels und der Gefahr von Herzrhythmusstörungen entgegen. Magnesium erweitert die herznahen und peripheren Blutgefäße. Die Fließeigenschaften des Blutes sowie die Sauerstoffversorgung der Herzens und erhöhte Blutdruckwerte werden durch Magnesium verbessert. Zudem verringert es die Gerinnungsfähigkeit des Blutes und senkt den Cholesterinspiegel.

Der Experten-Tipp

Um die körpereigenen Zelldepots an Magnesium wieder aufzufüllen, muss über mehrere Monate, bis zu einem Dreivierteljahr, täglich Magnesium ergänzt werden. Erst danach steigt der Magnesiumblutspiegel wieder an. Halbherzige Magnesiumkuren à 30 Tage sind sinnlos!

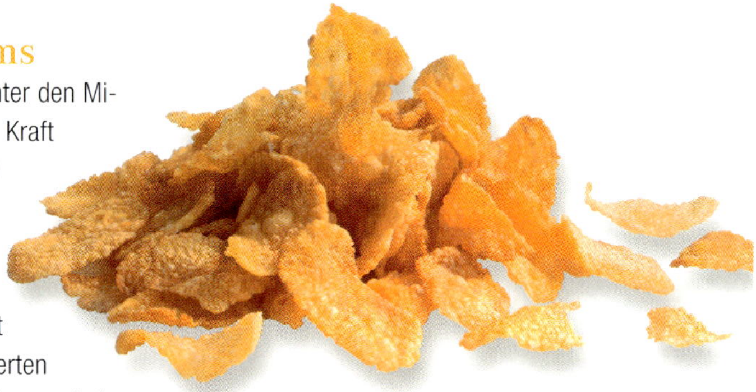

Ihre Magnesium-Checkliste

Ernährung und Lebensstil

- Häufig stehe ich unter Stress ❑ 3
- Ich trinke regelmäßig Alkohol ❑ 3
- Ich treibe regelmäßig Sport ❑ 3
- Ich bin nervös, übererregt und leicht reizbar ❑ 3
- Wurst oder Schmelzkäse esse ich täglich ❑ 2
- Ich schwitze stark (z. B. beim Sport, Sauna) ❑ 2
- Oft bin ich müde, schlapp und antriebslos ❑ 3
- Ich mache häufig Diäten ❑ 2
- Ich trinke regelmäßig Cola oder andere phosphathaltige Limonaden ❑ 2
- Ich trinke magnesiumarme Mineralwässer (< 100 mg/l) ❑ 5
- Ich esse wenig magnesiumreiche Vollkornprodukte, Hülsenfrüchte oder Nüsse ❑ 3

Magnesium-Mangelsymptome

- Oft bin ich gereizt und ruhelos ❑ 3
- Ich habe häufig Muskelkrämpfe (z. B. in Fuß, Wade, Oberschenkel) ❑ 5
- Meine Widerstandsfähigkeit gegen Stress ist gering ❑ 3
- Ich habe häufig Herzrasen ❑ 3
- Ich habe mit Muskelschwäche, mit geringer Ausdauer bei körperlicher Anstrengung zu kämpfen ❑ 3
- Mein Blutdruck ist zu hoch ❑ 3
- Ich bin sehr lärmempfindlich ❑ 3
- Ich spüre oft ein Muskelzittern ❑ 5
- Ich hatte bereits einen Hörsturz ❑ 3
- Ich leide unter Schlafstörungen ❑ 3
- Beim Schlafen habe ich unruhige Beine ❑ 3
- Ich leide unter Kopfschmerzen oder Migräne ❑ 5
- An den Augen- oder Mundwinkeln habe ich oft ein Muskelzucken ❑ 5
- In den Händen oder Füßen habe ich Empfindungsstörungen (z. B. Ameisenlaufen) ❑ 3
- Ich habe Herzrhythmusstörungen ❑ 5
- Ich habe eine Herzmuskelschwäche ❑ 3

Risikogruppen

- Ich gehöre zu einer der folgenden Risikogruppen: ❑ je 5
  Alkoholiker, ältere Menschen (> 65 Jahre), Frauen mit Kinderwunsch, Heranwachsende, Magersüchtige, Schwangere, Sportler, Stillende, stressgeplagte Menschen

Erkrankungen mit erhöhtem Magnesiumbedarf

- Ich bin von einer der folgenden Erkrankungen betroffen: ❑ je 5
  Arteriosklerose, Bluthochdruck, Diabetes, Erkrankungen der Bauchspeicheldrüse, Erkrankungen der Nebenschilddrüse, Herzrhythmusstörungen, Magen-Darm-Erkrankungen, Migräne, Nierenerkrankungen, Osteoporose, prämenstruelles Syndrom

Arzneimittel, die den Bedarf erhöhen können

- Ich nehme regelmäßig eines der folgenden Medikamente ein: ❑ je 5
  Abführmittel, ACE-Hemmer, Antibabypille, Cortisonpräparate, Herzglykoside, Entwässerungsmittel, Magensäurepuffer

Auswertung

Weniger als 15 Punkte: Sie dürften ausreichend mit Magnesium versorgt sein. Es liegen bei Ihnen nahezu keine Anzeichen für unzureichende Versorgung oder erhöhten Bedarf durch Erkrankungen oder Arzneimitteleinnahme vor.

15 bis 25 Punkte: Sie können nicht unbedingt davon ausgehen, dass Sie ausreichend mit Magnesium versorgt sind. Möglicherweise gehören Sie zu einer Risikogruppe (z. B. Sportler) oder haben erhöhten Bedarf durch Stress.

Mehr als 25 Punkte: Bei Ihnen ist ein erhöhter Magnesiumbedarf zu vermuten oder ein Magnesiumverlust durch Arzneimittel bzw. durch eine gestörte Magnesiumverwertung aufgrund einer Erkrankung. Eine Kontrolle Ihrer Magnesiumblutwerte (normal: 0,8 – 1,1 mmol/l; optimal: ≥ 0,9 mmol/l) wäre sinnvoll.

Lebensmittel, die Magnesium enthalten

Gute Lieferanten für Magnesium sind Vollkorn, Milch- und Milchprodukte, Leber, Geflügel, Kartoffeln sowie magnesiumreiche Mineralwässer (>100 mg/l).

Nahrungsmittel	Magnesium (mg/100 g)
Weizenkeime	250
Haferflocken	139
Mais	120
Reis	64
Bananen	46
Grünkohl	31

Empfohlene Tagesdosis

Kinder ab 4 Jahre	120 – 250 mg
Jugendliche	310 – 400 mg
Erwachsene	300 – 400 mg
Schwangere und Stillende	300 bzw. 390 mg

Im internationalen Vergleich sind die Zufuhrempfehlungen in Deutschland relativ niedrig angesetzt. Angesichts der Häufigkeit eines Magnesiummangels wäre auch hierzulande eine Erhöhung der Empfehlungen für die Magnesiumaufnahme sicherlich sinnvoll.

Medizinische Bedeutung

- **Sport:** Insbesondere Ausdauersportler haben einen erhöhten Bedarf an Magnesium, da sie über Schweiß und Urin große Mengen an Magnesium verlieren. Die isotonischen Mineralstoffgetränke für Sportler sind zudem häufig unterdosiert und weisen gleichzeitig einen zu hohen Zuckeranteil auf.
- **Muskelkrämpfe:** Die meisten Muskelkrämpfe, nächtlichen Wadenkrämpfe und Muskelzuckungen sprechen in der Regel sehr gut auf eine Magnesiumtherapie an. Hier wird eine tägliche Gabe von 300 mg Magnesium (in Kombination mit Kalium) empfohlen.
- **Stress:** Stress raubt unserem Körper nicht nur Vitamin C, sondern auch Magnesium. Das senkt die Widerstandsfähigkeit gegen Stress und kann zu Leistungseinbußen führen. Bei Stress empfiehlt sich daher Magnesium (400 mg), sinnvoll auch in Kombination mit Vitamin C und einem Vitamin-B-Komplex.
- **Osteoporose:** Calcium- und Vitamin-D-Gaben zur Osteoporose-Vorbeugung können nutzlos bleiben, wenn nicht genügend Magnesium zugeführt wird, denn Magnesium ist für den Vitamin-D-Haushalt und die Knochenstruktur von wesentlicher Bedeutung.
- **Herz-Kreislauf-Erkrankungen:** Magnesium ist in der Lage, Krämpfe der Herzkranzgefäße zu verhindern und Herzrhythmusstörungen zu vermindern. Es wirkt gefäßerweiternd und blutdrucksenkend. Zudem hat es einen positiven Einfluss auf die Blutgerinnung und die Blutfettwerte. In Vorbeugung und Therapie sollte grundsätzlich auf eine ausreichend hohe Magnesiumzufuhr (≥ 300 mg/Tag) und lange Behandlungsdauer geachtet werden. Da bei Herzschwäche und koronarer Herzkrankheit häufig Magnesium- und Kaliumverluste gleichzeitig auftreten, werden in der Regel Kombinationen aus beiden Mineralstoffen eingesetzt. Die rechtzeitige Gabe von Magnesiuminfusionen kann die Sterblichkeit beim Herzinfarkt deutlich verringern. Nach Bypass- und Herzklappen-Operationen kommt es unter intravenöser Gabe von Magnesium seltener zu lebensbedrohlichen Rhythmusstörungen.
- **Diabetes mellitus:** Magnesium verbessert die Zuckerverwertung und kann den Insulinbedarf verrin-

gern. Durch die erhöhte Zucker- und Wasserausscheidung verlieren Diabetiker vermehrt Magnesium. In Studien war das Risiko, an Diabetes mellitus zu erkranken, bei hohen Magnesiumblutspiegeln (≥ 0,9 mmol/l) um 30 bis 70% verringert. Magnesiummangel ist damit nicht nur ein Risikofaktor für Herzinfarkt und Schlaganfall, sondern auch für Alterdiabetes.

- **Migräne:** Mehrfach wurde nachgewiesen, dass 400 – 600 mg Magnesium täglich die Anzahl und die Schwere der Migräneattacken deutlich verringert.
- **Prämenstruelles Syndrom (PMS):** Bei vielen Frauen, die unter dem prämenstruellen Syndrom leiden, fehlen Magnesium und Vitamin B_6. Wird regelmäßig die Pille eingenommen, erhöht sich zusätzlich der Bedarf an beiden Vitalstoffen. Beschwerden wie emotionale Labilität, migräneartige Kopfschmerzen, Muskelkrämpfe und unbestimmte Angstgefühle können durch Magnesium (300 – 400 mg/Tag) und Vitamin B_6 (50 – 100 mg) deutlich gelindert werden. Magnesium hat sich auch in der Schmerzlinderung bei Menstruationsbeschwerden bewährt.
- **Schwangerschaftskomplikationen:** Weltweit sterben pro Jahr etwa 50 000 Frauen während der Schwangerschaft an Bluthochdruck, Hirnblutungen und schweren Krampfanfällen – lebensbedrohliche Symptome, auch als Präeklampsie bezeichnet. Die regelmäßige Einnahme von Magnesium (300 – 400 mg pro Tag) ab Schwangerschaftsbeginn senkte in Studien das Präeklampsie-Risiko um bis zu 70%! Magnesium beugt auch vorzeitigen Wehen, Muskelverspannungen und Fehlgeburten vor.
- **Weitere Anwendungsgebiete:** Asthma, Bluthochdruck, Verstopfung.

Bei Nierenerkrankungen oder Nierensteinen sollten Sie vor der Einnahme von Magnesium mit Ihrem Arzt sprechen. – Magnesium kann die Wirkung von Antibiotika herabsetzen.

Wichtige Aufgaben und Funktionen des Magnesiums

Herz-Kreislauf-System	Stabilisierung der Herzkraft und des Herzrhythmus'; Stressabschirmung des Herzmuskels, Erweiterung der Arterien
Energiestoffwechsel	Energiegewinnung, Verbrennung von Glucose, Fetten und Eiweißen
Stress	Stressabschirmung (»Anti-Stress-Mineral«)
Muskulatur	Kontraktion und Reizbarkeit der Muskelzellen
Zellen	Aktivierung von Zellen, Stabilisierung der Zellmembranen
Nervenzellen	Regulierung der Erregungsleitung in Nervenzellen
Knochen	Baustoff des Knochengerüstes, Vitamin-D-Stoffwechsel
Hormone	Speicherung und Freisetzung von Hormonen und Neurotransmittern

Kalium

Der Dirigent der Muskelkraft

Funktion und Wirkung

Kalium ist einer der wichtigsten Mineralstoffe. Außer für die Regulation des Flüssigkeitshaushalts braucht der Körper Kalium, um die Energiespeicher in den Muskeln aufzubauen. Ein Mangel führt zu Muskelschwäche und allgemeiner Erschöpfung, die Schlagkraft des Herzens sinkt bis zum Herzstillstand, die Tätigkeit des Darms bis zur Darmlähmung. Vor allem Patienten mit Bluthochdruck und Herzrhythmusstörungen sind häufig nur unzureichend mit Kalium und Magnesium versorgt. Salzreiche, industriell verarbeitete Nahrungsmittel (z. B. Chips, Fertiggerichte) sind wahre Kaliumräuber, denn Salz schwemmt Kalium aus dem Körper. Das leistet Herz-Kreislauf-Problemen wie Bluthochdruck Vorschub. Dagegen wirkt der regelmäßige Verzehr von Gemüse mit hohem Kaliumgehalt (z. B. Kartoffeln) entwässernd, blutdrucksenkend und kann das Risiko für tödliche Schlaganfälle deutlich verringern.

Kalium beeinflusst die Übertragung von Impulsen zwischen Nerven und Muskeln. Auch Herzschlag und Herzrhythmus werden dadurch gesteuert. Darüber hinaus ist Kalium wichtig für die Aufrechterhaltung des Zellvolumens und der Funktion vieler Enzyme. Als Gegenspieler von Natrium reguliert Kalium den Wasserhaushalt, das Säure-Basen-Gleichgewicht, die Nervenreizleitung, die Muskelkontraktionen sowie die elektrische Spannung der Zellmembranen. Es hält die Spannkraft der Muskulatur aufrecht und steuert die muskuläre Kraftleistung an Herz und Gefäßen, in Verdauungstrakt, Blase und ableitenden Harnwegen sowie am Skelett. Im Energiehaushalt spielt Kalium wie Magnesium eine zentrale Rolle, denn es ist an der Produktion des körpereigenen Treibstoffs Adenosintriphosphat (ATP) beteiligt. Damit unser Körper Traubenzucker (Glykogen) als Energiereserve in Muskeln und Leber speichern kann, brauchen wir Kalium.

Wichtige Aufgaben und Funktionen des Kaliums

Energiestoffwechsel	Energiegewinnung und -speicherung, Aufbau von Muskelglykogen
Herz-Kreislauf-System	Stabilisierung der Herzkraft und des Herzrhythmus', Blutdruckregulation
Wasserhaushalt	Kontrolle des Säure-Basen-Gleichgewichtes und des Flüssigkeitsvolumens
Muskulatur	Aufrechterhaltung der Spannkraft der Gefäß- und der Skelettmuskulatur
Zellen	Aktivierung von Zellen, Stabilisierung der Zellmembranen
Nervenzellen	Regulierung der Erregungs- und Weiterleitung von Nervenimpulsen
Stress	Zusammen mit Magnesium Stossdämpfer gegen Stress
Enzyme	Aktivierung verschiedener Enzyme

Ihre Kalium-Checkliste

Ernährung und Lebensstil

- Häufig stehe ich unter Stress ❑ 3
- Ich trinke regelmäßig Alkohol (z. B. $\geq$ 2 Glas Bier/Tag) ❑ 2
- Ich treibe regelmäßig (2 – 3 x pro Woche) Ausdauersport ❑ 3
- Ich bin nervös, übererregt und leicht reizbar ❑ 2
- Ich esse sehr salzreich ❑ 3
- Speisen salze ich häufig nach ❑ 3
- Oft schwitze ich stark (z. B. Sport, Sauna) ❑ 2
- Ich habe häufig Durchfall oder muss mich übergeben ❑ 2
- Ich esse regelmäßig Lakritz ❑ 5
- Ich mache häufig Diäten ❑ 2
- Kartoffeln koche ich normalerweise ohne Schale ❑ 5
- Ich trinke regelmäßig Cola oder andere phosphathaltige Limonaden ❑ 2
- Ich trinke magnesiumarme Mineralwässer (< 100 mg/l) ❑ 2
- Ich esse wenig kaliumreiches Obst (z. B. Bananen) und Gemüse (z. B. Kartoffeln) ❑ 2

Kalium-Mangelsymptome

- Oft bin ich müde, erschöpft und antriebslos ❑ 3
- Ich habe häufig Muskelkrämpfe ❑ 5
- Ich leide häufig unter Schwindel ❑ 3
- Meine Widerstandsfähigkeit gegen Stress ist gering ❑ 3
- Ich leide unter Herzmuskelschwäche ❑ 3
- Ich habe häufig Herzjagen ❑ 5
- Ich habe mit Muskelschwäche und einer geringen Ausdauer bei körperlicher Anstrengung zu kämpfen ❑ 3
- In den Händen oder Füßen habe ich Empfindungsstörungen (z. B. Ameisenlaufen)? ❑ 3
- Mein Blutdruck ist zu hoch ❑ 3
- Ich habe einen schnellen Puls ❑ 3
- Ich habe oft ein Muskelzucken ❑ 3
- Mit Darmträgheit (Verstopfung) habe ich häufig zu kämpfen ❑ 5
- Ich habe Herzrhythmusstörungen ❑ 3

Risikogruppen

- Ich gehöre zu einer der folgenden Risikogruppen: ❑ je 5
  Alkoholiker, Magersüchtige, Personen mit Magnesiummangel, Personen, die schwer körperlich arbeiten und viel schwitzen, Sportler, stressgeplagte Menschen

Erkrankungen mit erhöhtem Kaliumbedarf

- Ich bin von einer der folgenden Erkrankungen betroffen: ❑ je 5
  Bluthochdruck, Bulimie, chronisch entzündliche Darmerkrankungen, Diabetes, Durchfall, Herzrhythmusstörungen, Erkrankungen der Bauchspeicheldrüse, Erkrankungen der Nebenschilddrüse, Nierenerkrankungen, Verbrennungen

Arzneimittel, die den Bedarf erhöhen können

- Ich nehme regelmäßig eines der folgenden Medikamente ein: Abführmittel, Cisplatin, Cortisonpräparate, Entwässerungsmittel ❑ je 5

Auswertung

Weniger als 15 Punkte: Sie dürften ausreichend mit Kalium versorgt sein. Es liegen bei Ihnen nahezu keine Anzeichen vor, die auf eine unzureichende Versorgung hinweisen oder einen erhöhten Bedarf durch Erkrankungen oder Arzneimitteleinnahme anzeigen.

15 bis 25 Punkte: Sie können nicht unbedingt davon ausgehen, dass Sie ausreichend mit Kalium versorgt sind. Möglicherweise gehören Sie zu einer Risikogruppe (z. B. Sportler) oder haben einen erhöhten Kaliumbedarf durch eine obst- und gemüsearme Ernährung.

Mehr als 25 Punkte: Bei Ihnen ist ein erhöhter Kaliumbedarf zu vermuten oder ein Kaliumverlust durch Arzneimittel. Eine Kontrolle Ihres Kalium- und Magnesiumhaushalts könnte sinnvoll sein. – Sprechen Sie vor der zusätzlichen Einnahme von Kalium immer zuerst mit Ihrem Arzt und setzen Sie vor allem kaliumreiches Obst und Gemüse sowie reichlich frische Obst- und Gemüsesäfte auf Ihren Speiseplan. Halten Sie Ihren Kochsalzkonsum in Grenzen!

Lebensmittel, die Kalium enthalten

Frisches Obst und Gemüse wie Kartoffeln, Hülsenfrüchte und Bananen, auch Trockenobst, liefern reichlich Kalium.

Nahrungsmittel	Kaliumgehalt (mg/100 g)
Weisse Bohnen	1310
Spinat	633
Brokkoli	465
Kartoffeln (gekocht mit Schale)	443
Feldsalat	421
Bananen	393

Wenn Sie ACE-Hemmer, kaliumsparende Diuretika oder Herzglykoside einnehmen, sprechen Sie vor der Einnahme unbedingt mit Ihrem Arzt.

Empfohlene Tagesdosis

Kinder ab 4 Jahre	1000 – 1700 mg
Jugendliche	2000 mg
Erwachsene	2000 mg

Der Experten-Tipp

Kalium sollten Sie während der Mahlzeiten einnehmen, vorzugsweise auf mehrere kleine Einzeldosen über den Tag verteilt. Kalium- und Magnesiumcitrate unterstützen zusätzlich durch ihre säurepuffernde Wirkung den Säure-Basen-Haushalt.

Medizinische Bedeutung

- **Leistungssport:** Leistungssportler verlieren über den Schweiß große Mengen an Kalium. Kaliummangel führt zu Muskelschwäche und Muskelkrämpfen. Bereits vor intensiven Trainings- und Wettkampfbedingungen sollte daher immer an eine ausreichende Kalium- und Magnesiumversorgung gedacht werden (Elektrolytgetränke!).
- **Bluthochdruck und Herz-Kreislauf-Erkrankungen:** Studien haben gezeigt, dass Personen mit kaliumreicher Kost einen niedrigeren Blutdruck aufweisen als andere. Personen mit der höchsten Kaliumzufuhr hatten zudem ein bis zu 30% geringeres Schlaganfallrisiko. – Kaliummangel kann zu Herzrhythmusstörungen führen. Kalium und Magnesium vermindern das Risiko von Herzrhythmusstörungen, die unter der Therapie mit herzstärkenden Arzneimitteln (Herzglykosiden) auftreten können. Die Einnahme von Kaliumpräparaten kann den Blutdruck deutlich senken.

Die zusätzliche Einnahme von Kaliumpräparaten in der Therapie von Herz-Kreislauf-Erkrankungen sollte erst nach Rücksprache mit Ihrem Arzt erfolgen und von ihm überwacht werden!

- **Erbrechen und Durchfall:** Starkes Erbrechen und Durchfall führen zu Kaliumverlusten und damit zu Darmträgheit.
- **Verstopfung:** Chronischer Missbrauch von Abführmitteln führt zu starken Kaliumverlusten mit dem Stuhl. Da Kaliummangel eine Darmträgheit verstärkt, entwickelt sich ein Teufelskreis, dem die Betroffenen nur durch eine Änderung ihrer Lebensgewohnheiten (z. B. vollwertige Ernährung, viel Flüssigkeit, Ergänzung von Magnesium und Kalium, regelmäßige körperliche Aktivität) entkommen können.
- **Weitere Anwendungsgebiete:** Nachgewiesener Kaliummangel, als Kaliumcitrat zur Vorbeugung von Nieren- und Harnsäuresteinen, Verbrennungen.

Natrium
Der Vorstand des Wasserhaushalts

Funktion und Wirkung

In unserer Nahrung kommt Natrium überwiegend in Form von Kochsalz (Natriumchlorid) vor, das heute als billiger Rohstoff im Überfluss zur Verfügung steht. Lebenswichtige Funktionen übt der Mineralstoff bei der Regulierung des Wasserhaushalts sowie der Nerven- und Muskelaktivität aus. Leider nehmen wir erheblich mehr Natrium auf, als unserer Gesundheit zuträglich ist. Schuld ist vor allem die Verwendung großer Salzmengen im Haushalt und in der Lebensmittelverarbeitung. Über 70% des täglich verzehrten Salzes ist in industriell hergestellten vitalstoffarmen Nahrungsmitteln wie Käse, Chips, Pommes frites und Fastfood aller Art versteckt. Das Natrium-Kalium-Verhältnis in unserer Ernährung hat sich dabei zu Ungunsten des Kaliums verschoben. Das kann sich negativ auf das Herz-Kreislauf-System, den Blutdruck und den Knochenstoffwechsel auswirken.

Japanische Untersuchungen haben gezeigt, dass mit dem Verhältnis von Natrium zu Kalium auch die Höhe des Blutdrucks steigt. Essen Sie deshalb weniger industriell verarbeitete Nahrungsmittel und mehr naturbelassene, natriumarme Lebensmittel, die reich an Kalium und Magnesium sind (z. B. Obst, Gemüse, Vollkornprodukte)!

Aufgrund des hohen Natriumgehaltes in unserer Nahrung tritt eher ein Überschuss als ein Natriummangel auf. Dennoch gibt es Situationen und Krankheiten, wie z. B. die Mukoviszidose, die mit einer Unterversorgung einhergehen. Erbrechen, Durchfälle, starkes Schwitzen, Verbrennungen und Aufnahmestörungen der Nieren können zu erheblichen Natriumverlusten führen.

Aufgaben des Natriums

Kochsalz besteht aus den beiden Mengenelementen Natrium und Chlorid. Trotz seines negativen Rufes als »Verursacher von Bluthochdruck« ist Natrium ein lebensnotwendiger Mineralstoff. Zusammen mit Kalium reguliert es den Wasserhaushalt und den osmotischen Druck im Körper. Natrium fördert die Wasseraufnahme und bindet Wasser in den Geweben. Chlorid ist für die Bildung der Salzsäure im Magen wichtig. Die Übertragung und Weiterleitung von Nervenimpulsen sowie die Muskelentspannung erfolgen natriumabhängig. Natrium ist zudem unerlässlich für die Aufnahme und den Transport von Glucose, Aminosäuren und anderen Nährstoffen.

Essen Sie zu viel Salz oder salzige Nahrungsmittel anstelle von naturbelassenen, kalium- und magnesiumreichen Lebensmitteln? Überprüfen Sie Ihr individuelles Salzkonto mit Hilfe der nachfolgenden Checkliste!

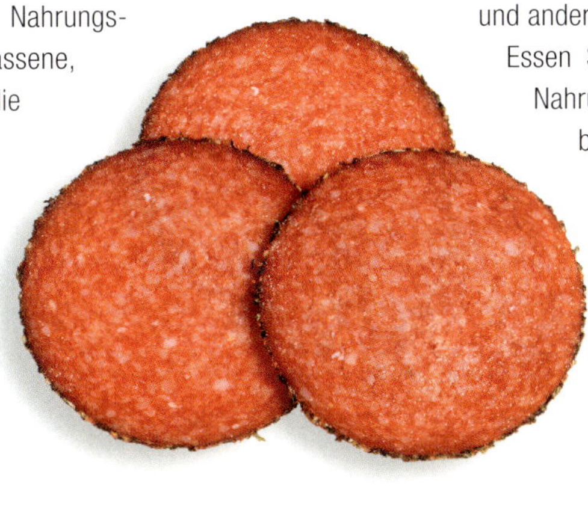

Ihre Natrium-Checkliste

Ernährung und Lebensstil

- Speisen salze ich häufig nach ❑ 3
- Ich esse häufig Fertiggerichte ❑ 3
- Ich trinke regelmäßig Cola oder andere phosphathaltige Limonaden ❑ 2
- Ich esse wenig kaliumreiches Obst (z. B. Bananen) und Gemüse (z. B. Kartoffeln) ❑ 3
- Gesalzene Fleisch- oder Wurstwaren esse ich täglich ❑ 2
- Ich esse häufig Fertigsaucen (z. B. Ketchup) ❑ 2
- Ich esse häufig gepökeltes Fleisch ❑ 5
- Ich trinke magnesiumarme Mineralwässer (< 100 mg/l) ❑ 2
- Fastfood esse ich häufig ❑ 2
- Pro Tag trinke ich weniger als 2 Liter Wasser ❑ 2
- Ich esse allgemein salzreich ❑ 2
- Ich esse viel Käse ❑ 2
- Täglich trinke ich mehr als 2 Tassen Kaffee ❑ 2
- Ich bevorzuge gesalzene Butter ❑ 3

Symptome übermäßiger Kochsalzaufnahme

- Ich habe häufig Durst ❑ 3
- Oft bin ich müde, erschöpft und antriebslos ❑ 3
- Ich bin häufig unruhig ❑ 3
- Ich habe Wasseransammlungen im Gewebe (Ödeme) ❑ 3
- Meine Schleimhäute sind trocken ❑ 3
- Mir ist oft schwindelig ❑ 3
- Ich habe einen schnellen Puls ❑ 3
- Ich habe oft Herzrasen ❑ 3
- Mein Blutdruck ist zu hoch ❑ 5

Risikogruppen

- Ich gehöre zu einer der folgenden Risikogruppen: ❑ je 5
  Personen mit erhöhtem Blutdruck, Personen mit Magnesium- oder Kaliummangel, Personen, die häufig gesalzene Fertigprodukte verzehren, Raucher(innen), Übergewichtige

Erkrankungen, bei denen auf den Kochsalzkonsum geachtet werden sollte

- Ich bin von einer der folgenden Erkrankungen betroffen: ❑ je 5
  Bluthochdruck, Diabetes, Herzrhythmusstörungen, Magenkrebs, Ödeme, Osteoporose

Auswertung

Weniger als 15 Punkte: Bei Ihnen liegen nahezu keine Anzeichen für eine übermäßige Kochsalzaufnahme vor.

15 bis 25 Punkte: Sie nehmen wahrscheinlich zu viel Kochsalz zu sich. Möglicherweise gehören Sie auch einer Risikogruppe an oder sind von einem Krankheitsbild betroffen, bei dem ein zu hoher Salzkonsum problematisch sein kann. Sie sollten darauf achten, möglichst viele naturbelassene Lebensmittel (Obst und Gemüse) sowie frische Gemüse- und Obstsäfte zu konsumieren. Verwenden Sie zum Würzen möglichst oft frische Kräuter wie Schnittlauch, Petersilie, Thymian oder Basilikum, statt Ihren Salzstreuer zu benutzen!

Lebensmittel, die Natrium enthalten

Brot, Wurst, Käse und viele Fertigprodukte enthalten reichlich Kochsalz, das bei der Herstellung zugesetzt wird. Kochsalzempfindliche Bluthochdruckpatienten profitieren von einer salzarmen, aber kaliumreichen Diät (z. B. Obst, Gemüse, Kartoffeln). Achten Sie beim Salzkauf auf jodiertes Kochsalz!

Hoher Natriumgehalt (> 1000 mg/100 g):
Salzhering, Salzstangen, Kasseler, Salami, geräucherter Schinken

Mittlerer Natriumgehalt (100 – 1000 mg/100 g):
Wurst, Ölsardinen, Ketchup, natriumreiche Mineralwässer

Geringer Natriumgehalt (< 100 mg/100 g):
Gemüse, Salat, Obst, Kartoffeln, Milch, Roggenmehl

Heilwässer mit einem hohen Gehalt an Natriumhydrogencarbonat regulieren den Säure-Basen-Haushalt und werden teilweise bei Bluthochdruck und Nierenerkrankungen empfohlen.

Empfohlene Tagesdosis

	Natrium	(entspricht Kochsalz)
Kinder	300 – 510 mg	760 – 1300 mg
Jugendliche	550 mg	1400 mg
Erwachsene	550 mg	1400 mg

Zur Umrechnung: 1 g Natrium ist in etwa 2,54 g Kochsalz (NaCl) enthalten.

Medizinische Bedeutung

- **Mukoviszidose:** Patienten mit Mukoviszidose verlieren sehr viel Kochsalz über den Schweiß. Mukoviszidosekranke müssen daher den durch die Erkrankung verursachten Verlust durch Nachsalzen ihrer Speisen oder durch Einnahme von Speisesalz ausgleichen.
- **Wasserverlust (starkes Schwitzen, Durchfall):** Bei hohen Natriumverlusten durch starkes Erbrechen, Schwitzen oder Durchfall werden die Natriumverluste durch die orale Gabe einer wässrigen Lösung, die Natriumchlorid, Natriumhydrogencarbonat, Kaliumchlorid und Glucose enthält, ausgeglichen.
  Wichtig ist die gleichzeitige Gabe von Glucose und Natrium, damit Wasser aus dem Darm ausreichend aufgenommen werden kann. Auch andere Elektrolyte wie Kalium, Magnesium und Calcium sollten ergänzt werden.
- **Weitere Anwendungsgebiete:** Sport, Aufenthalt in heißen Klimazonen, Verbrennungen.

Der Experten-Tipp

Patienten mit Bluthochdruck oder Herzschwäche sollten generell auf ihren Kochsalzverbrauch achten. Bei Niereninsuffizienz ist von der Anwendung von Elektrolytlösungen abzuraten.

Wichtige Aufgaben und Funktionen des Natriums

Wasserhaushalt	häufigstes Elektrolyt außerhalb der Zelle, zieht Wasser an und transportiert es in die Zellen (Gewebe), Regulation des Säure-Basen-Haushaltes und des osmotischen Drucks
Nerven-/Muskelfunktion	Erregungs- und Weiterleitung von Nervenimpulsen, Muskelkontraktion
Resorption	Aufnahme und Transport von Nährstoffen (z. B. Glucose, Aminosäuren), Förderung der Wasseraufnahme und -bindung im Gewebe
Enzyme	Aktivierung verschiedener Enzyme

Zink

Der Universalschutz des Immunsystems

Funktion und Wirkung

Als Bestandteil und Aktivator von zahlreichen Enzymen ist Zink an nahezu allen Stoffwechselprozessen beteiligt. Es stärkt unser Immunsystem und macht es schlagkräftig gegen Erkältungen und Infektionskrankheiten.

Beim Eiweißaufbau und bei der Zellerneuerung ist Zink von überragender Bedeutung, denn es steuert die Übertragung von Erbinformationen bei der Zellteilung. Deshalb ist es für das normale Wachstum, die Fortpflanzung, die Entwicklung der Organe, des Gehirns und für die Wundheilung unerlässlich.

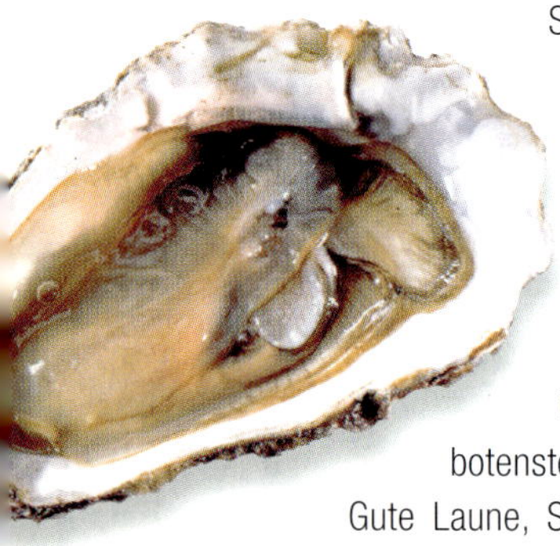

Schöne Haut, Haare und Fingernägel sind auf eine gute Zinkversorgung angewiesen. Bei der Produktion zahlreicher Hormone und Nervenbotenstoffe ist Zink im Spiel. Gute Laune, Sehen, Hören, Riechen und Schmecken sind von einer guten Zinkversorgung abhängig. Zink ist zudem ein wichtiger Schutzfaktor gegen Schwermetall-Belastungen und gegen den Angriff aggressiver freier Radikale.

In der Mikrovitalstoff-Medizin wird Zink vor allem zur Stärkung des Immunsystems sowie bei Allergien, Diabetes mellitus, Hauterkrankungen und Haarausfall eingesetzt.

Die Nationale Verzehrstudie (NVS) mit 23 000 Teilnehmern hat gezeigt, dass kaum ein Bundesbürger ausreichend mit Zink versorgt ist. Besonders ältere Menschen, Kinder und Jugendliche haben häufig einen Zinkmangel.

Störungen des Zuckerstoffwechsels werden durch eine schlechte Zinkversorgung verstärkt.

Bereits ein leichter Zinkmangel äußert sich vor allem in erhöhter Infektanfälligkeit, diffusem Haarausfall bzw. dünnem Haar, Fruchtbarkeitsstörungen, schlecht heilenden Wunden sowie Schleimhautentzündungen und Störungen des Geruchs- und Geschmackssinns.

Zu den wichtigsten Faktoren, die zu einer mangelhaften Zinkversorgung beitragen, gehören eine vegetarische Ernährung, häufige Schlankheitskuren sowie der Konsum von Fastfood, phosphathaltigen Softdrinks (Cola, Limonaden) und Alkohol. Alkohol erhöht die Zinkausscheidung über die Niere. Unser Körper braucht jedoch Zink für das Enzym, das den Alkohol abbaut (Alkoholdehydrogenase). Starke körperliche Aktivität ist mit erhöhten Zinkverlusten über den Schweiß verbunden. Daher ist der Zinkbedarf bei Sportlern, Schwerarbeitern und auch bei regelmäßigen Saunabesuchern erhöht. Bei Kindern und Jugendlichen ist die optimale Zinkversorgung für das Wachstum und die Lernfähigkeit besonders wichtig. Ein guter Zinkstatus in der Schwangerschaft ist eine zentrale Voraussetzung, um ein gesundes und normalgewichtiges Kind zur Welt zu bringen.

Ihre Zink-Checkliste

Ernährung und Lebensstil

- Ich bin Vegetarier ❑ 5
- Ich trinke häufig Alkohol (z. B. ≥ 2 Glas Bier pro Tag) ❑ 3
- Cola und/oder phosphathaltige Limonaden trinke ich oft ❑ 3
- Ich bin Raucher(in) ❑ 2
- Ich mache regelmäßig Diäten oder Fastenkuren ❑ 3
- Ich ernähre mich einseitig von Fertiggerichten, Konserven oder Fastfood ❑ 2
- Als Mann bin ich sexuell sehr aktiv (dreimal pro Woche oder öfter Sex) ❑ 5
- Ein- bis zweimal pro Woche gehe ich in die Sauna ❑ 2
- Ich treibe regelmäßig zwei- bis dreimal pro Woche Sport und schwitze dabei viel ❑ 2

Zink-Mangelsymptome

- Kleine Verletzungen und Wunden heilen schlechter als früher ❑ 3
- Oft leide ich unter Verdauungsstörungen (z. B. Durchfall) ❑ 3
- Ich neige zu Schleimhautentzündungen ❑ 3
- Ich habe Hautprobleme (z. B. Ekzeme, Neurodermitis, Schuppenflechte) ❑ 3
- Für Erkältungen oder grippale Infekte bin ich leicht anfällig ❑ 5
- Herpes-Infektionen treten häufig bei mir auf ❑ 3
- Ich leide unter Potenzstörungen bzw. Problemen mit der Zeugungsfähigkeit ❑ 3
- Bei mir wurden schlechte Spermienqualität und geringe Spermienanzahl festgestellt ❑ 5
- Manchmal leide ich an Störungen des Geruchs- und Geschmackssinns ❑ 3
- Auf den Nägeln habe ich weiße Flecken und/oder Querfurchen ❑ 5
- Bei mir wurde ein Testosteronmangel oder eine Unterfunktion der Hoden festgestellt ❑ 3
- Ich vertrage Alkohol zunehmend schlechter ❑ 3
- Ich habe Haarausfall bzw. zu früh ergraute Haare ❑ 3
- Es fällt mir schwer, mich schnell im ganz Hellen oder Dunkeln zurechtzufinden ❑ 3
- Ich fühle mich oft kraftlos, habe Appetitmangel oder nehme ungewollt ab ❑ 3

Risikogruppen

- Ich gehöre zu einer der folgenden Risikogruppen: ❑ je 5
  Alkoholiker, Ältere Menschen (> 60 Jahre), Frischoperierte, Heimbewohner, Kinder und Jugendliche, hyperaktive Kinder, Kinder mit Wachstumsstörungen, Personen mit ausgebohrten Amalgamplomben, Raucher, Schwangere, Sportler, Stillende, Vegetarier, Zahnarztpersonal

Krankheiten mit erhöhtem Zinkbedarf

- Ich bin von einer der folgenden Erkrankungen betroffen: ❑ je 5
  Akrodermatitis enteropathica (genetisch bedingte Zinkmangelkrankheit), Allergien, chronische Leber- oder Nierenerkrankungen, Darmerkrankungen, Diabetes, Erkältungen / grippale Infekte, Herpes-Infektion, Herzinfarkt / koronare Herzkrankheit, Krebs, Neurodermitis, Operationen, Osteoporose, Potenzstörungen / geringe Spermienqualität und -anzahl, Rheuma, Schuppenflechte, Sichelzellanämie, Verbrennungen, Wundheilungsstörungen, Zöliakie / Sprue

Arzneimittel, die den Bedarf erhöhen können

- Ich nehme regelmäßig eines der folgenden Medikamente ein: ❑ je 5
  Abführmittel, Antibabypille, Antibiotika, Captopril, Cortisonpräparate, Entwässerungsmittel, Magensäurepuffer, Mittel zur Krebstherapie (Chemotherapie, Strahlentherapiebegleitung), Rheumamittel

Auswertung

Weniger als 15 Punkte: Sie dürften ausreichend mit Zink versorgt sein. Es liegen bei Ihnen nahezu keine Anzeichen vor, die auf eine unzureichende Versorgung hinweisen oder einen erhöhten Bedarf durch Erkrankungen oder Arzneimitteleinnahme anzeigen.

15 bis 25 Punkte: Sie können nicht unbedingt davon ausgehen, dass Sie ausreichend mit Zink versorgt sind. Möglicherweise gehören Sie zu einer Risikogruppe (z. B. ältere Menschen oder Heranwachsende) oder haben einen erhöhten Zinkbedarf aufgrund Ihrer Ernährung.

Mehr als 25 Punkte: Bei Ihnen ist ein erhöhter Zinkbedarf zu vermuten, möglicherweise durch Arzneimittel (z. B. Cortison), einen Mangel an Sexualhormonen bzw. durch eine Erkrankung. Sinnvoll ist die Ergänzung eines Zinkpräparats (15 mg/Tag). Sprechen Sie mit Ihrem Arzt darüber.

Aufgaben des Zinks

An über 300 enzymgesteuerten Reaktionen im Stoffwechsel von Kohlenhydraten, Eiweißen, Fetten und Nukleinsäuren ist Zink als Aktivator beteiligt. Enzyme bringen unseren Stoffwechsel erst in Gang und bewahren uns vor überschießenden Reaktionen. Ohne Zink wäre die Aktivität vieler Enzyme nicht möglich. Zink stärkt das Immunsystem. Die Produktion und Spezialisierung von Abwehrzellen in der Thymusdrüse ist zinkabhängig. Zink wirkt auch direkt gegen Keime, besonders gegen verschiedene Viren (z. B. Erkältungs-, Grippe- und Herpesviren).

Für die Zellteilung und Stabilisierung der Zellwände ist Zink von zentraler Bedeutung. Vor allem schnell wachsende Gewebe wie die Schleimhäute sind auf eine gute Zinkzufuhr angewiesen. Beim Heranwachsen des Fötus im Mutterleib, dem Wachstum von Haut- und Haarzellen sowie bei der Wundheilung ist das Spurenelement unverzichtbar. Die Hormonproduktion (z. B. Wachstumshormon, Sexualhormone) und die Speicherung des Insulins in der Bauchspeicheldrüse werden durch Zink gesteuert. Daher sollten gerade Diabetiker auf ihren Zinkhaushalt achten. Zink ist mitverantwortlich für die Entwicklung der Geschlechtsorgane, der Spermien und der befruchtungsfähigen Eier der Frau.

Die Speicherung und Verteilung von Vitamin A im Körper ist an Zink gebunden. Zinkmangel beeinträchtigt daher genauso wie ein Mangel an Vitamin A den Sehvorgang.

Lebensmittel, die Zink enthalten

Besonders zinkreich sind tierische Nahrungsmittel wie Fleisch, Innereien und Fisch. Austern sind mit bis zu 160 mg Zink pro 100 g echte Zink-Bomben. Auch Vollkorngetreide und Hülsenfrüchte sind gute Zinklieferanten. Allerdings kann der Körper Zink aus tierischen Nahrungsmitteln besser verwerten als aus pflanzlicher Kost.

Nahrungsmittel	Zinkgehalt (mg/100 g)
Austern	7 – 160
Schweineleber	6,3
Haferflocken	4,3
Kalbfleisch	3
Gouda 45% Fett i.Tr.	3,9
Brokkoli	0,6

Empfohlene Tagesdosis

Kinder ab 4 Jahre	3 – 9 mg
Jugendliche	7 – 10 mg
Erwachsene	7 – 10 mg
Schwangere und Stillende	10 bzw. 11 mg

Bis vor kurzem waren die Zufuhrempfehlungen für Zink in Deutschland noch wesentlich höher (Erwachsene 12 – 15 mg, Schwangere und Stillende 20 bzw. 25 mg Zink täglich). Man könnte meinen, dass das

Problem der allgemeinen Zinkunterversorgung dadurch gelöst werden soll, dass man einfach den empfohlenen Minimalbedarf heruntersetzt!

Der Experten-Tipp

Zink wirkt vor allem dann sehr gut, wenn es in seiner natürlichen Form an die körpereigene Aminosäure Histidin gebunden ist. Denn das natürliche Zink wird, so das Ergebnis mehrerer wissenschaftlicher Untersuchungen, in Kombination mit Histidin besser vom Körper aufgenommen als herkömmliche Zinksalze. In dieser Form gelangt Zink deutlich schneller in die Zellen, um dort seine schützende Wirkung zu entfalten. Histidin selbst zeichnet sich durch antientzündliche Eigenschaften aus. Auch eine Kombination von Zink mit Vitamin C ist sinnvoll, um das Immunsystem zu stärken und den Zellschutz zu verbessern.

Medizinische Bedeutung

- **Sport:** Sportliche Aktivitäten führen häufig zu hohen Zinkverlusten (1 mg/l über den Schweiß). Der Sportler kann in vielerlei Hinsicht von der regelmäßigen Ergänzung eines Zinkpräparates (15 – 30 mg/Tag) profitieren, denn Zink ist Bestandteil vieler Enzyme des Energiestoffwechsels, insbesondere von solchen, die bei der Energiegewinnung aus der Verbrennung von Kohlenhydraten eine Rolle spielen. Auch wird das körpereigene Abwehrsystem des Sportlers durch Zink fit gemacht.
- **Alkoholentgiftung:** Alkohol erhöht die Zinkausscheidung über die Niere. Unser Körper braucht jedoch Zink für das alkoholabbauende Enzym »Alkoholdehydrogenase«.
- **Allergien / Heuschnupfen:** Die Mastzellen des Immunsystems steigern bei einem Zinkmangel die Ausschüttung von Histamin, eines allergieauslösenden Botenstoffes. Zink verringert die Histaminausschüttung und kann allergische Symptome wie Augenbrennen oder Juckreiz lindern (15 – 25 mg/Tag).
- **Darmerkrankungen:** Patienten mit chronisch entzündlichen Darmerkrankungen leiden neben Bauchschmerzen und Übelkeit auch unter Durchfällen. Ein Zinkmangel ist dadurch vorprogrammiert. Zink (20 – 30 mg/Tag) kann dazu beitragen, Entzündungen in Schach zu halten und die Darmschleimhäute nach einem Krankheitsschub zu regenerieren.
- **Diabetes mellitus:** Zink spielt bei der Speicherung und Verwertung des Insulins und Blutzuckers eine zentrale Rolle. Das Hormon Insulin sorgt dafür, dass der im Blut vorhandene Traubenzucker (Glucose) zur Energiegewinnung in die Körperzellen eingeschleust wird. Eine Zinkverarmung kann die Glucoseverwertung und Insulinwirkung im Körper stören. Diabetiker scheiden über den Urin zum Teil zwei- bis dreimal soviel Zink aus wie ein Gesunder. Häufige Hautpilzinfektionen und Infekte sowie Geschmacks- und hartnäckige Wundheilungsstörungen (besonders an den Füßen) können die Folge sein. Diabetiker sollten daher immer auf eine gute Zinkversorgung (15 – 25 mg/Tag) achten.
- **Fruchtbarkeits- und Potenzstörungen:** Bei unerfülltem Kinderwunsch oder Potenzstörungen sollte man gegebenenfalls den Zinkstatus kontrollieren. Wussten Sie, dass pro Ejakulat bis zu 4 mg Zink verloren gehen? Zinkmangel kann bei Männern die Ursache für eine zu geringe Spermienzahl und -qualität sein und bei Frauen für eine unzureichende Eireifung. Das Eindringen des Spermiums durch die Schutzschicht der Eizelle und damit deren Befruchtung wird bei Zinkmangel erschwert. Bei der

Frau begünstigt eine schlechte Versorgung mit Zink zudem Entzündungen der Eierstöcke und Pilzinfektionen der äußeren weiblichen Geschlechtsorgane.

- **Haarausfall:** Eine Unterversorgung mit Zink kann sich nicht nur in dünnem, gesplisstem und sprödem Haar, sondern auch durch Haarausfall bemerkbar machen. Da Haare im Durchschnitt nur zwischen 6 – 12 mm pro Monat wachsen, muss Zink zum Teil bis zu einem halben Jahr (15 – 25 mg/Tag) eingenommen werden.
- **Haut:** Neurodermitis oder Schuppenflechte (Psoriasis) können zu erheblichen Zinkverlusten durch die abfallenden Hautschuppen führen. Neurodermitis ist eine immer häufiger auftretende Erkrankung bei Kindern und jungen Erwachsenen, bei dem durch allergische Reaktionen ein Krankheitsschub ausgelöst wird. Zink ist an der Bildung entzündungshemmender Gewebshormone beteiligt und verringert die Freisetzung des Entzündungsvermittlers Histamin. Patienten mit Neurodermitis und Psoriasis können daher von der regelmäßigen Einnahme eines Zinkpräparates (15 – 45 mg/Tag) profitieren. Bei Akne kann Zink dieselbe Wirkung wie Antibiotika erreichen, allerdings ohne Nebenwirkungen. Die übermäßige Talgproduktion, Pickel und Hautentzündungen werden durch die Gabe von Zink (20 – 60 mg/Tag) gelindert.
- **Infektanfälligkeit, Atemwegsinfektionen:** Zink stärkt unser Immunsystem und macht es schlagkräftig gegen Erkältungs-, Grippe- und Herpesviren. Darüber hinaus kann Zink die Dauer und Schwere eines grippalen Effekts deutlich verringern.
- **Makuladegeneration:** In einer Studie an mehr als 3600 Patienten konnte die Einnahme von Zink in Kombination mit Vitamin C und E, Betacarotin und Kupfer das Fortschreiten der Erkrankung deutlich verringern.
- **Schwermetallbelastung:** Zink ist Bestandteil eines Enzyms, das maßgeblich an der Bindung und Ausleitung von Schwermetallen beteiligt ist. Begleitsymptome einer Schwermetallbelastung wie depressive Verstimmungen, Haarausfall, Infektanfälligkeit oder chronische Müdigkeit verringern sich häufig unter der Gabe von Zink.
- **Wundheilung:** Bei Operationen, Verbrennungen oder Verletzungen kommt es über die Wundfläche zu starken Zinkverlusten. Die Wundheilung wird dadurch verzögert. Die Gabe eines Zinkpräparates (25 – 50 mg/Tag) kann den Heilungsprozess beschleunigen und das Risiko für Wundinfektionen verringern.

Zink kann den Kupfer- und Eisenstoffwechsel stören. Über längere Zeiträume sollten Sie deshalb nicht mehr als 50 mg Zink pro Tag einnehmen, ohne auch auf Ihren Kupfer- und Eisenhaushalt zu achten!

Wichtige Aufgaben und Funktionen des Zinks

Immunsystem	Stärkung des Abwehrsystems, Produktion von Abwehrzellen, hemmt Virusvermehrung (z. B. Erkältungsviren)
Glucose-/Insulinstoffwechsel	Speicherung von Insulin, Glucoseverwertung (wichtig für Diabetiker)
Zellwachstum und -entwicklung	Übertragung der Erbinformation, Stabilisierung der DNA, Proteinsynthese, Körperwachstum, Schleimhautschutz, Knochenaufbau
Fortpflanzung	Fruchtbarkeit, Entwicklung männlicher Geschlechtsorgane
Alkoholentgiftung	Alkoholdehydrogenase
Vitamin-A-Stoffwechsel	Vitamin-A-Speicherung und -verwertung, Sehvorgang
Haut, Haare, Nägel	Wundheilung, gesunde Haut- und Haarstruktur, kräftige Nägel
Zellschutz	Stabilisierung von Zellmembranen, Zellschutz vor freien Radikalen (SOD)
Hormone	Hormonproduktion (z. B. Testosteron, Wachstumshormon, Insulin)
Schwermetallentgiftung	Bindung von Schwermetallen und Ausleitung aus dem Körper
Säure-Basen-Haushalt	Bildung von Kohlensäure

Selen
Der Zellschutz-Mineralstoff

Funktion und Wirkung

Wussten Sie, dass Deutschland ein Selenmangelgebiet ist? Über 90% der Deutschen nehmen nicht einmal die minimale Selenmenge auf, die von der Weltgesundheitsorganisation (WHO) empfohlen wird!

Erst in den 50er Jahren des letzten Jahrhunderts erkannte man, dass Selen für den Menschen lebensnotwendig ist. In der chinesischen Provinz Keshan, einem Gebiet mit extremem Selenmangel, traten schwere Herzmuskelerkrankungen auf, denen jährlich Tausende zum Opfer fielen. Erst durch die Anreicherung der Nahrungsmittel mit Selen konnte man diese als Keshan-Erkrankung bezeichnete Selenmangelkrankheit eindämmen.

Heute steht Selen wie kaum ein anderes Spurenelement im Fokus der Wissenschaft, insbesondere in der Krebsforschung. Selen kann das Krebsrisiko senken, stärkt das Immunsystem und schützt unsere Erbsubstanz (DNA) und Zellen vor der Zerstörung durch freie Radikale.

Selenarme Ackerböden, die Übersäuerung des Bodens mit Düngemitteln, saurer Regen und die zunehmende Belastung unserer Umwelt mit Schwermetallen führen dazu, dass ein latenter Selenmangel in der deutschen Bevölkerung weit verbreitet ist. Nehmen Sie daher zur Stärkung Ihres Immunsystems und zur gesundheitlichen Vorbeugung Ihre tägliche Extraportion Selen (50 – 100 µg/Tag)!

Eiweißreiche Nahrungsmittel sind in der Regel selenreicher als pflanzliche. Bei rein vegetarischer Ernährung kann es daher zu Selenmangel kommen. Wie bei anderen Nährstoffen ist in der Schwangerschaft und Stillzeit der Bedarf erhöht, da die Versorgung des Kindes Selen verbraucht. Mit zunehmendem Alter geht der Selengehalt im Blut zurück. Aufgrund der altersbedingten Zunahme vieler Erkrankungen ist deshalb eine gute Selenversorgung besonders wichtig.

Alkohol und Tabakrauch belasten unseren Körper mit freien Radikalen. Wer raucht und regelmäßig Alkohol trinkt, braucht deshalb mehr Selen. Personen mit speziellen Diätformen oder Schwermetallbelastungen sind ohne Selenergänzung mangelgefährdet.

Krebskranke, Immungeschwächte (z. B. Aids-Patienten), Herz- und Nierenkranke, Patienten mit Hauterkrankungen oder chronisch entzündlichen Erkrankungen haben einen deutlich erhöhten Selenbedarf. Darüber hinaus können abführende und entwässernde Medikamente den Selenbedarf steigern.

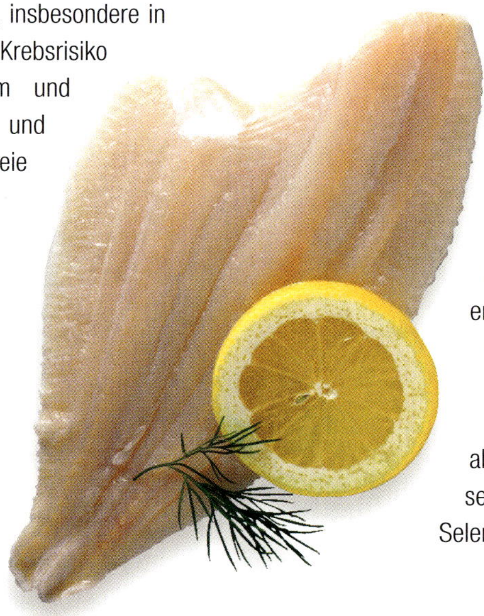

Ihre Selen-Checkliste

Ernährung und Lebensstil

- Ich bin strenger Vegetarier ❑ 3
- Ich trinke häufig Alkohol (z. B. ≥ 2 Glas Bier pro Tag) ❑ 2
- Ich bin Raucher(in) ❑ 3
- Weniger als zwei- bis dreimal pro Woche esse ich Seefisch ❑ 3
- Ich mache regelmäßig Diäten oder Fastenkuren ❑ 2
- Länger als 1 – 2 Std. am Tag bin ich intensiver Sonnenstrahlung ausgesetzt ❑ 2
- In meinen Zähnen habe ich Amalgamplomben ❑ 3
- Auf dem Weg zur Arbeit stehe ich täglich im Stau ❑ 2
- Mehr als 2 Std. pro Woche bin ich mit dem Flugzeug unterwegs ❑ 2
- Ich ernähren mich einseitig von Fertiggerichten, Konserven oder Fastfood ❑ 3
- Ein- bis zweimal pro Woche nutze ich das Solarium ❑ 3
- Ich bin häufig Schadstoffen wie Autoabgasen oder Smog ausgesetzt ❑ 3
- Ich treibe regelmäßig (zwei- bis dreimal pro Woche) Sport und schwitze dabei viel ❑ 2

Selen-Mangelsymptome

- Meine Schilddrüsenfunktion ist gestört ❑ 5
- Ich bin leicht anfällig für Erkältungen und Infekte ❑ 5
- Durchfall und andere Verdauungsstörungen treten häufig bei mir auf ❑ 3
- Ich leide unter Konzentrations- und Gedächtnisstörungen ❑ 3
- Ich leide unter Schleimhautentzündungen, z. B. im Magen-Darm-Trakt ❑ 3
- Gelenkschmerzen machen mir zu schaffen ❑ 5
- Meine Haut ist trocken und schuppig, bildet Ekzeme ❑ 3
- Mein Herz ist schwach ❑ 3
- Ich leide unter entzündlichen Hauterkrankungen ❑ 5
- Herpes-Infektionen treten häufig bei mir auf ❑ 3
- Meine Zeugungsfähigkeit ist eingeschränkt ❑ 3
- Oft bin ich reizbar oder aggressiv, meine Nerven sind schwach ❑ 3
- Ich leide unter depressiven Verstimmungen oder diffusen Angstgefühlen ❑ 3
- Oft bin ich kraftlos, habe wenig Energie ❑ 3
- Müdigkeit oder Muskelschwäche machen mir oft zu schaffen ❑ 3

Risikogruppen

- Ich gehöre zu einer der folgenden Risikogruppen: ❑ je 5
  Alkoholiker, ältere Menschen (> 65 Jahre), Flugpersonal, Frischoperierte, Personen mit Amalgamplomben, Personen mit hoher Schadstoffbelastung, Personen mit Jodmangel, Raucher, Schadstoffbelastete, Schwangere, Sportler, stillende Frauen, Vegetarier, Vielflieger, Zahnarztpersonal

Krankheiten mit erhöhtem Selenbedarf

- Ich bin von einer der folgenden Erkrankungen betroffen: ❑ je 5
  Aids / HIV-Infektion, Bauchspeicheldrüsenentzündung, Blutvergiftung, Chronische Leber- oder Nierenerkrankungen, Darmerkrankungen, Diabetes, grauer Star, Hepatitis, Herzschwäche, Krebs, koronare Herzkrankheit, Lymphödem, Makuladegeneration, Neurodermitis, Operationen, Potenz-, Fruchtbarkeitsstörungen, Rheuma, Schilddrüsenerkrankungen, Schuppenflechte, Verbrennungen

Arzneimittel, die den Bedarf erhöhen können

- Ich nehme regelmäßig eines der folgenden Medikamente ein: ❑ je 5
  Abführmittel, Antibiotika, Entwässerungsmittel, Magensäurepuffer, Mittel zur Krebstherapie (Chemotherapie, Strahlentherapiebegleitung)

Auswertung

Weniger als 15 Punkte: Sie dürften ausreichend mit Selen versorgt sein. Es liegen bei Ihnen nahezu keine Anzeichen vor, die auf eine unzureichende Versorgung hinweisen oder einen erhöhten Bedarf durch Erkrankungen oder Arzneimitteleinnahme anzeigen.

15 bis 25 Punkte: Sie können nicht unbedingt davon ausgehen, dass Sie ausreichend mit Selen versorgt sind. Möglicherweise gehören Sie zu einer Risikogruppe (z. B. Raucher, Sportler) oder haben einen erhöhten Selenbedarf aufgrund Ihrer Ernährung (z. B. Vegetarier). Eine regelmäßige Ergänzung von 50 – 100 µg Selen pro Tag z. B. in Form von Selenomethionin ist aufgrund der allgemein schlechten Versorgungslage sinnvoll.

Mehr als 25 Punkte: Bei Ihnen ist ein erhöhter Selenbedarf zu vermuten, möglicherweise durch Arzneimittel (z. B. Krebsmittel), eine gestörte Schilddrüsenfunktion bzw. durch eine Erkrankung. Sinnvoll ist eine Kontrolle Ihrer Selenversorgung. Sprechen Sie mit Ihrem Arzt darüber und ergänzen Sie regelmäßig ein Präparat mit 50 – 200 µg Selen pro Tag.

Aufgaben des Selens

Selen kommt in allen Körperzellen und -flüssigkeiten vor. Die höchsten Konzentrationen finden sich in Schilddrüse, Nieren, Leber, Milz, Herz und Prostata. Selen ist funktioneller Bestandteil vieler Enzyme und Proteine. Das Schlüsselenzym der körpereigenen Radikalabwehr, die Glutathionperoxidase, ist selenabhängig, und das Antioxidanzien-Team aus Vitamin C, Vitamin E, Betacarotin und Coenzym Q10 wird durch Selen erst richtig fit.

Neben Jod wird auch Selen für den reibungslosen Schilddrüsenhormonstoffwechsel benötigt. Eine Unterfunktion der Schilddrüse kann daher nicht nur durch einen Jod-, sondern auch durch einen Selenmangel verursacht werden.

Selen reguliert das fein abgestimmte Zusammenspiel der Zellen unseres Immunsystems. Die Schlagkraft der Immunzellen sowie die Fähigkeit, Krebszellen zu zerstören, sinkt bei Selenmangel. Selen beeinflusst das Zellwachstum und wirkt einer unkontrollierten Vermehrung bösartiger Zellen entgegen. Zellschäden kann Selen über Reparaturenzyme beheben. Auch das Abfangen der aggressiven Radikale durch selenabhängige Enzyme bewahrt die Zellen vor der Entartung. Selen wirkt entgiftend und fördert die Ausscheidung von Schwermetallen (z. B. Quecksilber). Vor allem Leberzellen werden dadurch geschützt. Darüber hinaus ist Selen auch für die Entwicklung der Spermien und damit für die Zeugungsfähigkeit wichtig.

Lebensmittel, in denen Selen enthalten ist

Gute Selenquellen sind Fisch, Schweinefleisch, Eier und Hühnerfleisch. Obst und Gemüse enthalten dagegen nur sehr wenig Selen.

Nahrungsmittel	Selengehalt (µg/100 g)
Schweineniere	203
Schweineleber	56,2
Hering	54,8
Makrele	38,9
Hühnerei	19,85
Rindfleisch	5,24

Empfohlene Tagesdosis

Kinder ab 4 Jahre	15 – 60 µg
Jugendliche	25 – 70 µg
Erwachsene	30 – 70 µg

Die durchschnittliche Selenaufnahme bei uns ist mit 30 µg (Frauen) bis 40 µg (Männer) pro Tag zu niedrig. Als Richtwert kann gelten: 1 µg Selen pro kg Körpergewicht pro Tag. Für viele Ernährungswissenschaftler liegt die optimale tägliche Selenzufuhr zur Vorbeugung von Krebs- und Herz-Kreislauf-Erkrankungen sogar zwischen 100 µg und 300 µg. Selen sollte möglichst zusammen mit Vitamin E aufgenommen werden – beide Antioxidanzien ergänzen einander optimal.

Medizinische Bedeutung

- **Immunstärkung:** Da Selen wichtige Aufgaben in der Abwehrleistung des Immunsystems erfüllt, kann während Erkältungen und Infektionen der Selenbedarf erhöht sein. Bei Virus-Infektionen (z. B. Aids, Hepatitis) kann Selen die Abwehrkraft der Patienten stärken und helfen, die Virusvermehrung einzudämmen. Auch bei großen Operationen, Blutvergiftungen und Verbrennungen sollte zur Stärkung des Immunsystems immer an Selen gedacht werden.
- **Diabetes mellitus:** Selen ist am Aufbau des Insulin-Moleküls beteiligt. Daher sollten Diabetiker auf eine gute Versorgung mit diesem Antioxidans achten.
- **Herz-Kreislauf-Erkrankungen:** Bei schlechter Selenversorgung können freie Radikale die Blutfette leichter schädigen und die Bildung von gefährlichen Gefäßablagerungen (Arteriosklerose) fördern. Eine gute Selenversorgung (≥ 50 µg/Tag) kann dem Auftreten von koronaren Herzkrankheiten entgegenwirken. Selen erhöht den Anteil des herzschützenden HDL-Cholesterins und senkt das Risiko für Blutgerinnsel.
- **Krebs:** Zahlreiche Studien zeigen, dass eine gute Selenversorgung das Risiko, an bestimmten Krebsarten (z. B. Prostata, Dickdarm, Leber, Lunge) zu erkranken, senken kann. Sie vermindert nicht nur das Krebsrisiko, sondern kann auch die Nebenwirkungen der Krebstherapie, z. B. bei der Chemotherapie, verringern sowie die Heilungschancen und Lebensqualität der Betroffenen verbessern. Gerade bei Krebs ist es daher wichtig, dem Körper ausreichend Selen (100 – 300 µg/Tag, zum Teil mehr) zuzuführen, um das Immunsystem optimal zu unterstützen und gesunde Zellen vor der Zerstörung zu bewahren. Die Selenspiegel im Blut von Personen, die an Krebs erkranken, sind häufig schon vor Ausbruch der Erkrankung zu niedrig (Serum: < 100 µg/l). Krebspatienten mit niedrigen Selen-Blutwerten haben häufig mehr Tumoren, ein höheres Risiko für Metastasen und eine kürzere Überlebenszeit. In einer klinischen Studie an über 1300 Hautkrebspatienten konnte durch die tägliche Gabe von 200 µg Selen über einen Zeitraum von viereinhalb Jahren die allgemeine Krebssterblichkeit um 50% gesenkt werden. Darüber hinaus hatten die Studienteilnehmer, die Selen einnahmen, zu 63% weniger Prostatakrebs, 58% weniger Darmkrebs, sowie zu 45% weniger Lungenkrebs.
- **Anti-Aging:** Aufgrund der altersbedingten Zunahme von Freie-Radikale-Erkrankungen wie Krebs, Diabetes, Herzinfarkt und Rheuma ist eine gute Versorgung mit Radikalfängern im Alter besonders wichtig. Nur ein komplexes antioxidatives Schutzschild, das neben Vitamin C und E auch die Spurenelemente wie Selen und Zink enthält, kann die Zellen optimal schützen.
- **Nierenerkrankungen:** Personen, deren Nierenfunktion so stark eingeschränkt ist, dass sie an die Blutwäsche (Dialyse) angeschlossen werden müssen, haben ein hohes Risiko für Selenmangel.
- **Rheuma:** Selen kann die Entzündungssymptome bei den Betroffenen lindern. Bei rheumatischen Erkrankungen sollte auch auf eine gute Versorgung mit anti-

entzündlichen Omega-3-Fettsäuren und den Antioxidanzien, Zink, Vitamin E und C geachtet werden.

- **Schilddrüsenerkrankungen:** Neben Jod wird auch Selen für den reibungslosen Schilddrüsenhormonstoffwechsel benötigt. Selenmangel stört die Bildung des aktiven Schilddrüsenhormons Trijodthyronin (T_3). Bei Störungen der Schilddrüse sollte daher auch immer an Selen gedacht werden.
- **Schwermetalle:** Mit der Nahrung nehmen wir zum Teil giftige Schwermetalle wie Cadmium und Blei auf, die sich im Gehirn und Knochen ablagern und die Nieren, die Leber und das Immunsystem schädigen können. Auch in Zahnfüllungen aus Amalgam sind giftige Schwermetalle wie Quecksilber enthalten. Selen bindet diese Schwermetalle und fördert deren Ausscheidung.
- **Weitere Anwendungsgebiete:** Bauchspeicheldrüsenentzündung, Herzinfarkt, Lebererkrankungen, Makuladegeneration, Morbus Crohn.

Eine zu hochdosierte Einnahme von Selen kann bei gleichzeitigem Jodmangel eine Unterfunktion der Schilddrüse auslösen. – Laut einer Empfehlung der Weltgesundheitsorganisation sollten über einen längeren Zeitraum nicht mehr als 400 µg Selen am Tag aufgenommen werden. Erste Anzeichen einer Selenüberdosierung sind knoblauchartiger Atemgeruch, Müdigkeit, Durchfall, Übelkeit und Haarausfall.

Wichtige Aufgaben und Funktionen des Selens

Antioxidanz / Zellschutz	Cofaktor der GSH-Peroxidase, Schutz von Erbsubstanz (DNA) und roten Blutkörperchen; Entgiftung von giftigen Peroxiden
Immunsystem	Stärkung des Abwehrsystems, Produktion von Abwehrzellen; hemmt Virusvermehrung (z. B. Erkältungsviren); wirkt entzündungshemmend
Schilddrüsenhormonstoffwechsel	Aktivierung der Schilddrüsenhormone (Umwandlung von T_4 in T_3)
Krebsschutz	Zellschutz vor freien Radikalen, kann programmierten Zelltod (Apoptose) von Krebszellen auslösen; Zellreparatur und -erneuerung
Schwermetallentgiftung	Bindung von Schwermetallen (z. B. Quecksilber), Ausleitung aus dem Körper
Leberschutz	Entgiftung der Leber und Leberzellschutz
Fortpflanzung	Entwicklung der Spermien

Jod

Der Treibstoff der Schilddrüse

Funktion und Wirkung

Deutschland ist, was die Versorgung mit Jod betrifft, ein Entwicklungsland. 30 – 50% der Deutschen aller Altersgruppen haben als Folge von Jodmangel eine vergrößerte Schilddrüse oder sogar einen Kropf. Die mangelhafte Jodversorgung schlägt sich in über 100 000 Schilddrüsenoperationen pro Jahr nieder.

Das Spurenelement Jod hält als lebensnotwendiger Baustein der Schilddrüsenhormone den ganzen Stoffwechsel in Schwung. Schilddrüsenhormone steuern

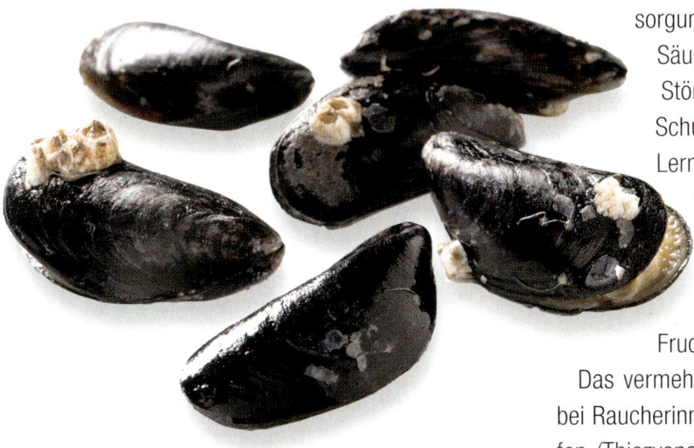

das Wachstum und die Teilung jeder Körperzelle. Bei unzureichender Jodversorgung fallen zunächst die Konzentrationen der Schilddrüsenhormone im Blut ab. Die Schilddrüse reagiert darauf mit vermehrtem Wachstum und vergrößert sich. Sie versucht, durch eine höhere Produktion den Mangel an Schilddrüsenhormonen auszugleichen. Sichtbares Zeichen ist der Kropf am Hals, auch Struma genannt. Das Wachstum der Schilddrüse kann langfristig die Luft- und Speiseröhre einengen, sodass operativ eingegriffen werden muss. Ein größeres Risiko bilden Knoten, die sich von der Kontrolle der Schilddrüse abgekoppelt haben und nun als »heiße Knoten« durch unkontrollierte Abgabe von Hormonen den ganzen Stoffwechsel anheizen.

Jod ist für das Wachstum und die gesunde Entwicklung des Körpers unerlässlich. Deshalb muss gerade in der Schwangerschaft und Stillzeit die Jodversorgung gesichert sein. Jodmangel führt bei Säuglingen und Kleinkindern zu schweren Störungen der geistigen Entwicklung. Bei Schulkindern äußert sich Jodmangel durch Lern- und Konzentrationsstörungen. Unter einem Mangel an Schilddrüsenhormonen können sich Wachstumsverzögerungen, Intelligenzdefekte, eine verzögerte Sexualentwicklung und Fruchtbarkeitsstörungen einstellen.

Das vermehrte Auftreten vergrößerter Schilddrüsen bei Raucherinnen hängt mit bestimmten giftigen Stoffen (Thiozyanate) im Zigarettenrauch zusammen. Tabakrauch belastet unseren Körper zudem mit freien Radikalen. Wer raucht und regelmäßig Alkohol trinkt, braucht deshalb auch mehr Selen. Hoher Verzehr von Kohlgemüse (Goitrin) und Nitrate im Trinkwasser können bei nicht optimaler Jodversorgung das Wachstum der Schilddrüse anregen.

Ihre Jod-Checkliste

Ernährung und Lebensstil

- Ich verwende kein jodiertes Speisesalz ❑ 5
- Ich bin Vegetarier ❑ 3
- Ich trinke häufig Alkohol (z. B. $\geq$ 2 Glas Bier pro Tag) ❑ 3
- Milch und Milchprodukte lehne ich ab ❑ 3
- Ich muss auf eine salzarme Ernährung achten ❑ 3
- Pro Tag trinke ich mehr als zwei Tassen schwarzen Kaffe oder Tee ❑ 3
- Ich ernähre mich makrobiotisch ❑ 3
- Ich bin Raucher(in) ❑ 3
- Ich esse häufig Kohlgemüse ❑ 3
- Weniger als zweimal pro Woche esse ich frischen Seefisch ❑ 5
- Ich mache regelmäßig Diäten oder Fastenkuren ❑ 3
- Ich ernähre mich einseitig von Fertiggerichten, Konserven oder Fastfood ❑ 3
- Zwei- bis dreimal pro Woche treibe ich Sport ❑ 3

Jod-Mangelsymptome

- Obwohl ich genug geschlafen habe, bin ich ungewohnt müde ❑ 3
- Ich habe Schlafstörungen ❑ 3
- Ich nehme an Gewicht zu, ohne mehr zu essen ❑ 3
- Die Schilddrüsenfunktion ist gestört ❑ 3
- Meine Schilddrüse ist tastbar vergrößert; am Hals hat sich ein Kropf gebildet ❑ 5
- Ich bin rastlos, überreizt oder energielos ❑ 3
- Konzentrations- und Gedächtnisstörungen machen mir zu schaffen ❑ 3
- Meine Regel bleibt häufig aus ❑ 3
- Ich leide unter depressiven Verstimmungen, bin traurig oder habe Stimmungstiefs ❑ 3
- Ich fühle mich zermürbt, bin schwermütig ❑ 3
- Ich friere häufig, auch in geheizten Räumen ❑ 5
- Mein Blutdruck ist häufig zu niedrig ❑ 3
- Meine Haut ist blass und trocken ❑ 3
- Meine Nägel sind brüchig ❑ 3
- Ich habe mit Lernstörungen zu kämpfen ❑ 3
- Meine Haare sind stumpf oder fallen aus ❑ 3
- Ich leide häufiger unter Verstopfung ❑ 3
- Ich habe keine Lust mehr auf Sex, bzw. leide unter ungewohnten Potenzproblemen ❑ 3

Risikogruppen

- Ich gehöre zu einer Risikogruppe: ❑ je 5
  Ältere Menschen (> 65 Jahre), Heranwachsende, Kinder mit Wachstumsstörungen, Personen mit Fischallergie, hoher Schadstoffbelastung oder Selenmangel, Raucher, Schwangere, Sportler, Stillende, Vegetarier

Krankheiten mit erhöhtem Jodbedarf

- Ich bin von einer Erkrankung betroffen: ❑ je 5
  Gestörte Schilddrüsenfunktion, Hashimoto-Thyreoditis (Autoimmunerkrankung der Schilddrüse), Potenz-, Fruchtbarkeitsstörungen, vergrößerte Schilddrüse (Jodmangelkropf)

Arzneimittel, die den Bedarf erhöhen können

- Ich nehme regelmäßig Medikamente ein: ❑ je 5
  Antiepileptika, Colestyramin, Calciumcarbonat, Eisensulfat, Lithium, Magensäurepuffer, Schmerzmittel

Auswertung

Weniger als 15 Punkte: Sie dürften zu den wenigen gehören, die ausreichend mit Jod versorgt ist. Sie verwenden in der Küche sicherlich jodiertes Speisesalz und essen wenigstens zweimal die Woche Seefisch.

15 bis 25 Punkte: Sie können nicht unbedingt davon ausgehen, dass Sie ausreichend mit Jod versorgt sind. Möglicherweise gehören Sie zu einer Risikogruppe oder haben einen erhöhten Jodbedarf aufgrund Ihrer Ernährung. Sprechen Sie mit Ihrem Arzt darüber. Verwenden Sie nur jodiertes Speisesalz und essen Sie zweimal pro Woche Seefisch.

Mehr als 25 Punkte: Bei Ihnen ist ein erhöhter Jodbedarf sehr wahrscheinlich, möglicherweise durch eine gestörte Schilddrüsenfunktion. Sinnvoll ist eine Kontrolle Ihrer Jodversorgung. Bevor Sie Jodtabletten einnehmen, sprechen Sie grundsätzlich zuerst mit Ihrem Arzt!

Aufgaben des Jods

Das Spurenelement Jod ist lebensnotwendiger Bestandteil der Schilddrüsenhormone Thyroxin (T_4) und Trijodthyronin (T_3) und damit für den gesamten Stoffwechsel von überragender Bedeutung. Das jodhaltige Vorläuferhormon T_4 der Schilddrüse wird selenabhängig zum aktiven Schilddrüsenhormon T_3 umgewandelt. Die Schilddrüsenhormone steuern Teilung und Wachstum aller Zellen, den Kohlenhydrat-, Eiweiß- und Fettstoffwechsel, die Regulation der Körpertemperatur und den Grundumsatz.

Die kleinste Störung in der Produktion der Schilddrüsenhormone wirkt sich auf den Grundumsatz des gesamten Organismus aus. Die so genannte Unterfunktion der Schilddrüse senkt, die Überfunktion erhöht ihn. Fehlfunktionen der Schilddrüse beeinträchtigen die gesamte körperliche und geistige Entwicklung, die Leistungsfähigkeit und die Psyche.

Neben Jod ist Selen unverzichtbar für die Bildung der Schilddrüsenhormone. Bei einem Jodmangel in der Schilddrüse werden vermehrt giftige Hydroperoxide gebildet, die durch die selenhaltige Glutathionperoxidase unschädlich gemacht werden. Denken Sie daher bei Schilddrüsenerkrankungen auch immer an Selen!

Lebensmittel, die Jod enthalten

Jod wurde genauso wie Selen in der Eiszeit aus den oberen Bodenschichten ausgewaschen, so dass es in vielen Teilen der Erde nicht mehr ausreichend vorkommt. Unsere Böden und alles, was darauf wächst, sind deshalb in der Regel jodarm. Das gleiche gilt für das Fleisch der Tiere, die auf diesen Böden weiden, und für unser Trinkwasser. Mit regelmäßigem Verzehr von Seefisch wird der wichtigste Beitrag zur Jodversorgung geleistet. Verwenden Sie außerdem grundsätzlich jodiertes Speisesalz und bevorzugen Sie Lebensmittel (z. B. Brot), die mit Jodsalz hergestellt wurden!

Nahrungsmittel	**Der Tagesbedarf von 200 µg Jod ist enthalten in g**
Schellfisch	50
Seelachs	105
Miesmuscheln	150
Thunfisch	400
Spinat	1000
Roastbeef	6700

Empfohlene Tagesdosis

Kinder ab 4 Jahre	100 – 180 µg
Jugendliche	200 – 200 µg
Erwachsene	180 – 200 µg
Schwangere und Stillende	230 bzw. 260 µg

Der Experten-Tipp

Wer ständig müde, antriebsschwach, empfindlich gegen Kälte ist und nur geringe Abwehrkräfte hat, sollte seine Jodversorgung überprüfen lassen und ggf. auf jodhaltige Nahrungsergänzungsmittel zurückgreifen. Für einen raschen Ausgleich von Jodmangel stehen entsprechende Jodpräparate zur Verfügung.

Medizinische Bedeutung

- **Jodmangelkropf:** Zur Kropfvorbeugung bei Jugendlichen und Erwachsenen wird eine Zufuhr von täglich 100 – 200 µg Jod pro Tag empfohlen. In der Strumatherapie, der Behandlung des Jodmangelkropfs, werden bei Neugeborenen, Kindern und Jugendlichen täglich 100 – 200 µg Jod, bei Erwachsenen 200 – 500 µg Jod empfohlen. Um nach der Operation einer vergrößerten Schilddrüse einem erneuten Wachstum vorzubeugen, werden 100 – 200 µg Jod gegeben.

- **Schwangerschaft und Stillzeit:** Ein Jodmangel während der Schwangerschaft hat nicht nur für die Mutter, sondern auch für das ungeborene Kind verheerende Folgen. Seine körperliche und geistige Entwicklung wird gestört. Taubheit, Koordinationsstörungen, Schielen und mangelhafte Entwicklung der Lungen sind nur einige Folgen. Im schlimmsten Fall kommt es zu schweren geistigen Störungen (Kretinismus). Jodmangel während der Schwangerschaft wird auch für eine fehlende Einnistung des befruchteten Eis in die Plazenta, Aborte und Todgeburten verantwortlich gemacht. Um einen Jodmangel zu vermeiden, sollten Schwangere nach Rücksprache mit ihrem Frauenarzt täglich eine Jodtablette mit 200 µg Jod einnehmen. Der Jodbedarf lässt sich keinesfalls durch die Verwendung von Jodsalz abdecken, da Schwangere wegen der Neigung zu Ödemen ohnehin auf eine salzarme Ernährung achten müssen.

Die WHO empfiehlt, eine Obergrenze von 1 mg Jod pro Tag einzuhalten. Menschen mit Schilddrüsenerkrankungen sollten aber nicht mehr als 500 µg (= 0,5 mg) Jod pro Tag aufnehmen, da sonst eine Schilddrüsenüberfunktion ausgelöst werden kann. Diese äußert sich in Symptomen wie Gewichtsverlust, starkes Schwitzen, Herzrasen, fliegende Hitze, leichte Reizbarkeit und Überaktivität. Jodhaltige Präparate können die Wirksamkeit von Medikamenten gegen Schilddrüsenüberfunktion beeinträchtigen. Hier ist grundsätzlich der ärztliche Rat gefragt. Bei bekannter Jod-Allergie dürfen jodhaltige Präparate nicht angewendet werden.

Wichtige Aufgaben und Funktionen des Jods

Schilddrüsenfunktion	Bildung der Schilddrüsenhormone T_4 und T_3
Energiestoffwechsel	Steuerung des Grundumsatzes (Schilddrüsenüberfunktion = Erhöhung, Schilddrüsenunterfunktion = Erniedrigung)
Wachstum, Organentwicklung	Schilddrüsenhormone steuern das gesamte Körperwachstum (v. a. Entwicklung des Gehirns und der Knochen); Zellteilung, -differenzierung
Wärmehaushalt	Regulierung des Wärmehaushalts des Körpers
Kohlenhydrat-, Eiweiß-, Fettstoffwechsel	Körperliche Verwertung energieliefernder Nährstoffe
Antioxidanz	Entgiftung freier Radikale

Eisen

Der Sauerstofftransporter

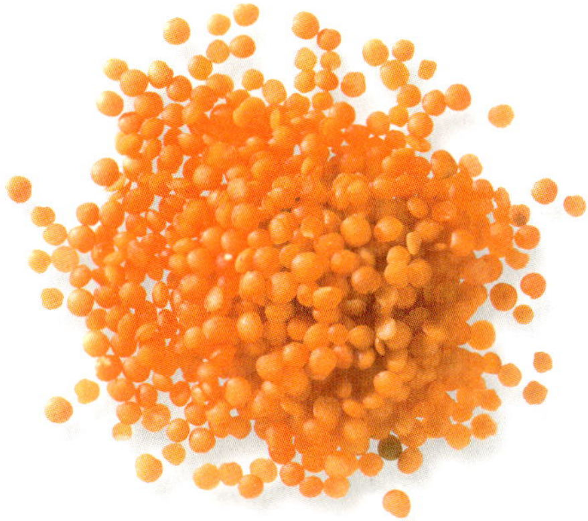

Funktion und Wirkung

Mit etwa 4 g ist Eisen das Spurenelement mit der höchsten Konzentration in unserem Körper. Jede unserer Körperzellen braucht Eisen. Wer an Eisenmangel leidet, fühlt sich zunächst müde und erschöpft, wird anfällig für Infekte. Wichtige Organe wie Gehirn und Herz werden nicht mehr optimal mit Sauerstoff versorgt. Die körperliche Leistungsfähigkeit unter Belastung sinkt, und schließlich kommt es zur Blutarmut. Bereits mäßiger Eisenmangel führt bei Kleinkindern im Alter von 12 bis 18 Monaten zu deutlichen Störungen in der Intelligenzentwicklung.

In den Industrienationen tritt Eisenmangel vor allem bei jungen Mädchen, Schwangeren, Stillenden und Frauen mit starken Monatsblutungen auf. Mädchen zwischen 10 und 14 Jahren sowie Frauen bis zum 50. Lebensjahr erreichen im Allgemeinen nicht die allgemein empfohlene Eisenaufnahme allein mit der Nahrung.

Im Sport ist Eisenmangel die häufigste Ursache für mäßige Leistungen.

Bei vegetarischer Ernährung kann die Eisenversorgung zum Problem werden; auch krankheitsbedingte Störungen der Eisenaufnahme und Blutungen im Magen-Darm-Trakt können einen Mangel verursachen.

1 ml Blut enthält etwa 0,5 mg Eisen, so dass Blutverluste, z. B. durch Blutspenden oder sogar durch Hämorrhoiden, zu ausgeprägtem Eisenmangel führen. Auch einige Medikamente wie Magensäurepuffer und Abführmittel stören die Eisenaufnahme.

Der Experten-Tipp

Achten Sie bei der Verwendung von eisenhaltigen Präparaten genau auf die Einnahmevorschriften. Der Spruch »viel hilft viel« trifft in Bezug auf Eisen nicht zu. Zu viel Eisen steigert die Belastung mit freien Radikalen und kann darüber hinaus unerwünschte Nebenwirkungen verursachen.

Die Aufgaben des Eisens

Hauptaufgabe des Eisens ist der Sauerstofftransport aus der Lunge zum Ort der verschiedenen Körpergewebe und Organe. Als elementarer Baustein des roten Blutfarbstoffs Hämoglobin ist es für den Sauerstofftransport im Blut und die Sauerstoffübertragung im Energiestoffwechsel unerlässlich. Eisen ist zusätzlich an der Produktion von Hormonen und Nervenbotenstoffen, der Kollagenbildung sowie an zahlreichen Aktivitäten von Enzymen beteiligt, die bei Entgiftungsprozessen und der Beseitigung freier Radikale eine Rolle spielen.

Ihre Eisen-Checkliste

Ernährung und Lebensstil

- Ich trinke viel Kaffee oder schwarzen Tee (2 Tassen und mehr pro Tag) ❑ 3
- Ich bin Vegetarier ❑ 5
- Ich lehne sowohl Fleisch- als auch Fischgerichte ab ❑ 3
- Cola und/oder phosphathaltige Limonaden trinke ich häufig ❑ 3
- Ich mache häufig Schlankheitskuren ❑ 3
- Ich treibe regelmäßig Ausdauersport ❑ 3
- Ich neige zu starken Menstruationsblutungen ❑ 5

Eisen-Mangelsymptome

- Ich bin häufig müde ❑ 3
- Ich habe mit Konzentrationsschwäche oder Leistungsabfall zu kämpfen ❑ 3
- Beim Lernen habe ich Probleme ❑ 3
- Ich leide unter Verdauungsstörungen ❑ 3
- Ich bin anfällig für Infekte ❑ 3
- Ich habe brüchige Nägel oder Rillen in den Fingernägeln ❑ 3
- Meine Haut ist blass, rau und rissig ❑ 3
- Beim Sport macht mir schneller Leistungsabfall zu schaffen ❑ 3
- Ich bin von zunehmenden Haarausfall betroffen ❑ 3
- Oft fühle ich mich kraftlos, schlapp, habe Appetitmangel ❑ 3
- Muskelschmerzen oder Muskelschwäche treten häufig auf ❑ 3
- Auf Kälte reagiere ich empfindlich, ich fröstele leicht ❑ 3
- Meine Mundwinkel sind eingerissen und gerötet ❑ 3
- Ich habe eine Atrophie der Mundschleimhaut oder der Zunge ❑ 3
- Häufig habe ich Herzklopfen ❑ 3
- Mein Puls ist schnell und schwach ❑ 3
- Unter körperlicher Belastung, z. B. beim Treppensteigen, werde ich schnell kurzatmig ❑ 3

Risikogruppen

- Ich gehöre zu einer der folgenden Risikogruppen: ❑ je 5
  Ausdauer- und Leistungssportler, Blutspender, Frauen, Frauen mit starken Monatsblutungen, Heranwachsende, Kinder mit Wachstumsstörungen, Personen mit Kupfermangel, Schwangere, Stillende, Vegetarier

Krankheiten mit erhöhtem Eisenbedarf

- Ich bin von einer der folgenden Erkrankungen betroffen: ❑ je 5
  Darmerkrankungen, Gastritis, Hämorrhoiden, Magen- oder Darmgeschwüre, Nierenerkrankungen mit Dialyse, Phenylketonurie, Zöliakie / Sprue

Arzneimittel, die den Bedarf erhöhen können

- Ich nehme regelmäßig eines der folgenden Medikamente ein: ❑ je 5
  Abführmittel, Antibiotika, ASS, Clofibrat, Colestyramin, Cortisonpräparate, EPO (Hormon zur Anregung der Blutbildung), Magensäurepuffer

Auswertung

Weniger als 15 Punkte: Sie dürften ausreichend mit Eisen versorgt sein. Es liegen bei Ihnen nahezu keine Anzeichen für unzureichende Versorgung oder erhöhten Bedarf durch Erkrankungen oder Arzneimitteleinnahme vor.

15 bis 25 Punkte: Sie können nicht unbedingt davon ausgehen, dass Sie ausreichend mit Eisen versorgt sind. Möglicherweise gehören Sie zu einer Risikogruppe (z. B. Blutspender, Frauen mit starken Monatsblutungen) oder haben einen erhöhten Eisenbedarf aufgrund Ihrer Ernährung (z.B. Vegetarier).

Mehr als 25 Punkte: Bei Ihnen ist ein erhöhter Eisenbedarf zu vermuten, möglicherweise durch eine gestörte Eisenaufnahme aufgrund von Arzneimitteleinnahme (z. B. Magensäurepuffer) bzw. durch eine Erkrankung. Sinnvoll ist eine Kontrolle Ihrer Eisenversorgung anhand der Ferritinspiegel im Blut. Sprechen Sie mit Ihrem Arzt darüber.

Lebensmittel, die Eisen enthalten

Lebensmittel	Eisengehalt (mg pro 100 g)
Schweineleber	15,8
Linsen	7,5
Miesmuscheln	5,1
Spinat	4,1
Roastbeef	2

Eisen aus Lebensmitteln tierischer Herkunft kann der Körper zu etwa 30% verwerten, das in pflanzlicher Kost enthaltene Eisen nur zu etwa 5%, da die darin enthaltenen Phosphate, Phytate und Oxalsäuren mit Eisen schwer lösliche Komplexe bilden. Vegetarier sind deshalb oft nicht gut mit Eisen versorgt.

Empfohlene Tagesdosis

Kinder ab 4 Jahre	8 – 15 mg
Jugendliche	12 – 15 mg
Erwachsene	10 – 15 mg
Schwangere und Stillende	30 bzw. 20 mg

Eisenpräparate sollten Sie möglichst nüchtern (1/2 – 1 Std. vor der Mahlzeit) und nur bei Magen-Darm-Beschwerden nach dem Essen einnehmen.
Vitamin C (z. B. im Orangensaft) verbessert die Eisenaufnahme.

Zu viel Eisen kann für Menschen mit einer genetisch bedingten Eisenspeicherstörung, einer so genannten Hämochromatose, gefährlich sein. Frühe Symptome sind Müdigkeit und Gelenkschmerzen. Die Betroffenen nehmen im Darm doppelt so viel Eisen auf wie Gesunde und reichern es im Körper an, wodurch das Risiko für Herzinfarkt und Diabetes steigt.

Verwahren Sie Eisenpräparate unzugänglich für Kinder auf. Bei Kleinkindern können schon kleine Mengen schädliche Folgen haben!

Medizinische Bedeutung

- **Sport:** In der Sportmedizin ist Eisenmangel einer der am häufigsten diagnostizierten Vitalstoffmängel. Dieser lässt sich leicht anhand der Ferritinwerte im Blut feststellen.
  Für den Sauerstofftransport im Blut und die Sauerstoffspeicherung im Muskel ist Eisen unersetzlich. Außerdem ist es an einer Vielzahl von Reaktionen des muskulären Energiestoffwechsels beteiligt. Ein Mangel äußert sich durch allgemeine und muskuläre Müdigkeit, Abnahme der Ausdauerleistung und erhöhte Infektanfälligkeit.
  Im Sport besteht ein erhöhter Eisenbedarf. In Folge der so genannten »Marschhämolyse« (Zerstörung roter Blutkörperchen unter der Fußsohle), insbesondere bei Läufern, kann es zu erhöhten Eisenverlusten kommen. Auch die Ausscheidung über den Schweiß und Stuhl ist erhöht. Sportlerinnen haben grundsätzlich einen erhöhten Eisenbedarf, da sie mit der Menstruationsblutung ohnehin Eisen verlieren.
- **Eisenmangelanämien:** Anämien können durch einen erhöhten Eisenbedarf in der Schwangerschaft oder aufgrund hoher Eisenverluste bei dialysepflichtiger Niereninsuffizienz, häufigem Blutspenden und im Leistungssport auftreten. Die gleichzeitige Ergänzung von Vitamin A, C, B_6, B_{12} und Folsäure hat einen günstigeren Einfluss auf die Anämie als Eisen alleine.

- **Phenylketonurie:** Die von dieser angeborenen Störung des Aminosäurestoffwechsels Betroffenen müssen darauf achten, dass in ihrer Nahrung die Aminosäure Phenylalanin, die vor allem im tierischen Eiweiß vorkommt, gemieden wird. Eisen und Selen werden aber normalerweise mit Nahrungseiweiß aufgenommen. Eine schlechte Eisenversorgung stört auch die Carnitinproduktion. Patienten mit Phenylketonurie sollten deshalb mit Eisen, L-Carnitin und auch Selen versorgt werden.
- **Schwangerschaft:** Der Ausspruch »Essen für zwei« trifft vor allem auf die Eisenversorgung in der Schwangerschaft zu: Der physiologische Eisenbedarf verdoppelt sich von 15 auf 30 mg Eisen pro Tag. Eisenmangel tritt besonders gegen Ende der Schwangerschaft und während der Stillzeit auf. Das Risiko für Frühgeburten, verringertes Geburtsgewicht und die Sterblichkeit bei Mutter und Kind steigt.
- **Weitere Anwendungsgebiete:** Chronische Müdigkeit, Restless Legs Syndrom.

Die Einnahme von Eisen, vor allem hochdosiert, kann zu Magen-Darm-Beschwerden führen, die Aufnahme und Wirksamkeit von Antibiotika und anderen Medikamenten kann sich verringern. Eisen ist ein Promoter für freie Radikale, d.h., die Bildung freier Radikale wird bei Anwesenheit von Eisen begünstigt. Aus diesem Grund empfiehlt sich auch die gleichzeitige Einnahme von Vitamin C, Vitamin E und Selen. Bei Gesunden konnte nach zweiwöchiger Eiseneinnahme ein Anstieg der Radikalproduktion um 40% beobachtet werden. Krebskranke und HIV-Infizierte sollten Eisen deshalb nur bei nachgewiesenem Eisenmangel einnehmen.

Wichtige Aufgaben und Funktionen des Eisens

Sauerstoffversorgung	Sauerstofftransport (Hämoglobin), Sauerstoffspeicherung im Muskel (Myoglobin)
Energiestoffwechsel	Energieproduktion, Elektronentransport in der Atmungskette (ATP-Produktion), Carnitin-Synthese
Kollagenbildung	Regeneration von Knochen, Knorpeln und Bindegewebe
Produktion von Hormonen und Neurotransmittern	Produktion von Botenstoffen und dem Schilddrüsenhormon Thyroxin im Gehirn
Entgiftungsprozesse	Entgiftung durch eisenhaltige Enzyme (z. B. freie Radikale durch die eisenabhängige Katalase)

Weitere Spurenelemente

Kupfer, Chrom, Mangan, Fluor, Molybdän, Bor und Vanadium

Kupfer

Funktion und Wirkung

Kupfer ist maßgeblich an der Kollagenbildung beteiligt, einem wichtigen Protein für gesunde Knochen, Haut und ein festes Bindegewebe. Vor allem aber wird es benötigt, um Eisen aus der Nahrung in den roten Blutfarbstoff Hämoglobin einzubauen. Kupfermangel kann deshalb eine Anämie (Blutarmut) hervorrufen.

Kupfer ist auch für Pigmentierung der Haut und Haare unverzichtbar, da es die Herstellung des Pigmentstoffs Melanin reguliert. Außerdem stärkt es das Immunsystem und erhält die Fruchtbarkeit. Kupfer ist Bestandteil zahlreicher Enzyme. Die zink- und kupferabhängige Superoxiddismutase (SOD) ist einer der wirksamsten Radikalfänger in unserem Körper überhaupt.

Ein Kupfermangel ist selten. Gewöhnlich tritt er nur bei Patienten mit Störungen der Nährstoffaufnahme auf. Auch Zink und Medikamente wie Magensäurepuffer und Rheumamittel können die Kupferaufnahme beeinträchtigen. Kupfermangel äußert sich durch Knochenbrüchigkeit, Blutarmut, Pigmentstörungen der Haut und Haare, Anstieg des schlechten LDL-Cholesterins, Gefäßbrüchigkeit, Unfruchtbarkeit und Anfälligkeit für Infekte.

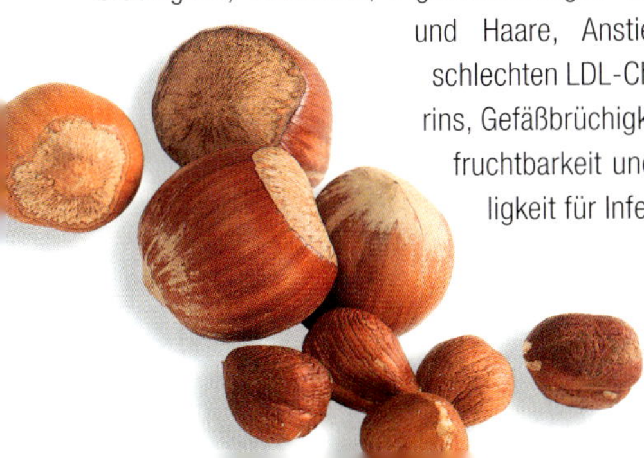

Nahrungsmittel, die Kupfer enthalten

Zu den kupferreichen Nahrungsmitteln zählen u. a. Innereien (Leber), Nüsse, Hülsenfrüchte, Kakao, Schokolade und Fisch.

Nahrungsmittel	Kupfergehalt (mg/100 g)
Bierhefe	3,32
Austern	2,5
Haselnuss	1,28
Feige	0,38

Empfohlene Tagesdosis

Kinder ab 4 Jahre	0,5 – 1,5 mg
Jugendliche	1,0 – 1,5 mg
Erwachsene	1,0 – 1,5 mg

Der Experten-Tipp

Wenn Sie länger als einen Monat ein Zinkpräparat (≥ 50 mg Zink/Tag) einnehmen, sollten Sie auch Kupfer ergänzen (0,5 – 2 mg/Tag).

Medizinische Bedeutung

- **Entzündungen:** Kupfer als Bestandteil der Superoxiddismutase (SOD) wird in Verbindung mit anderen Antioxidanzien auch bei entzündlichen Erkrankungen, z. B. bei Rheuma, eingesetzt.

- **Osteoporose:** Für die Betroffenen bedeutet Osteoporose einen starken Verlust der Lebensqualität bis hin zu lebenslanger Invalidität und Pflegebedürftigkeit. Die Weltgesundheitsorganisation (WHO) hat deshalb die Knochenkrankheit Osteoporose in die Liste der weltweit 10 bedeutendsten Krankheiten aufgenommen.
  Bei dieser Erkrankung des Skelettsystems nehmen Masse und Dichte der Knochen ab; mit der Zeit werden sie porös und brüchig. Knochen bestehen aus einem komplex aufgebauten, lebendigen Gewebe, das sich ständig erneuert und selbst repariert. Wichtigster Knochenbaustoff ist Calcium. Für die Knochengesundheit brauchen wir aber nicht nur Calcium, sondern auch andere knochenwirksame Vitalstoffe wie Vitamin D, Fluor und Kupfer. Erst durch Vitamin D wird Calcium in den Knochen eingebaut. Fluor unterstützt dabei die für den Knochenaufbau zuständigen Zellen, die so genannten Osteoblasten. Kupfer ist für die Produktion des Kollagens wichtig. Es verleiht den Knochen erst die gewünschte Elastizität und Belastbarkeit.
- **Entzündungen:** Kupfer als Bestandteil der Superoxiddismutase (SOD) wird in Verbindung mit anderen Antioxidanzien auch bei entzündlichen Erkrankungen (z. B. Rheuma) eingesetzt.

Zu viel Kupfer (>5 mg/Tag) kann Übelkeit, Erbrechen, Durchfall, Muskel- und Magenschmerzen verursachen.

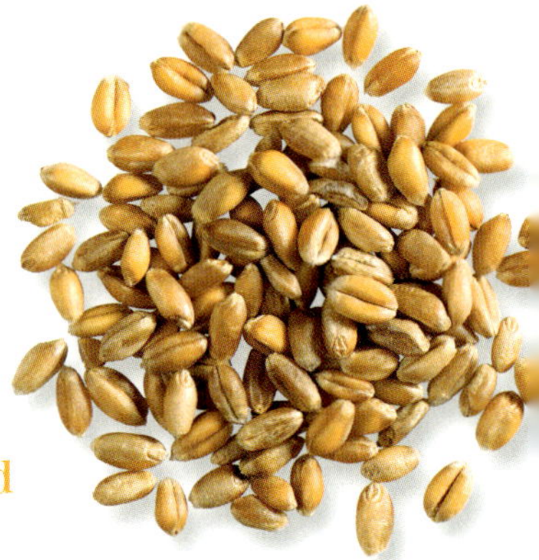

Chrom

Funktion und Wirkung

Das Spurenelement Chrom ist ein Bestandteil des so genannten Glucose-Toleranzfaktors. Dieser verbessert das Ansprechen der Körperzellen auf Insulin und die Glucoseverwertung in den Zellen. Eine gute Chromversorgung kann daher erhöhten Blutzuckerspiegeln vorbeugen. Das Hormon Insulin schleust Glucose (Traubenzucker) aus dem Blut in die Zellen, die den Zucker zu Energie verbrennen. Bei Chrommangel kommt es zu einem Anstieg der zirkulierenden Insulinmenge und einer Insulinresistenz, die Stoffwechselstörungen wie Übergewicht, zu hohe Blutfette und Diabetes nach sich ziehen kann.

Chrom hat zudem einen günstigen Einfluss auf den Fettstoffwechsel, weil es das Gesamtcholesterin senkt und das Verhältnis zwischen gutem HDL-Cholesterin und schlechtem LDL-Cholesterin verbessert. Neben dem Zucker- und Fettstoffwechsel unterstützt Chrom den Aminosäurehaushalt.

Nahrungsmittel, die Chrom enthalten

Zu den chromreichen Lebensmitteln gehören Vollkornprodukte, Bierhefe, Leber, Nieren und Pilze. Obst, Gemüse und einfache Zucker enthalten nur sehr wenig Chrom.

Nahrungsmittel	Chromgehalt (µg/100 g)
Weizenvollkornbrot	49
Champignons	10,3
Schweinekotlett	10
Roggenbrot	7,8
Austernpilze	7,4
Apfel	4

Empfohlene Tagesdosis

Kinder ab 4 Jahre	20 – 80 µg
Jugendliche	30 – 100 µg
Erwachsene	30 – 100 µg

Medizinische Bedeutung

- **Sport:** Bei intensiver körperlicher Belastung kommt es zu einer erhöhten Chromausscheidung mit dem Urin. Der Chrombedarf scheint insbesondere im Ausdauersport bei hohen Umsatzraten von Glucose und im Kraftsport für den Proteinaufbau erhöht zu sein. Chrom soll die Ausdauerleistung bei Sportlern verbessern, indem es einem schnellen Glykogenverlust der Muskulatur vorbeugt. Auch die Muskelkraft soll verbessert werden.
- **Diabetes Typ 2:** Das „tödliche Quartett", bei dem Übergewicht, eine gestörte Glucosetoleranz, Bluthochdruck und erhöhte Blutfette gemeinsam auftreten, ist die Vorstufe zum Alters- bzw. Typ-2-Diabetes. Bewegungsmangel und Überernährung sind Schuld am explosionsartigen Zuwachs des Typ-2-Diabetes, von dem auch immer mehr Kinder betroffen sind. Chrom kann Diabetikern die Kontrolle des Blutzuckerspiegels erleichtern; es hilft, den Zuckerspiegel im Blut zu normalisieren. In zahlreichen Studien konnten durch die Ergänzung von 200 – 600 µg Chrom pro Tag die Blutzuckerwerte und die Glucosetoleranz deutlich verbessert werden. Außerdem wurde das Gesamtcholesterin gesenkt, das HDL-Cholesterin erhöht und die Insulinresistenz verringert (auch der HbA1c-Wert).

Der Experten-Tipp:
Diabetiker sollten vor der Einnahme von Chrom mit ihrem Arzt sprechen. Chrom kann den Bedarf an Insulin oder anderen Diabetesmedikamenten verändern. Zur Unterstützung ihres Stoffwechsels wird Diabetikern empfohlen, neben Chrom auch auf eine gute Versorgung mit Zink, Magnesium, Mangan, Folsäure, Vitamin C, B_6 und E zu achten.

- **Übergewicht:** In einer Studie an übergewichtigen Frauen führte die tägliche Gabe von 600 µg Chrom zu einer deutlichen Reduktion des Körperfetts zugunsten einer Verbesserung der Muskelzellmasse, allerdings nur in Verbindung mit Ernährungsumstellung und regelmäßiger körperlicher Aktivität. Chrom alleine kann keine Gewichtsreduktion bewirken!

Mangan

Funktion und Wirkung

Der menschliche Körper enthält etwa 10 – 40 mg Mangan, besonders konzentriert in den Knochen. Mangan aktiviert als Bestandteil von mehr als 60 Enzymen zahlreiche Stoffwechselreaktionen. Durch diese Enzyme ist Mangan an der Knochen- und Knorpelbildung, der Entwicklung des zentralen Nervensystems, der Blutgerinnung und der Entwicklung der Spermien beteiligt. Manganhaltige Enzyme unterstützen zudem den Abbau des entzündungsfördernden Histamins, die Aktivität von Nervenbotenstoffen sowie die Verwertung von Kohlenhydraten und Fetten. Manganmangelerscheinungen sind selten. Sie äußern sich durch Störungen des Wachstums, des Knochenaufbaus, der Spermienbildung und der Blutgerinnung.

Nahrungsmittel, die Mangan enthalten

Manganreich sind Haferflocken, Weizenkeime, Roggenvollkornbrot und Tee.

Nahrungsmittel	Mangangehalt (µg/100 g)
Schwarzer Tee	73,4
Weizenkeime	11,4
Haselnüsse	5,7
Haferflocken	4,5

Empfohlene Tagesdosis

Kinder ab 4 Jahre	1,5 – 3,0 mg
Jugendliche	2,0 – 5,0 mg
Erwachsene	2,0 – 5,0 mg

Der empfohlene Bedarf wird in der Regel durch die Ernährung ausreichend gedeckt.

Medizinische Bedeutung

- **Asthma:** Asthma scheint mit Manganmangel einherzugehen. So konnte in Untersuchungen gezeigt werden, dass Asthmatiker viermal weniger Mangan in den Haaren als Gesunde haben und daher von einer zusätzlichen Mangangabe profitieren könnten.
- **Diabetes mellitus:** Mangan ist zusammen mit anderen Spurenelementen wie Chrom und Zink an der Bildung und Freisetzung des Insulins beteiligt. Diabetiker weisen um bis zu 50% niedrigere Manganspiegel auf. Möglicherweise sind deshalb auch die Glucosetoleranz und die Blutzuckerverwertung gestört.
- **Epilepsie:** Auch Epileptiker habe weniger Mangan im Blut und in den Haaren.

Der Experten-Tipp

Mangan gehört in der Regel zu den Bestandteilen von Multivitamin-Mineralstoff-Präparaten. In der Therapie wird Mangan in Tagesdosierungen zwischen 5 und 50 mg eingesetzt.

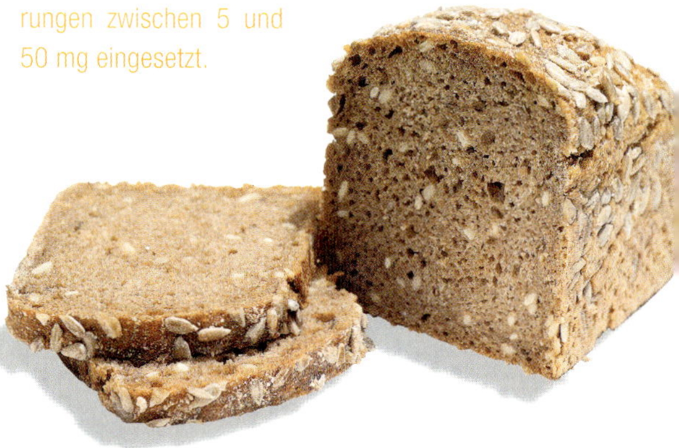

Fluor

Funktion und Wirkung

Mehr als 90% des Fluorbestandes im Körper ist als Fluorid in den Knochen und den Zähnen gebunden. Dadurch gewinnen diese an Härte und chemischer Widerstandskraft. Fluorid steigert in hoher Dosierung auch die Aktivität der knochenaufbauenden Zellen, der so genannten Osteoblasten. Neben der Kariesprophylaxe wird Fluorid daher auch in der Osteoporose-Therapie eingesetzt.

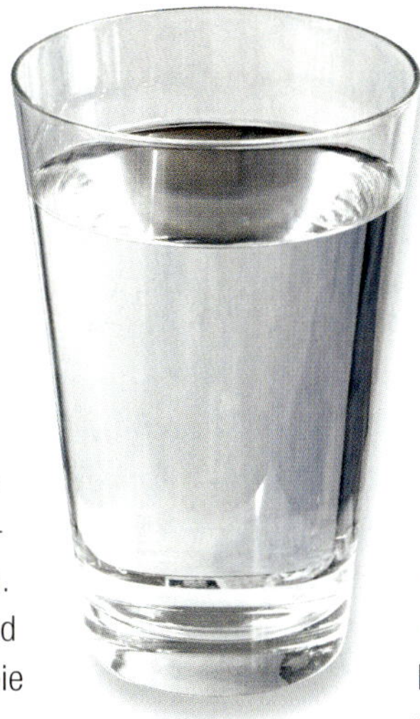

Nahrungsmittel, die Fluorid enthalten

Der wichtigste Fluoridlieferant ist das Trinkwasser, das bei uns allerdings nur einen relativ niedrigen Fluorgehalt (< 0,25 mg/l) aufweist. Säuglinge und Kleinkinder erhalten das notwendige Fluorid gewöhnlich über Fluoridtabletten, während Jugendliche und Erwachsene ihren Fluoridbedarf über fluoridiertes Speisesalz decken.

Der Experten-Tipp

Bei langfristiger überhöhter Fluoridzufuhr können sich bei Kindern weiße Flecken im Zahnschmelz (Zahnfluorose) bilden. Sprechen Sie, bevor Ihr Kind Fluoridtabletten zur Kariesprophylaxe einnimmt, immer erst mit Ihrem Zahnarzt! Viele Zahnärzte empfehlen heute keine Fluoridtabletten mehr, sondern nur noch die äußerliche Fluoridanwendung in Form von Zahncremes.

Medizinische Bedeutung

- **Kariesvorbeugung:** Karies gehört weltweit zu den häufigsten Erkrankungen. Täglich bauen Millionen von Plaquebakterien im Zahnbelag Zucker und andere Speisereste zu Säuren ab, die unseren Zahnschmelz angreifen. Diese Säuren lösen Hydroxylapatit aus dem Zahnschmelz und zerstören die Zahnoberfläche. Fluoridhaltige Zahncremes verleihen den Zähnen eine höhere Säureresistenz durch eine harte Schutzschicht. Säurefraß und Kariesbildung wird dadurch erfolgreich vorgebeugt. Fluorid hemmt nicht nur die Plaquebildung und Säureproduktion, sondern auch das Bakterienwachstum und fördert die Remineralisierung leichter Zahnschmelzdefekte.

Die Schmerzempfindlichkeit der Zahnhälse auf kalte, süße oder saure Speisen nimmt bei regelmäßiger Anwendung fluoridhaltiger Zahncremes ab.

Die Kariesprophylaxe mit Fluorid ist in der Zeit vor und während der Zahndurchbrüche am wirksamsten. Das bedeutet, dass bei Kindern schon kurz nach der Geburt mit der Fluorid-Prophylaxe begonnen und diese bis ins Schulalter fortgeführt werden sollte. In Abhängigkeit vom Lebensalter und des Fluoridgehaltes im Trinkwasser wird bei Kindern die täglich Gabe von 0,25 – 1 mg Fluorid in Form von Fluoridtabletten (in Kombination mit Vitamin D) empfohlen. Anschließend erfolgt die Kariesvorbeugung mit Hilfe fluoridhaltiger Zahnpasten oder Zahngelées.

Molybdän

Funktion und Wirkung

Molybdän ist ein Spurenelement, das vor allem in Skelett und Leber, aber auch in Zähnen, Nieren und Haut eingelagert ist. Es ist an vielen Enyzmaktivitäten beteiligt, besonders bei der Verarbeitung schwefelhaltiger Substanzen, z. B. giftiger Sulfite. Molybdän wird auch für den optimalen Transport von Eisen sowie für dessen Speicherung benötigt. Als Bestandteil des Enzyms Xanthinoxidase sorgt es für die Bildung von Harnsäure. Molybdän soll zudem vor Karies schützen, da es die Einlagerung von Fluorid in den Zahnschmelz erleichtert. Ein Molybdänmangel kann durch jahrelange falsche Ernährung oder entzündliche Darmerkrankungen (Morbus Crohn, Colitis ulcerosa) entstehen.

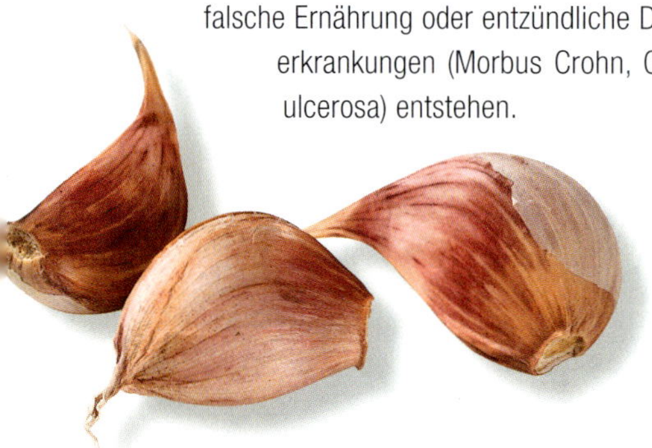

Nahrungsmittel, die Molybdän enthalten

Gute Quellen für Molybdän sind Hülsenfrüchte und Vollkrongetreide.

Nahrungsmittel	Molybdän (µg/100g)
Rotkohl	127
Reis, poliert	80
Knoblauch	70
Erbsen	70
Spinat	53
Zwiebel	32

Empfohlene Tagesdosis

Kinder ab 4 Jahre	30 – 75 µg
Jugendliche	50 – 100 µg
Erwachsene	50 – 100 µg

Der Experten-Tipp

Molybdän gehört in der Regel zu den Bestandteilen von Multivitamin-Mineralstoff-Präparaten.

Bor

Bor greift in die Regulation des Stoffwechsels von Calcium, Magnesium, Estradiol und Vitamin D ein. Die tägliche Zufuhr von 3 mg Bor führte in einigen Untersuchungen bei Frauen nach der Menopause zu einem Anstieg des 17-β-Estradiols und einer deutlichen Reduktion der Calciumausscheidung über den Urin. Möglicherweise können Frauen mit Osteoporose neben Calcium, Kupfer, Fluor und Vitamin D von einer ergänzenden Zufuhr von Bor profitieren.

Vanadium

Die essenzielle Funktion von Vanadium ist für einige Tierarten und Algen belegt, jedoch noch nicht für den Menschen. Vanadium kommt in fast allen Körperzellen vor. Es stimuliert die Insulinausschüttung und steigert die Glucoseaufnahme in die Zellen. In bisher durchgeführten Untersuchungen an Patienten mit Typ-2-Diabetes führte die Ergänzung von Vanadium zu einer Verringerung der Insulinresistenz sowie zu einer Verbesserung der Insulinempfindlichkeit und des Zuckerstoffwechsels. Vanadium ist in höheren Dosen giftig und kann Leberschäden verursachen. Deshalb können für Vanadium bisher keine Zufuhrempfehlungen ausgesprochen werden.

Wichtige Aufgaben und Funktionen der Spurenelemente

Kupfer	Knochenaufbau, Eisenstoffwechsel, antioxidativer Zellschutz
Chrom	Zuckerverwertung (Diabetes mellitus), Fettstoffwechsel
Mangan	Zuckerverwertung, Kollagenbildung, antioxidativer Zellschutz
Fluor	Zahngesundheit (Schutz vor Karies), Knochenfestigkeit
Molybdän	Stoffwechsel schwefelhaltiger Aminosäuren, Zahngesundheit
Bor	Knochen-, Hormonstoffwechsel
Vanadium	Zuckerverwertung, Insulinstoffwechsel

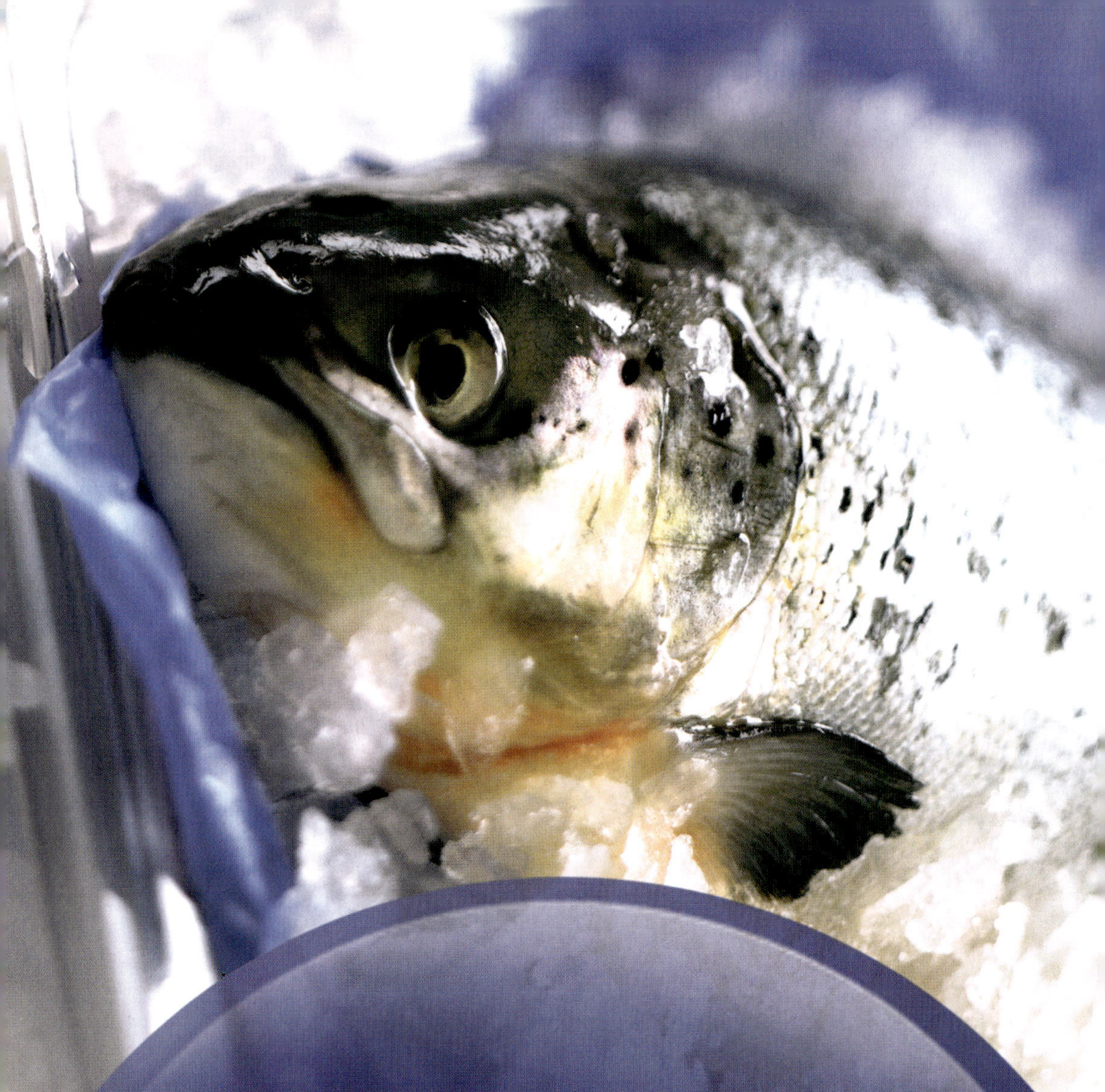

Essenzielle Fettsäuren

Einleitung

Fett ist der wichtigste Energielieferant mit dem höchsten Brennwert in unserer Nahrung. Im Körper fungiert Fett als Energiereserve und als Isolierschicht gegen Kälte. Zu viel Fett macht fett – über 50% der Erwachsenen in Deutschland sind übergewichtig! Wir essen nicht nur zu viel, sondern auch die falschen Fette. Die Qualität eines Fettes hängt vom Gehalt der unterschiedlichen Fettsäuren ab. Sie sind natürliche Bestandteile aller Fette und Öle und lassen sich aufgrund ihrer Zusammensetzung in drei Gruppen unterteilen:

- gesättigte (z. B. Palmitinsäure in Butter, Palmkern- und Kokosfett),
- einfach ungesättigte (z. B. Ölsäure im Olivenöl und Rapsöl) und
- mehrfach ungesättigte Fettsäuren (z. B. Omega-3-Fettsäuren im Lachsöl).

Je höher der Anteil an ungesättigten Fettsäuren in einem Fett ist, desto flüssiger ist es.

Fettsäuren sind an vielen lebenswichtigen Prozessen im Körper beteiligt. Dazu gehören u.a. das Immunsystem, die Regulation des Blutdrucks, die Entwicklung des Nervensystems, die Blutgerinnung sowie der Aufbau aller Zellmembranen, die über die Stoffwechselleistung der Körperzellen entscheiden.

Gesättigte Fettsäuren

Tierische Lebensmittel wie fettes Fleisch und Wurstwaren sind reich an gesättigten Fettsäuren. Diese steigern die Blutspiegel des schädlichen LDL-Cholesterins und erhöhen damit das Arteriosklerose-Risiko.

Einfach ungesättigte Fettsäuren

Indem Sie gesättigte Fettsäuren (z. B. in der Butter) durch einfach ungesättigte Fettsäuren ersetzen, senken Sie nicht nur den Anteil des Gesamtcholesterins im Blut, sondern auch den des »schlechten« LDL-Cholesterins. Die wichtigsten Lieferanten für einfach ungesättigte Fettsäuren sind Oliven- und Rapsöl.

Mehrfach ungesättigte Fettsäuren

Die mehrfach ungesättigten Fettsäuren werden in Omega-6- und Omega-3-Fettsäuren eingeteilt. Linolsäure ist eine mehrfach ungesättigte Omega-6-Fettsäure, die z. B. im Soja- und Maiskeimöl vorkommt. Lein- und Rapsöl enthalten die Omega-3-Fettsäure Alpha-Linolensäure.

Die wichtigsten Omega-6-Fettsäuren sind die Linolsäure, Gamma-Linolensäure (GLA) und Arachidonsäure. Sie sind vor allem in pflanzlichen Ölen enthalten. Linolsäure, die Ausgangsfettsäure der Omega-6-Fettsäuren, kommt reichlich in Sonnenblumenöl, Sojaöl und Pflanzenmargarine vor. Aus Arachidonsäure in tierischen Fetten werden im Körper hormonähnliche Entzündungsvermittler gebildet. Diese haben bei vielen entzündlichen Erkrankungen wie z. B. Rheuma ihre Finger im Spiel. Arachidonsäurereiche Nahrungsmittel wie Fleisch oder Wurstwaren sollten daher bei entzündlichen Erkrankungen (z. B. Rheuma, Schuppenflechte) gemieden werden. Gamma-Linolensäure (GLA) wird vom Körper in hormonähnliche Stoffe (Prostaglandine der Serie 1) umgewandelt. Sie wirken entzündungshemmend und schützen die Membranen der Nervenzellen.

Zu den wichtigsten Omega-3-Fettsäuren gehören Alpha-Linolensäure, Eicosapentaensäure (EPA) und Docosahexaensäure (DHA). Alpha-Linolensäure, die Ausgangsfettsäure im Stoffwechsel der Omega-3-Fettsäuren, findet sich in Farnen, Moosen und einigen pflanzlichen Ölen wie Leinsamen- und Rapsöl.

Omega-3-Fettsäuren

Die Verteidiger von Herz und Hirn

Funktion und Wirkung

Unter gesundheitlichen Aspekten sind die im fetten Öl von Seefischen (z. B. Hering, Lachs, Makrele) vorkommenden mehrfach ungesättigten Omega-3-Fettsäuren Eicosapentaen- (EPA) und Docosahexaensäure (DHA) besonders wichtige und vielseitig verwendbare Vitalstoffe. Sie sind unentbehrliche Bausteine jeder Zellmembran und daher maßgeblich für unsere Gesundheit verantwortlich. Sie wirken entzündungshemmend, senken erhöhte Blutfette, schützen unsere Gefäße, steigern die Konzentrationsfähigkeit und beugen verschiedenen Zivilisationskrankheiten wie Herzinfarkt und Schlaganfall vor. Da unser Körper die beiden essenziellen Fettsäuren nicht herstellen kann, müssen wir sie regelmäßig mit der Nahrung zuführen.

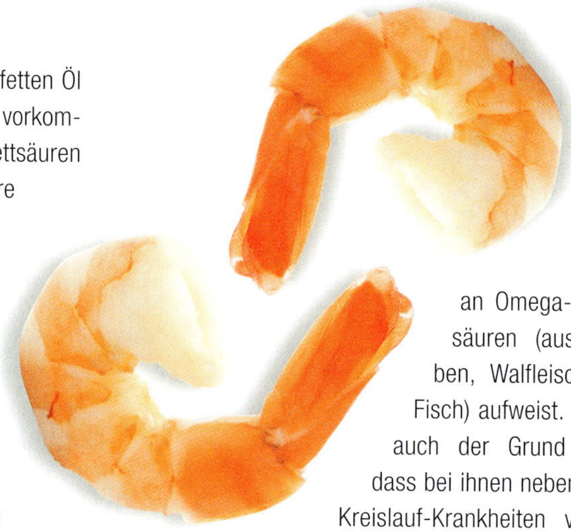

Aufgaben der Omega-3-Fettsäuren

Dänische Wissenschaftler stellten fest, dass die Eskimos in Grönland deutlich bessere Blutfettwerte aufweisen als der Durchschnittseuropäer. Obwohl sich die Eskimos relativ fett- und cholesterinreich ernähren, haben sie eine drastisch verringerte Herzinfarktrate (7%) im Vergleich zu Westeuropäern (50%). Die Ursache hierfür liegt in der traditionellen Eskimoernährung, die einen relativ niedrigen Anteil an Omega-6-Fettsäuren, dafür aber einen sehr hohen Anteil an Omega-3-Fettsäuren (aus Robben, Walfleisch und Fisch) aufweist. Das ist auch der Grund dafür, dass bei ihnen neben Herz-Kreislauf-Krankheiten vor allem auch entzündliche Erkrankungen viel seltener auftreten.

Aufgrund ihrer entzündungshemmenden und herzschützenden Eigenschaften werden die Omega-3-Fettsäuren vor allem in der Vorbeugung und Behandlung von Herz-Kreislauf-Erkrankungen und entzündlichen Krankheiten wie Rheuma, Schuppenflechte, Multiple Sklerose, Morbus Crohn und Allergien eingesetzt.

Der übermäßige Konsum von an Omega-6-Fettsäure reichen Nahrungsmitteln und viel zu geringe Omega-3-Fettsäureanteile in unserer Ernährung werden für die Entwicklung zahlreicher Zivilisationskrankheiten wie Allergien, Asthma, Herzinfarkt, Bluthochdruck, Schlaganfall, Rheuma und mancher Krebsarten verantwortlich gemacht.

Ihre Checkliste für Omega-3-Fettsäuren

Ernährung und Lebensstil

- Ich bevorzuge Fleisch und lehne Fischgerichte ab ❑ 5
- Seltener als zwei- bis dreimal pro Woche esse ich Seefisch ❑ 5
- Ich mache regelmäßig Diäten oder Fastenkuren ❑ 3
- Wurst (z. B. Leberwurst) esse ich regelmäßig ❑ 3
- Ich ernähre mich einseitig von Fertiggerichten, Konserven oder Fastfood ❑ 3
- Ich treibe regelmäßig zwei- bis dreimal pro Woche Sport ❑ 3
- Ich esse gerne fettes Fleisch ❑ 3
- Ich esse gerne Speck ❑ 5
- Ich ernähre mich vegetarisch ❑ 3
- Zum Kochen benutze ich gerne Schweineschmalz oder Butter ❑ 5
- Drei- bis viermal pro Woche esse ich ein Frühstücksei ❑ 5

Mangelsymptome

- Ich neige zu Allergien ❑ 5
- Ich habe Konzentrations- und Gedächtnisstörungen ❑ 3
- Ich leide unter Schleimhautentzündungen (z. B. im Magen-Darm-Trakt) ❑ 3
- Gelenkschmerzen machen mir zu schaffen ❑ 5
- Oft bin ich reizbar oder aggressiv, habe schwache Nerven ❑ 3
- Ich leide unter Durchblutungsstörungen ❑ 3
- Mein Blutdruck ist zu hoch ❑ 3
- In Armen oder Beinen habe ich Gefühlsstörungen (Fußbrennen, Kribbeln in den Armen) ❑ 3
- Ich bin anfällig für Infekte ❑ 3
- Meine Blutfettwerte (v.a. Triglyceride) sind zu hoch ❑ 5
- Die Fettaufnahme und –verdauung ist gestört ❑ 3
- Ich habe entzündliche Hauterkrankungen (z. B. Neurodermitis, Psoriasis) ❑ 3
- Meine Haut ist trocken und schuppt sich, bildet Ekzeme ❑ 5
- Ich leide unter depressiven Verstimmungen ❑ 3
- Ich leide unter Muskelschwäche ❑ 3

Risikogruppen

- Ich gehöre zu einer Risikogruppe: ❑ je 5
  Ältere Menschen (> 65 Jahre), Heranwachsende, Schwangere, Sportler, Stillende, Vegetarier

Krankheiten mit erhöhtem Bedarf an Omega-3-Fettsäuren

- Ich bin von einer Erkrankung betroffen: ❑ je 5
  Alzheimer, Asthma, Chronische Leber- oder Nierenerkrankungen, Diabetes, Durchblutungsstörungen, entzündliche Darmerkrankungen, Entzündung der Bauchspeicheldrüse, Fettstoffwechselstörung (hohe Triglyceridwerte), Herz-Kreislauf-Erkrankungen, Krebserkrankungen, Multiple Sklerose, Neurodermitis, Rheuma, Schizophrenie, Schuppenflechte, Transplantation

Wenn Sie eines der folgenden Arzneimittel einnehmen, können sie von Omega-3-Fettsäuren profitieren ❑ je 5

- Antirheumatika, Blutdrucksenker, Blutfettsenker, Ciclosporin A, Cortisonpräparate, Entzündungshemmer, Herzmittel, Isotretinoin

Auswertung

Weniger als 15 Punkte: Sie dürften ausreichend mit Omega-3-Fettsäuren versorgt sein. Bei Ihnen kommt sicherlich 2–3x pro Woche Seefisch auf den Tisch.

15 bis 25 Punkte: Sie können nicht unbedingt davon ausgehen, dass Sie ausreichend mit Omega-3-Fettsäuren versorgt sind. Möglicherweise gehören Sie zu einer Risikogruppe oder haben einen erhöhten Bedarf aufgrund Ihrer Ernährung. Eine regelmäßige Ergänzung von 500 mg Omega-3-Fettsäure (Kapseln) pro Tag ist sicherlich sinnvoll.

Mehr als 25 Punkte: Bei Ihnen ist ein erhöhter Bedarf an Omega-3-Fettsäuren zu vermuten, z. B. durch eine entzündliche Erkrankung (z. B. Rheuma). Sprechen Sie mit Ihrem Arzt darüber und ergänzen Sie regelmäßig Omega-3-Fettsäuren in Form von Omega-3-Konzentrat-haltigen Kapseln aus Ihrer Apotheke.

Der Experten-Tipp

In Europa besteht derzeit ein erheblicher Mangel an Omega-3-Fettsäuren aufgrund des starken Rückgangs des Fischverzehrs. Wenn auf Dauer zu wenig Omega-3-Fettsäuren zugeführt werden, kann das mit der Zeit ernsthafte Gesundheitsstörungen nach sich ziehen, bei Kindern die Entwicklung von Hautekzemen und bei Erwachsenen das Risiko für Herz-Kreislauf-Krankheiten sowie für entzündliche Erkrankungen und Allergien. Denken Sie also daran: Fisch gehört auf den Tisch, mindestens 1x pro Woche! Für diejenigen, die Fisch nicht mögen, stehen auch Omega-3-haltige Kapseln zur Verfügung. Um ihre volle Wirksamkeit im Körper entfalten zu können, müssen Omega-3-Fettsäuren dem Körper regelmäßig (täglich) in ausreichender Menge zugeführt werden. Wenn Sie Omega-3-Fettsäuren einnehmen, ergänzen Sie auch immer eine Kombination von Antioxidanzien, damit die Fettsäuren stabil und somit wirksam bleiben.

Lebensmittel, die Omega-3-Fettsäuren enthalten

Vor allem fetter Seefisch versorgt uns mit Omega-3-Fettsäuren, aber auch manche Pflanzenöle sind gute Lieferanten. Die gesundheitlich wirksamen Omega-3-Fettsäuren EPA und DHA sind allerdings nur im Fisch enthalten.

Empfohlene Tagesdosis

Kinder bis 4 Jahre	0,5 g
Jugendliche	0,5 g
Erwachsene	0,5 g

Marktübliche Fischölpräparate enthalten in der Regel etwa 30% Omega-3-Fettsäuren, sodass eine Einnahme von 750 mg Fischöl etwa 250 mg Omega-3-Fettsäuren (ca. 1/3) entspricht.

Medizinische Bedeutung

- **Herz-Kreislauf-Erkrankungen:** Omega-3-Fettsäuren (1,5 – 6 g/Tag) senken erhöhte Blutfette und wirken blutdrucksenkend. Darüber hinaus stabilisieren sie den Herzrhythmus, verbessern die Fließeigenschaften des Blutes und verringern die Verklumpungsneigung der Blutplättchen. In einer klinischen Studie an über 11 000 Herzinfarkt-Patienten senkte die tägliche Gabe von 1000 mg Omega-3-Fettsäuren über dreieinhalb Jahre das Risiko für einen tödlichen Herzinfarkt um 30%.
- **Erhöhte Blutfette:** Beachtlich ist die rasche und effektive Senkung der Triglyceride (bis zu 58%) und der VLDL-Werte (um 42%) durch die Einnahme von Omega-3-Fettsäuren (1,5 – 6 g/Tag), vor allem in Verbindung mit einer an gesättigten Fettsäuren armen Diät. Das gute HDL-Cholesterin wird durch Omega-3-Fettsäuren leicht erhöht und das LDL-HDL-Verhältnis verbessert.
- **Diabetes mellitus:** 40% aller Diabetiker sterben an Herz-Kreislauf-Erkrankungen. Erhöhte Triglyceridwerte sind vor allem bei Diabetikern ein wichtiger Risikofaktor für Herzinfarkt und Schlaganfall. Omega-3-Fettsäuren besitzen eine ausgeprägte triglyceridsenkende Wirkung und verbessern insbesondere die Durchblutung der kleinen Gefäße (z. B. in den Nieren). Diabetiker sollten Omega-3-Fettsäuren immer zusammen mit Vitamin E und anderen Antioxidanzien ergänzen.
- **Rheuma:** Rheuma ist eine Sammelbezeichnung für mehr als 100 unterschiedliche Erkrankungen mit Schmerzen der Bewegungsorgane und einge-

schränkter Beweglichkeit der Gelenke. In klinischen Studien verringerte die Gabe von Omega-3-Fettsäuren deutlich die morgendliche Gelenksteifigkeit, die Schwellung und die Schmerzhaftigkeit der Gelenke. Auch der Schmerzmittelbedarf kann reduziert werden. Bei rheumatischen Erkrankungen werden 2,5 – 6 g/Tag in Verbindung mit einer an Archachidonsäure armen Kost und der Ergänzung von Antioxidanzien empfohlen.

- **Schwangerschaft / Stillzeit:** Schwangere und stillende Frauen sollten unbedingt auf eine ausreichende Versorgung, vor allem mit Docosahexaensäure (DHA), achten. Ein DHA-Mangel kann bei Frühgeborenen zu Störungen in der geistigen Entwicklung, des Sehvermögens und des Wachstums führen. Omega-3-Fettsäuren machen Babys schlauer! Das Risiko für Schwangerschaftskomplikationen (Bluthochdruck) wird durch Omega-3-Fettsäuren verringert. In der Schwangerschaft und Stillzeit werden 1 – 3 g empfohlen.
- **Weitere Anwendungsgebiete:** Alzheimer, Asthma, chronisch entzündliche Darmerkrankungen, entzündliche Hauterkrankungen (Akne, Neurodermitis, Psoriasis), Fettleber, Hyperaktivität, Krebs, Migräne, Multiple Sklerose. Hier kommen zum Teil sehr hohe Dosierungen zum Einsatz.

Die Blutgerinnung kann durch Omega-3-Fettsäuren verzögert werden. Wenn Sie blutgerinnungshemmende Medikamente einnehmen, sollten Sie zuvor mit Ihrem Arzt sprechen!

Wichtige Aufgaben und Funktionen der Omega-Fettsäuren

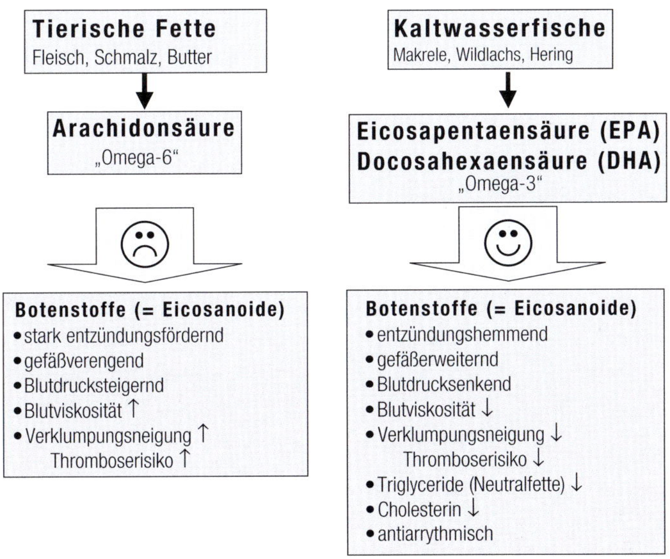

Gamma-Linolensäure (GLA)

Die Hüterin der Nervenzellen

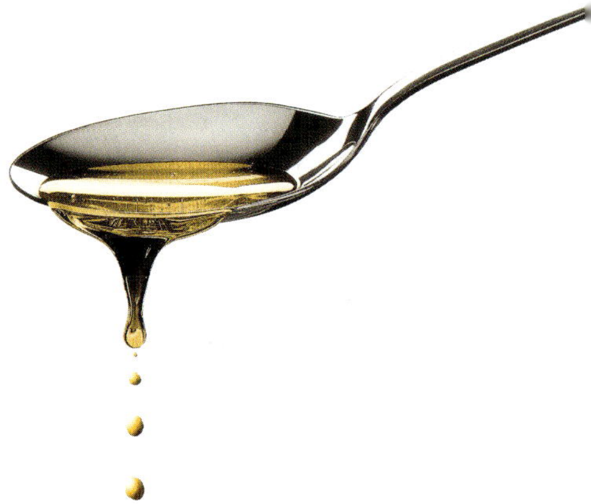

Funktion und Wirkung

Das pflanzliche Öl der nordamerikanischen Nachtkerze wird seit langem zu medizinischen Zwecken eingesetzt, unter anderem bei Blutergüssen, Hämorrhoiden, Hals- und Magenschmerzen. Es enthält eine spezielle Fettsäure, die Gamma-Linolensäure (GLA), die im Körper in entzündungshemmende Botenstoffe (Prostaglandine der Serie 1) umgewandelt wird.

Auch im Borretschöl ist diese Omega-6-Fettsäure enthalten. Für die normale Entwicklung des Nervensystems sowie für die intakte Immunfunktion ist sie unverzichtbar. GLA wird vor allem zur Behandlung der Neurodermitis, der diabetischen Neuropathie, beim Prämenstruellen Syndrom und bei Migräne eingesetzt.

Medizinische Bedeutung

- **Diabetische Neuropathie:** Klinische Studien haben gezeigt, dass Gamma-Linolensäure in der Lage ist, das Fortschreiten der diabetischen Neuropathie zu hemmen. Diese Nervenschäden äußern sich an den Händen und Füßen durch Taubheit, Ameisenlaufen, Prickeln und Gefühlsverlust.
  Bei diabetischer Neuropathie werden zur Besserung der Nervenstörungen täglich 400 – 600 mg empfohlen.
- **Neurodermitis:** Gamma-Linolensäure wird im Körper in entzündungshemmende Prostaglandine umgewandelt. Ein Mangel an diesen Botenstoffen ist mit einer Störung des Immunsystems und einer erhöhten Allergieneigung verbunden. In der Therapie der Neurodermitis wird eine regelmäßige Zufuhr von 150 – 300 mg GLA/Tag für Kinder und 400 – 1000 mg/Tag für Erwachsene empfohlen. Zur Besserung der Symptomatik (Juckreiz, Schuppenbildung, Rötung) ist nur eine langfristige und regelmäßige Einnahme sinnvoll! Neben der oralen Anwendung erfolgt unterstützend eine Anwendung in Form GLA-haltiger Salben oder Cremes.
- **Weitere Anwendungsgebiete:** Akne, Migräne, Multiple Sklerose, Prämenstruelles Syndrom.

Epileptiker sollten mit Ihrem Arzt Rücksprache halten, bevor sie Gamma-Linolensäure einnehmen. Durch hohe Dosen kann bei Epileptikern die Anfallsneigung gesteigert werden.

Ihre GLA-Checkliste

Mögliche Mangelsymptome

- Ich neige zu Allergien ❑
- Oft bin ich reizbar oder aggressiv, habe schwache Nerven ❑
- In Armen oder Beinen habe ich Gefühlsstörungen (z. B. Fußbrennen oder Kribbeln in den Armen) ❑
- Ich bin anfällig für Infekte ❑
- Bei mir sind Fettaufnahme und –verdauung gestört ❑
- Mein Haut ist trocken, schuppig und bildet Ekzeme ❑
- Ich leide unter entzündlichen Hauterkrankungen wie Neurodermitis ❑

Risikogruppen

- Ich gehöre zu einer der folgenden Risikogruppen: ❑
- Schwangere oder stillende Frauen ❑
- Kinder mit Wachstumsstörungen ❑
- Heranwachsende ❑

Krankheiten mit erhöhtem GLA-Bedarf

- Ich bin von einer der folgenden Erkrankungen betroffen: ❑
- Diabetes mellitus ❑
- Diabetische Neuropathien ❑
- Fettleber ❑
- Multiple Sklerose ❑
- Neurodermitis ❑
- Prämenstruelles Syndrom ❑
- Rheuma ❑

Auswertung

Je mehr Fragen Sie als zutreffend beantwortet haben, desto eher können Sie von der Einnahme eines Gamma-Linolensäure-Präparats profitieren.

Konjugierte Linolensäure (CLA)

Die Bodybuilderin

Funktion und Wirkung

Konjugierte Linolensäure (CLA = Conjugated Linoleic Acid) ist ein Sammelbegriff für besondere Fettsäuren, die von Mikroorganismen im Magen von Rindern und Schafen gebildet werden.

Das wissenschaftliche Interesse an dieser besonderen Fettsäureform wächst ständig, seit man in Tierversuchen eine vorbeugende Wirkung auf Krebserkrankungen (Haut-, Brustkrebs) und Herz-Kreislauf-Krankheiten beobachtet hat. Das Gesamtcholesterin und schlechte LDL-Cholesterin sowie die Verklumpungsneigung der Bluttplättchen sollen durch CLA verringert werden. Darüber hinaus haben CLA einen günstigen Einfluss auf die Körperzusammensetzung. Der Körperfettanteil soll durch CLA verringert und gleichzeitig der Anteil an Muskelmasse erhöht werden. Da auch der Appetit durch CLA gezügelt wird, könnten CLA bei Übergewichtigen und in der Vorbeugung und Therapie des Altersdiabetes nützlich sein.

Nahrungsmittel, die CLA enthalten

Milch und Milchprodukte einschließlich Butter und Joghurt sind reich an CLA (bis zu 30 mg pro g Milchfett), auch das Fleisch von Wiederkäuern. Butter enthält relativ viel CLA, ist allerdings auch sehr kalorienreich. Um täglich 2 – 5 g CLA über die Ernährung aufzunehmen, müsste man beispielsweise 600 – 1500 g Butter essen.

Medizinische Bedeutung

- **Kraftsport:** Die Wirkung der CLA auf die Zusammensetzung der Fett- und Muskelmasse hat vor allem bei Kraftsportlern und Bodybuildern das Interesse an CLA geweckt. Unter der täglichen Einnahme von 2 – 5 g CLA berichten Bodybuilder schon nach zwei bis drei Monaten von deutlicher Reduktion des Körperfettanteils und Steigerung der Muskelmasse.

Der Exerten-Tipp

CLA-Präparate sind relativ teuer und daher vor allem für Topathleten geeignet.

Im Kraftsport werden täglich 2 – 5 g CLA empfohlen, die über einen Zeitraum von zwei bis drei Monaten (z. B. vor einem Wettkampf) eingenommen werden.

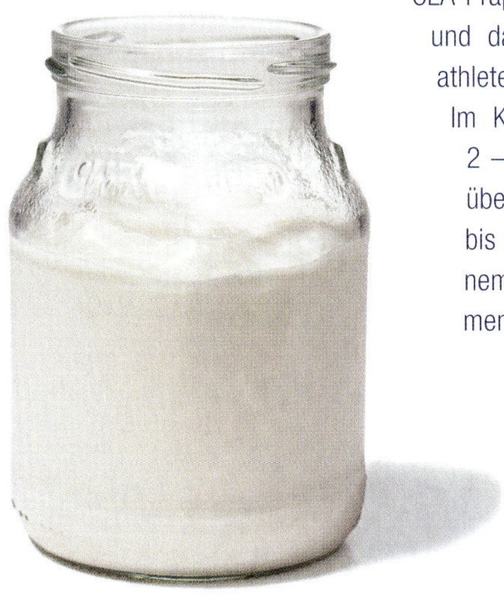

Phospholipide

Die natürlichen Blutfettsenker

Funktion und Wirkung

Jede Zelle, aber auch ihre Bestandteile wie der Zellkern oder die Zellkraftwerke (Mitochondrien) sind von einer schützenden Doppelmembran umgeben. Phospholipide zählen zu den wichtigsten Bauteilen dieser biologischen Membranen, die unseren Zellen die notwendige Belastbarkeit, Elastizität und Stabilität verleihen. Besonders aktive Phospholipide pflanzlichen Ursprungs werden auch als »Lipostabile« bezeichnet. Elastische Zellmembranen sind die wesentliche Voraussetzung für den reibungslosen Nährstoff- und Informationsaustausch im Körper. Auch die Zellkommunikation, die Aktivität von Enzymen und die Bildung von Hormonen, Nerven- und Immunbotenstoffen sind davon abhängig.

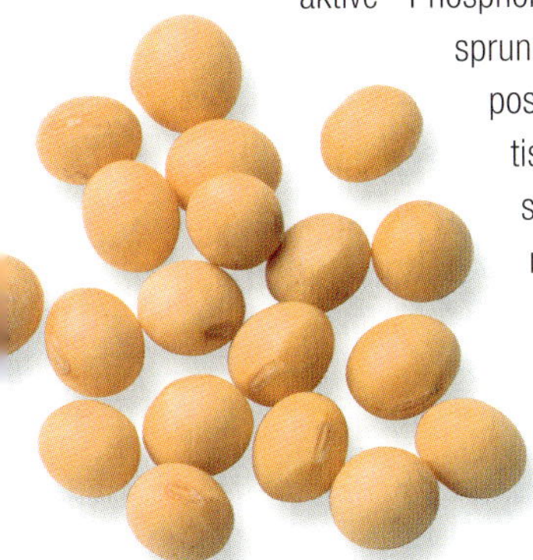

Der hohe Phospholipidanteil unseres Nervengewebes ist notwendig, um »Kurzschlüsse« zwischen den äußerst dicht gepackten Nervenzellen zu verhindern. Phospholipide beeinflussen also in großem Maße alle natürlichen Regelkreise unseres Körpers.

In besonders hohen Konzentrationen kommen Phospholipide im Nervengewebe und in der Leber vor. Lecithin (Phosphatidylcholin) ist das am häufigsten vertretene Phospholipid.

Alle Phospholipide können im Körper gebildet werden, sofern eine gute Versorgung mit hochwertigen Baustoffen wie Cholin, Inositol, ungesättigten Fettsäuren und Mikrovitalstoffen gegeben ist.

Lebensmittel, die Phospolipide enthalten

Phospholipide kommen vor allem in Eigelb und Leber vor. Unter den pflanzlichen Lebensmitteln ist Soja besonders reich an Lecithin.

Medizinische Bedeutung

- **Erhöhte Blutfette:** Phosopholipide pflanzlichen Ursprungs (Lipostabile) sind ein natürliches Mittel, das zur Behandlung erhöhter Blutfette eingesetzt werden kann.
  Sie zeichnen sich durch einen besonders hohen Gehalt an ungesättigten Fettsäuren aus. In verschiedenen Studien wurde durch Lipostabile eine Senkung des LDL-Cholesterins um 15 – 20% und gleichzeitig eine Erhöhung des herzschützenden HDL-Choelsterins zwischen 15 und 30 Prozent erzielt. Phospholipide sind für den Abtransport von Fetten aus der Leber wichtig. Sie machen Fette im Blut transportfähig und beugen so deren Anreicherung in der Leber vor. Ohne Phospholipide reichern sich extreme Mengen an Fettmolekülen in der Leber an, bis die Leberzellen fast nur noch aus Fett bestehen. Es kommt zu Leberverfettung, Nierenfunktionsstörungen und einem Anstieg der Blutfette. Phospholipide haben einen günsti-

gen Einfluss auf die Leberzellmembranen und wirken einer Leberverfettung entgegen.

- **Konzentrations- und Gedächtnisstörungen:** Phospholipide bringen das Gehirn in Schwung und sorgen für ein starkes Nervenkostüm. Unsere Nervenzellen brauchen deshalb nicht nur B-Vitamine (vor allem Folsäure), sondern auch Phospholipide, die sich in hoher Konzentration in den ölig-feuchten Schutzmembranen der Nerven befinden.

Aus Cholin wird im Hirnstoffwechsel Acetylcholin hergestellt, der Botenstoff, der dafür sorgt, dass Informationen in unser Gedächtnis geschrieben werden und wir diese auch wieder abrufen können. Mit zunehmendem Alter nimmt der Cholingehalt des Gehirns ab und die Schutzschicht der Nerven trocknet aus, was sich vor allem durch Vergesslichkeit und Konzentrationsschwäche bemerkbar macht. Wie wissenschaftliche Studien zeigen, kann eine Nahrungsergänzung mit Lecithin bei gesunden älteren Erwachsenen die Lern- und Gedächtnisleistung deutlich verbessern.

Ein Phospholipid, das in besonders hohen Konzentrationen im Gehirn vorkommt, ist das Phosphatidylserin. Es ist nicht nur Baustein der Nervenzellmembran, sondern auch an der Freisetzung und Funktion von Nervenbotenstoffen beteiligt. In verschiedenen Studien an Personen im Alter von 65 bis 93 Jahren konnte die Konzentrations- und Gedächtnisleistung durch Ergänzung von 300 mg Phosphatidylserin deutlich verbessert werden.

DMAE – besonders wichtig in der Anti-Aging-Medizin

Das aus der Anti-Aging-Medizin bekannte DMAE (Dimethylaminoethanol), das in Kombination mit ausgesuchten Vitalstoffen in Kapselform (Apotheke) zur Verfügung steht, ist eine direkte Vorstufe von Phosphatidyl-Cholin. Regelmäßig eingenommen, können sowohl die geistige als auch die körperliche Leistungsfähigkeit deutlich gesteigert werden, so das Ergebnis kontrollierter Studien. DMAE verfügt zudem über starke antioxidative Eigenschaften und erhöht die Widerstandsfähigkeit der Zellmembranen. Wissenschaftliche Untersuchungen zeigen, dass DMAE die Lebensdauer der Zellen um bis zu 50% (!) verlängern kann.

Sekundäre Pflanzenstoffe

Die Alleskönner aus der Natur

Funktion und Wirkung

Sie schützen das Herz, bekämpfen Entzündungen, können Krebs vorbeugen und die Haut länger jung halten – das Wissen über die Wirkung der sekundären Pflanzenstoffe nimmt ständig zu. Dasselbe gilt für die Bedeutung im Bereich der Mikrovitalstoff-Medizin. Zwar sind sie für den Menschen nicht lebensnotwendig, haben aber zahlreiche gesundheitsfördernde Eigenschaften. Um Ihren Körper mit einem ganzen Cocktail an sekundären Pflanzenstoffen zu versorgen, sollten Sie fünf Portionen frisches Obst und Gemüse am Tag essen!

Aufgrund ihres vitaminähnlichen Charakters werden die sekundären Pflanzenstoffe auch als »Phytamine« bezeichnet. Sie schützen Obst und Gemüse vor UV-Strahlen und Schädlingen und verleihen ihnen die kräftigen Farben und den ausgeprägten Geschmack. Wissenschaftlich werden sie in verschiedene Gruppen eingeteilt:

Carotinoide und **Flavonoide** sind wegen ihrer starken antioxidativen und krebshemmenden Eigenschaften als Schutzfaktoren vor Herzinfarkt und Krebs bedeutsam. Der rote Farbstoff aus der Tomate, das Lycopin, schützt vor verschiedenen Krebsarten (z. B. Prostatakrebs) und ist unter den Carotinoiden der stärkste Radikalfänger, stärker noch als Betacarotin. Die beiden Pigmente **Lutein** und **Zeaxanthin** schützen die Makula lutea, die Stelle des schärfsten Sehens auf der Netzhaut, vor der altersbedingten Makuladegeneration.

Bio-Flavonoide sind die Allround-Talente unter den sekundären Pflanzenstoffen. Sie können vor Krebs schützen, haben antibakterielle Eigenschaften und verdünnen das Blut. Vor allem beeinflussen sie den Cholesterinspiegel positiv und schützen unsere Gefäße vor Verkalkung.

Der Experten-Tipp

Bio-Flavonoide erhöhen die »Bioverfügbarkeit« von Vitamin C. Das heißt, Vitamin C kann in Kombination mit Bio-Flavonoiden vom menschlichen Körper deutlich besser aufgenommen und verwertet werden. Außerdem schützen sie das empfindliche Vitamin C vor der Zerstörung durch Oxidation.

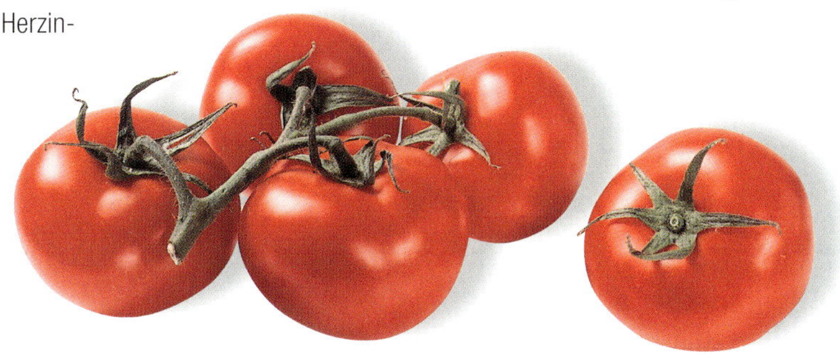

Die Aufgaben der Sekundären Pflanzenstoffe

Sekundäre Pflanzenstoffe wie die **Oligomeren Proanthocyanidine (OPC)** aus Traubenkernextrakt oder Bio-Flavonoide aus Zitrusfrüchten besitzen ausgeprägte herzschützende Eigenschaften. Sie hemmen die Oxidation des LDL-Cholesterins, senken den Blutdruck und verringern die Verklumpungsneigung der Blutplättchen. Sie schützen antioxidative Vitamine (z. B. Vitamin C) vor der Oxidation und werden deshalb auch als »natürliche Vitaminverstärker« bezeichnet.

Die **Phytoöstrogene** im Soja ähneln in ihrer Struktur den menschlichen Hormonen, z. B. den Östrogenen. Sie haben einen günstigen Einfluss auf hormonell bedingte Stoffwechselstörungen, etwa Hitzewallungen nach dem Klimakterium, und wirken der Entstehung hormonbezogener Krebsarten wie Brust- und Prostatakrebs entgegen. Frauen, die täglich 90 mg Isoflavone aus Sojaeiweiß verzehren, haben auch eine hohe Knochendichte.

Phytosterine wirken cholesterinsenkend. Sie werden deshalb schon als Brotaufstrich in Form angereicherter Diät-Halbfettmargarine angeboten.

Hauptgruppen sekundärer Pflanzenstoffe (Auswahl)

Gruppe	Nahrungsquelle	Wichtige Inhaltsstoffe	Wirkung
Carotinoide	Tomaten, Karotten	Lycopin, Betacarotin	antioxidativ, beugen Herz- und Krebskrankheiten vor
	Grünkohl	Lutein, Zeaxanthin	beugen altersbedingter Makuladegeneration vor
Sulfide	Knoblauch, Zwiebel	Allicin	hemmen Blutgerinnung, senken Blutfette, können Krebs vorbeugen
Bio-Flavonoide	Grapefruit, Äpfel, Paprika, Zwiebel	Quercetin, Rutin	antioxidativ, beugen Herz- und Krebskrankheiten vor, dichten Blutgefäße ab, wirken antibiotisch, stärken das Immunsystem, erhöhen die Bioverfügbarkeit von Vitamin C

Gruppe	Nahrungsquelle	Wichtige Inhaltsstoffe	Wirkung
Polyphenole	Blaubeeren, Weintrauben	Proanthocyanidine (OPC)	antioxidativ, können Herz- und Krebskrankheiten vorbeugen, senken Cholesterin, wirken entzündungshemmend
Phytoöstrogene	Sojabohnen	Genistein	besitzen östrogenartige Wirkung, können hormonabhängigen Tumoren entgegenwirken
Phytosterine	Sonnenblumenkerne, Sesam	Sigmasterol	cholesterinsenkend

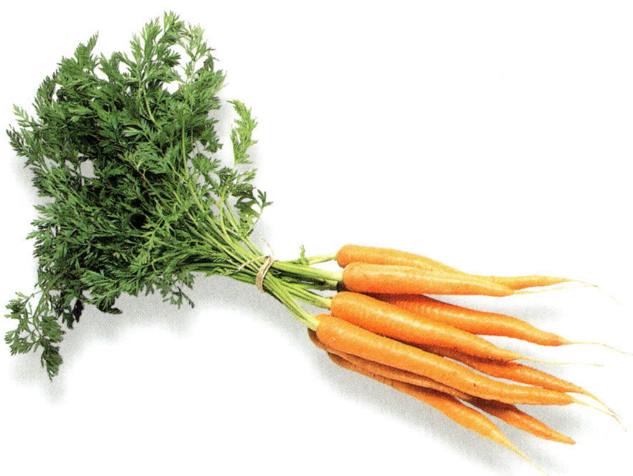

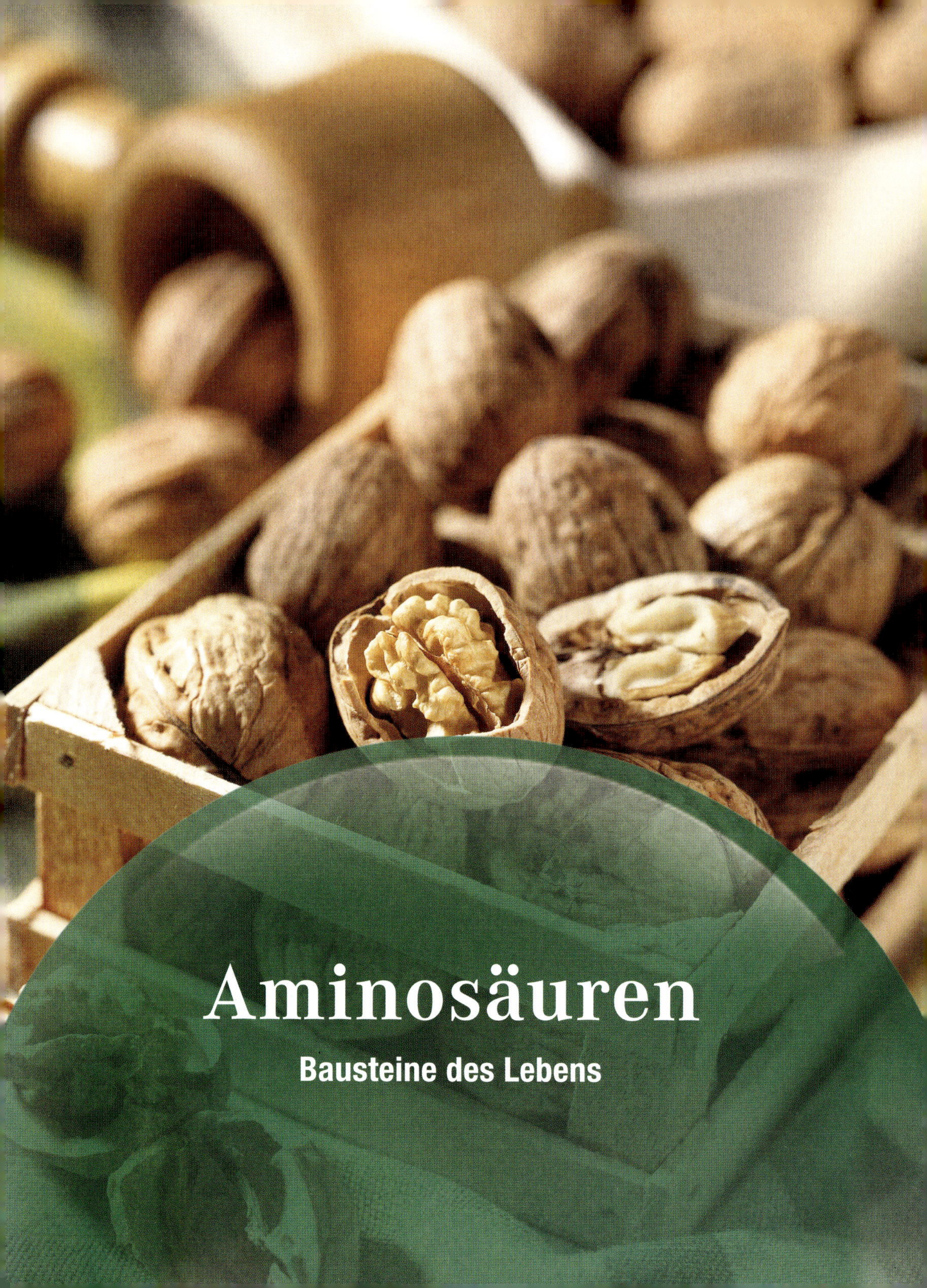

Aminosäuren

Bausteine des Lebens

Einleitung

Zusammen mit Fetten und Kohlenhydraten bilden Eiweiße, auch Proteine genannt, die Haupt- bzw. Makronährstoffe für unseren Körper. Proteine sind einem ständigen, natürlichen Verbrauch unterworfen. Um das Gleichgewicht zwischen Aufbau und Abbau der Eiweiße zu halten, braucht der Mensch täglich etwa 1 g reines Nahrungseiweiß pro Kilogramm Körpergewicht. Ein intaktes Verdauungssystem zerlegt das Nahrungsprotein in einzelne Aminosäuren, die dann in den Körperzellen wieder zu körpereigenen Proteinen zusammengesetzt werden. Der Mensch kann 20 verschiedene Aminosäuren in sein Körperprotein einbauen. Neun davon sind »essenziell«: Da der Körper sie nicht selber bilden kann, ist er auf die regelmäßige Zufuhr mit der Nahrung angewiesen. Wegen ihrer vielfältigen Funktionen werden in der Mikrovitalstoff-Medizin seit einigen Jahren Aminosäuren in der Vorbeugung und Therapie von Erkrankungen eingesetzt.

Einteilung der Aminosäuren

Die »essenziellen« Aminosäuren müssen unbedingt mit der Nahrung zugeführt werden, andere, »bedingt essenzielle«, nur unter bestimmten Bedingungen. Eine weitere Gruppe, die »nicht-essenziellen«, kann der Körper aus anderen Nahrungsbestandteilen bilden.

Einteilung der Aminosäuren*

Essenziell	bedingt essenziell	nicht-essenziell
Histidin	Arginin	Alanin
Isoleucin	Glycin	Asparaginsäure
Leucin	Cystein	Asparagin
Lysin	Glutamin	Glutaminsäure
Methionin	Tyrosin	Ornithin
Phenylalanin	Serin	Prolin
Threonin	Taurin	
Tryptophan		
Valin		

*Aminosäuren in natürlichen Proteinen liegen stets in der »L-Form« vor. Das »L« bezeichnet die räumliche Struktur des Moleküls. Von wenigen Ausnahmen abgesehen, können nur L-Aminosäuren vom Körper verwertet werden. Wenn in diesem Buch von Aminosäuren die Rede ist, sind stets die L-Aminosäuren (z. B.: Glutamin = L-Glutamin) gemeint.

Proteinbedarf und Ernährung

Unseren täglichen Eiweißbedarf decken wir über die Nahrung. Gute Eiweißlieferanten sind vor allem Eier, Fisch, Fleisch, Quark, Joghurt, Milch, Käse, Hülsenfrüchte (z. B. Erbsen), Kartoffeln, Getreide. Nicht alle Nahrungsmittel aber enthalten so genanntes vollwertiges Eiweiß; ihnen fehlt die eine oder andere unentbehrliche Aminosäure. Das trifft vor allem auf pflanzliche Kost zu (z. B. die Aminosäure Lysin im Getreide). Damit kein Mangel an Aminosäuren auftritt, sollte man sich deshalb möglichst ausgewogen mit einer abwechslungsreichen Mischkost ernähren.

Der Eiweißbedarf pro kg Körpergewicht nimmt mit zunehmendem Alter ab. Säuglinge im Alter von einem Monat haben wachstumsbedingt mit 2,7 g/kg KG den höchsten täglichen Proteinbedarf. Für gesunde Erwachsene wird eine Proteinzufuhr von etwa 0,8 g Protein pro kg KG und Tag empfohlen. Muss der Körper mit schweren Verletzungen oder Brandwunden fertig werden, steigt der Proteinbedarf – bei mittelschweren Operationen z. B. auf 0,8 – 1,3 g/kg KG und auf bis zu 2 g/kg KG bei schweren Verbrennungen.

Ein erhöhter Bedarf besteht in der Schwangerschaft, in der der mütterliche Organismus etwa 12 kg Körpersubstanz – verteilt auf Fötus und eigenes Gewebe – neu aufbauen muss. Auch in der Stillzeit ist der Proteinbedarf erheblich: Die Bildung von 900 ml Muttermilch führt zu einem Verlust von etwa 10 g Körperprotein. Beim Sport braucht der Körper ebenfalls viel Eiweiß: bei Ausdauersportarten zwischen 1,2 und 1,8 g und beim Kraftsport zwischen 1,5 und 2 g pro kg Körpergewicht.

Aufgaben und Funktionen ausgewählter Aminosäuren

Aminosäure	Funktionen
Arginin (Ornithin)	Energiestoffwechsel, Ammoniakentgiftung (Harnstoffzyklus),Gefäßregulation, Blutfluss, Ausschüttung von Wachstumshormon, Stimulierung des Immunsystems, Kreatinproduktion
Alanin	Bereitstellung von Muskelenergie, Blutzuckerregulierung
Asparagin/ Asparaginsäure	Energiegewinnung, Aufbau des Immunsystems, Bestandteil der Nukleinsäuren
Cystein	Zellschutz gegen freie Radikale, Glutathionaufbau, Entgiftung
Cystin	Aufbau von Haut, Haaren und Nägeln
Glutamin	Muskelaufbau, Energiegewinnung, Aufbau und Funktion der Darmschleimhaut, Stabilisierung des Blutzuckerspiegels, Verbesserung des Gedächtnisses
Glutaminsäure	Steigerung der Konzentrations- und Gedächtnisleistung
Glycin	Entgiftungsreaktionen der Leber, Stimulierung des Immunsystems, Bildung von Immunglobulinen
Histidin	Produktion der roten Blutkörperchen
Leucin, Isoleucin, Valin (BCAA)	Aufbau der Muskelmasse, Energiegewinnung, Schutz vor vorzeitiger Ermüdung (z. B. im Sport), Ammoniakentgiftung
Lysin	Wundheilung, Carnitinsynthese, Stimulierung des Immunsystems, unterstützt Heilung bei Herpes-simplex-Infektion
Methionin	Entgiftungsprozesse in der Leber, Bildung von Glutathion, wichtiger Proteinbaustein, Harnansäuerung, Coenzym-Q_{10}-Aufbau
Taurin	Starkes Antioxidans, schützt Gewebe vor oxidativen Schäden durch freie Radikale, stärkt das Immunsystem

Eiweißmangel und erhöhter Eiweißbedarf

- **Ursachen für Eiweißmangel:** Falsche Ernährungsgewohnheiten, insbesondere eine eiweißarme Ernährung, aber auch Alkoholmissbrauch und Abmagerungskuren, sind die Hauptursache für eine unzureichende Proteinversorgung. Darüber hinaus gibt es zahlreiche Lebensumstände, bei denen ein erhöhter Bedarf an Nahrungsprotein bzw. Aminosäuren besteht: die Wachstumsphase bei Kindern und Jugendlichen, hohes Lebensalter, Stress, ein geschwächtes Immunsystem, sportliche Aktivität, Krankheits- und Genesungsphasen, Wechseljahre.
- **Mangelsymptome:** Neben allgemeinen Symptomen wie Muskel- und Leistungsschwäche, Infektanfälligkeit, depressive Verstimmungen und geringe Stressanfälligkeit kann ein Eiweißmangel weitreichende Folgen haben: Muskelabbau, körperliche Auszehrung, Störungen der Darmschleimhaut, Immunschwäche, Wundheilungsstörungen und sogar Organversagen.

Ursachen für Mangel oder erhöhten Bedarf an einzelnen Aminosäuren

Faktor	Aminosäure
Körperliche Auszehrung	Cystein, Glutamin
Lebensmittelverarbeitung	Lysin (in Getreideprodukten)
Leberzirrhose	Cystein
Leistungssport	BCAA (Leucin, Isoleucin, Valin), Glutamin
Mangel an Vitamin B_6	Taurin
Mangel an Vitamin C und Eisen	Carnitin
Oxidativer Stress	Glutathion, Cystein, Taurin
Schadstoffbelastung	Glutathion, Taurin
Vegetarische Ernährung	Lysin, Methionin, Taurin, Carnitin

Für die reibungslose Verwertung der Aminosäuren braucht unser Körper eine Vielzahl anderer Mikrovitalstoffe wie Vitamin B_6, Folsäure, Magnesium und Zink.
Mangelt es an diesen Nährstoffen, können gefährliche Stoffwechselprodukte im Körper anfallen, wie z. B. das Homocystein bei Folsäuremangel.
Wer einzelne Aminosäuren oder Proteinpräparate ergänzt, sollte deshalb immer auch an eine gute Versorgung mit Vitaminen, Mineralstoffen und Spurenelementen denken.

L-Arginin und L-Ornithin

Aufgaben und Funktionen

In der Wachstumsphase, bei schweren Erkrankungen, Infektionen, Verletzungen, extremem Stress und starker körperlicher Belastung ist unser Körper auf die zusätzliche Zufuhr von Arginin mit der Nahrung angewiesen.

Arginin wird im Leberstoffwechsel zusammen mit Ornithin für die Harnstoffbildung und den Ammoniakabbau benötigt. Der beim Proteinabbau im Körper frei werdende Ammoniak wird von der Leber im so genannten Harnstoffzyklus entgiftet, an dem Arginin beteiligt ist. Bei eingeschränkter Leberfunktion kann Ammoniak unter Umgehung der Leber direkt in den großen Blutkreislauf gelangen und schwere Hirnschäden verursachen.

Arginin wird im Körper schnell in Ornithin umgewandelt und umgekehrt.

In den Gefäßwandzellen wird Arginin in den gasförmigen Nervenbotenstoff Stickstoffmonoxid (NO) umgewandelt. NO hat gefäßerweiternde Wirkungen und verringert die Verklumpungsneigung der Blutplättchen. Eine Erhöhung des NO hat günstige Wirkungen auf das Immunsystem und kann zudem das Langzeitgedächtnis verbessern. Krankheitsbedingte Störungen der NO-Produktion spielen eine Schlüsselrolle bei Erkrankungen wie koronarer Herzkrankheit, Bluthochdruck und Herzschwäche.

Arginin steigert in hohen Dosen die Ausschüttung von Wachstumshormon, das den Muskel- und Knochenaufbau fördert und den Abbau von Fettgewebe stimuliert.

Lebensmittel, die Arginin enthalten

Nahrungsmittel	Arginingehalt (g/100g)
Erdnüsse	3,46
Mandeln	2,75
Weizenkeime	2,31
Schweinefleisch (Filet)	1,52
Thunfisch	1,25

Medizinische Bedeutung

- **Sport:** Im Leistungssport, insbesondere in Kraftsportarten, wird Arginin in Dosierungen von täglich bis zu 20 g zur Steigerung der Wachstumshormonfreisetzung eingesetzt. Dadurch soll der Muskelaufbau und der Fettabbau gesteigert sowie der Erhalt der bereits vorhandenen Muskelmasse unterstützt werden.

  Es wird empfohlen, Arginin jeweils eine Stunde vor dem Training und vor dem Schlafengehen auf nüchternen Magen einzunehmen. Um eventuelle unerwünschte Begleiterscheinungen wie Übelkeit zu minimieren, sollte man mit etwa einem Viertel der empfohlenen Tagesdosis beginnen.
- **Diabetes mellitus:** Arginin steigert die Insulinfreisetzung aus der Bauchspeicheldrüse. Die Glucosetoleranz und die Ansprechbarkeit auf Insulin beim Diabetiker kann durch Arginin verbessert werden.
- **Erektionsprobleme:** Wegen seiner gefäßerweiternden Wirkungen wird Arginin von Männern vor dem Sex eingesetzt, um die Erektionsfähigkeit zu verbessern.

  In einer Studie an Männern mit Erektionsschwierigkeiten führten 5 g L-Arginin pro Tag auf nüchternen Magen 1 – 2 Stunden vor der sexuellen Aktivität zu einer deutlichen Verbesserung der Sexualfunktion. – Die Samenflüssigkeit des Mannes enthält reichlich Arginin. Möglicherweise erhöht Arginin auch die Spermienanzahl und -beweglichkeit.

- **Herz-Kreislauf-Erkrankungen:** Arginin besitzt ausgeprägte herzschützende Eigenschaften. In Studien an Patienten mit Angina pectoris verbesserte die Infusion von L-Arginin (20 – 30 g) die Herzmuskeldurchblutung deutlich. Auch unter langfristiger oraler Einnahme von L-Arginin (6 – 21 g/Tag) ging die Verklumpung des Blutes zurück und die Gefäßfunktionen verbesserten sich.
- **Immunsystem:** Arginin stärkt die körpereigenen Abwehrkräfte und hat eine wichtige Bedeutung für die Immunabwehr der Zellen. Bei wiederkehrenden und hartnäckigen Infekten und Erkrankungen, die mit einem geschwächten Immunsystem verbunden sind, kann die Ergänzung von 20 – 30 g L-Arginin pro Tag hilfreich sein.

Arginin kann in hohen Dosierungen, die zur Ausschüttung von Wachstumshormon benötigt werden, Durchfall, Magenreizungen und Übelkeit verursachen. Es wird auch über eine erhöhte Reizbarkeit und gesteigerte Libido berichtet. Arginin kann schlafende Herpes-Infektionen erneut aktivieren. Arginin und Lysin beeinträchtigen sich gegenseitig bei der Aufnahme in den Körper.

- **Sonstige Anwendungsgebiete:** Ammoniakentgiftung, Diabetes, Wundheilung.

Die BCAAs: Leucin, Isoleucin und Valin

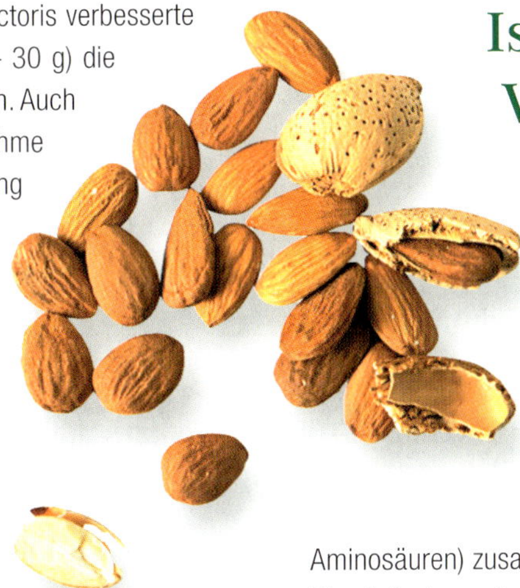

Aufgaben und Funktionen

Die essenziellen Aminosäuren Leucin, Isoleucin und Valin werden unter der Abkürzung BCAA (Branched Chain Amino Acids = verzweigtkettige Aminosäuren) zusammengefasst.

Die Aufnahme der BCAAs ist unentbehrlich für den Aufbau der Muskelmasse. Besonders das Leucin stimuliert die Insulinausschüttung. Leucin, Isoleucin und Valin werden überwiegend in der Muskulatur und im Fettgewebe abgebaut. Unter Stressbedingungen werden sie vermehrt verbraucht. Insulin fördert die Aufnahme der verzweigtkettigen Aminosäuren in die Muskulatur und damit den Aufbau der Muskelproteine. Die höchsten Konzentrationen findet man in der Skelettmuskulatur und im Herzmuskel.

Besonders im Sport tragen die BCAAs zur Energiegewinnung bei. Ein Mangel an diesen drei Aminosäuren fördert die Aufnahme von Tryptophan ins Gehirn, was bei den Betroffenen eine schnellere Ermüdung zur Folge hat.

Lebensmittel, die BCAAs enthalten

Nahrungsmittel	BCAA-Gehalt (g/100 g)		
	Isoleucin	Leucin	Valin
Brathähnchen	1,29	1,78	1,18
Erdnüsse	1,23	2,03	1,45
Rindfleisch (Filet)	1,22	1,98	1,33
Thunfisch in Öl	1,17	1,74	1,26
Hühnerei	0,93	1,26	1,12
Haferflocken	0,61	1,13	0,81

Empfohlene Tagesdosis

Erwachsene: 14 mg Leucin, 10 mg Isoleucin und 11 – 14 mg Valin pro kg Körpergewicht. In der Wachstumsphase und im Kindesalter ist der Bedarf deutlich erhöht. So brauchen Kleinkinder täglich etwa 153 mg Leucin, 111 mg Isoleucin und 95 mg Valin pro kg KG.

Medizinische Bedeutung

- **Sport:** BCAAs werden bei lang andauernder Belastung in Glucose umgewandelt und stabilisieren auf diesem Weg den Energie- und Zuckerhaushalt des Sportlers. Sie verbessern die Energiegewinnung im Ausdauersport, verringern die Bildung von Milchsäure, zögern mentale Ermüdung heraus, fördern die Ausschüttung von Wachstumshormon, unterstützen den Muskelaufbau und wirken einem Abbau von Muskelmasse bei lang andauernder Belastung entgegen. Vor dem Training eingenommen, fördern BCAAs die Ausdauerleistung, nach dem Training beschleunigen sie die Regeneration (je 4 – 5 g).
- **Chronische Lebererkrankungen:** Bei einer Leberzirrhose ist die Ammoniakentgiftung im Harnstoffzyklus stark beeinträchtigt. Als Folge davon steigen die Spiegel des nervenschädigenden Ammoniaks an. Außerdem verändern sich die Anteile der verschiedenen Aminosäuren im Zentralen Nervensystem. Die Folge ist eine so genannte hepatische Enzephalopathie. Sie äußert sich vor allem durch Konzentrationsschwäche, Gedächtnisstörungen und verminderte praktische Intelligenz. Die Betroffenen leiden zudem häufig unter Ein- und Durchschlafstörungen. Bei etwa 70% der Patienten mit Leberzirrhose ist die Fahrtauglichkeit eingeschränkt. BCAAs können die Ammoniakentgiftung steigern und das Verhältnis der Aminosäuren im Zentralen Nervensystem normalisieren. In Studien an Patienten mit chronischer hepatischer Enzephalopathie führte die Gabe von Leucin, Isoleucin und Valin (3 x 7 g am Tag) zu einer Verbesserung der psychomotorischen Funktionen, des mentalen Status und der Fahrtauglichkeit. Neben der Ergänzung von verzweigtkettigen Aminosäuren sollte auch auf an eine ausreichende Versorgung mit Zink geachtet werden, da Zinkmangel den gestörten Leberstoffwechsel zusätzlich beeinträchtigt.
- **Weitere Anwendungsgebiete:** Erhöhter körperlicher Stress, z. B. bei chronisch-entzündlichen Erkrankungen, Muskelschwäche.

Bei der so genannten Ahornsirup-Krankheit, einer angeborenen Stoffwechselerkrankung, ist die Verwertung der Aminosäuren Valin, Leucin und Isoleucin blockiert, ihre Spiegel in Blut und Harn sind deutlich erhöht. Der Urin der Betroffenen hat einen charakteristischen Geruch nach Karamel bzw. Ahornsirup. Erhalten sie nicht rechtzeitig eine valin-, isoleucin- und leucinarme Diät, verläuft die Erkrankung tödlich.

L-Glutamin

Aufgaben und Funktionen

Mit einem Anteil von über 60% ist Glutamin die höchst konzentrierte Aminosäure im Körper. Alle sich schnell teilenden Zellen, besonders die Zellen des Immunsystems und der Darmschleimhaut, sind zwingend auf eine ausreichende Versorgung mit Glutamin als Energie liefernden Nährstoff angewiesen.

Glutamin ist neben den BCAAs ein sehr wichtiger Baustein für den Aufbau und den Erhalt der Muskelmasse. Der Blutzuckerspiegel wird durch Glutamin stabilisiert, das Lang- und Kurzzeitgedächtnis sowie die Konzentrationsfähigkeit werden verbessert. Glutamin ist zudem eine wichtige Vorstufe des bedeutendsten körpereigenen Antioxidans' L-Glutathion.

Schwere Verletzungen, Operationen, Verbrennungen und akute Infektionen führen zu einer ausgeprägten Verarmung des Körpers an Glutamin. Besonders betroffen ist die Muskulatur, die als Hauptspeicher bis zu 50% an freiem Glutamin verliert. Glutamin wird in den Muskeln aufgebaut und bei erhöhtem Bedarf (z. B. durch akute Infektionen, Fieber oder starke körperliche Belastung) vermehrt freigesetzt. Die Konzentrationen im Blut werden auf Kosten der Anteile in den Muskeln aufrechterhalten. Eine ausreichende Versorgung mit Glutamin steigert unter körperlicher Belastung das Muskelwachstum, beugt dem Abbau von Muskelprotein vor und verzögert die Ermüdung der Muskulatur. Glutamin stimuliert wie auch Arginin die Freisetzung von Wachstumshormon. Dafür sind 2 g L-Glutamin pro Tag ausreichend.

Medizinische Bedeutung

- **Sport:** Eine gute Versorgung des Sportlers mit Glutamin stärkt sein Immunsystem, fördert die Regeneration nach dem Training und verzögert Ermüdungserscheinungen. Glutamin verstärkt den Muskelaufbau und reduziert den bei starker körperlicher Anstrengung auftretenden Muskelabbau. Der Sportler ist aufgrund der hohen körperlichen Belastung zudem einem deutlich erhöhten Risiko für Infektionen ausgesetzt. In einer Studie an 200 Läufern und Ruderern führte die Gabe von je 5 g L-Glutamin unmittelbar nach dem Training und weitere 2 Stunden danach zu einem drastischen Rückgang der Infektionshäufigkeit. Leistungssportler können L-Glutamin auch in Form eines Sportgetränks mit dem gut löslichen Alanyl-Glutamin ergänzen. Günstig ist die Einnahme nach dem Training zusammen mit reichlich Kohlenhydraten.
- **Chemotherapie:** Die tägliche Gabe von 3 x 6 g L-Glutamin vor, während und nach einer Chemotherapie verminderte bei Patienten mit akuter Leukämie die Nebenwirkungen der Therapie.
- **Darmerkrankungen:** Bei chronisch entzündlichen Darmerkrankungen ist das Immunsystem des Darms gestört. Keime und allergene Substanzen können leichter durch die durchlässigere Darmschleimhaut in den Körper eindringen. Bei Morbus Crohn und Colitis ulcerosa kann Glutamin in höherer Dosierung (15 – 40 g/Tag) die gestörte Darmfunktion normalisieren. Auch bei Gastritis und Magengeschwüren ist eine Ergänzung von Glutamin empfehlenswert.
- **Schmerzmitteleinnahme:** Personen, die regelmäßig Antirheumatika (z.B Ibuprofen, Diclofenac) einnehmen müssen, können ebenfalls von einer Nahrungsergänzung mit Glutamin profitieren. Bestimmte Schmerzmittel können die Schleimhautzellen im Magen-Darm-Trakt schädigen, Glutamin (3 x 2 – 5 g/Tag sorgt für einen verbesserten Schutz.

L-Cystin

Cystin ist ein Doppelmolekül, das sich über eine Schwefelbrücke leicht aus zwei Molekülen Cystein bildet. Im Blut liegen Cystin und Cystein nebeneinander vor, wobei der Cystin-Anteil etwa 70% ausmacht. Cystin ist wichtig für den intakten Aufbau und die Struktur von Haut, Haaren und Nägeln. Bei Störungen der Haar- und Nagelbildung sowie bei Haarausfall ist die Ergänzung schwefelhaltiger Aminosäuren wie Cystin und Methionin zusammen mit Zink und Biotin empfehlenswert.

L-Cystein, Methionin und L-Glutathion

Aufgaben und Funktionen

Die schwefelhaltigen Aminosäuren Cystin, Cystein und Methionin sind die wichtigste Quelle für organisch gebundenen Schwefel im Körper. Sie spielen eine elementare Rolle beim Schutz unserer Zellen und Zellbausteine vor der Zerstörung durch aggressive freie Radikale. Cystein, Methionin und Glutathion bilden die erste Verteidigungslinie des Körpers gegen viele Umweltgifte, weil sie deren Wirkung gleich im Keim ersticken. Außerdem sind sie daran beteiligt, Giftstoffe in der Leber und an verschiedenen anderen Stellen zu entgiften.

Cystein hat als Baustein des Glutathions eine starke antioxidative Wirkung und schützt unseren Körper vor der übermäßigen Belastung mit freien Radikalen. Glutathion wird im Körper aus den drei Aminosäuren Cystein, Glutaminsäure und Glycin gebildet; es ist das wichtigste wasserlösliche Antioxidans unseres Körpers, das vor allem im Blut vorkommt. Wenn freie Radikale in den Zellen ihr Unwesen treiben, nehmen sie sich zuerst die empfindlichen Fette in den Zellmembranen vor. Sie zerstören sie unter Bildung von Hydroperoxiden. Die schädliche Wirkung dieser Reaktionsprodukte kennt jeder, der sich einmal die Haare mit Wasserstoffperoxid hat bleichen lassen: Die Haare werden zwar schön hell, ihre Struktur wird allerdings stark angegriffen.

Glutathion schützt unsere Zellen, Fette, Eiweiße und die Erbsubstanz vor der Schädigung durch freie Radikale. Auch oxidierte Vitamine C und E werden mit Hilfe von Glutathion wieder antioxidativ wirksam. In Kombination eingesetzt, potenziert sich die Wirkung der drei Radikalfänger.

Cystein kann über Glutathion das Immunsystem stärken und entzündliche Prozesse abwehren. Vor allem die Aktivität der weißen Blutkörperchen wird durch Cystein und Glutathion angekurbelt. Glutathion ist deshalb bei Personen mit geschwächtem Immunsystem (Krebs, HIV) besonders wichtig.

N-Acetyl-Cystein (NAC) ist ein Abkömmling des Cysteins, wird aber leichter vom Körper aufgenommen und deshalb hauptsächlich in Aminosäure-Präparaten eingesetzt. NAC steigert die körpereigene Bildung von Glutathion, fördert die Reparatur von Zellschäden und stärkt das Immunsystem.

Medizinische Bedeutung

- **Sport:** Einer durch intensives Training verursachten Schwächung des Immunsystems kann durch NAC begegnet werden. Auch der Abbau von fettfreier Körperzellmasse wird durch NAC und Glutamin verringert.
- **Immunschwäche:** Die Anwendung von NAC als Medikament zur Schleimlösung bei Bronchitis ist bekannt. Weitere wichtige Wirkungen entfaltet es

jedoch als direkte Vorstufe des Glutathions und ist für das reibungslose Funktionieren der Zellen unseres Immunsystems von größter Bedeutung. Bei immungeschwächten Patienten (Krebs, HIV) verbessert NAC (200 – 600 mg) deutlich die Immunfunktion und die körperliche Verfassung.

L-Tryptophan

Aufgaben und Funktionen

Die lebenswichtige Aminosäure Tryptophan ist nicht nur am Proteinaufbau beteiligt, sondern auch maßgeblich an der Herstellung des Nervenbotenstoffs Serotonin, des Schlafhormons Melatonin und des Niacin (Vitamin B_3). Der menschliche Körper kann aus 60 mg Tryptophan etwa 1 mg Niacin bilden.

Tryptophan ist für die Psyche, die Ausgeglichenheit und für den Schlaf sehr wichtig. Keine andere Eiweißsubstanz wirkt in unserem Körper beruhigender als Tryptophan. Es wird im Gehirn in Serotonin umgewandelt und löst eine beruhigende und entspannende Wirkung aus. Serotonin ist an der Regulierung des Schlaf-Wach-Rhythmus, der Befindlichkeit und Stimmungslage, der Appetitkontrolle und der Schmerzempfindung beteiligt. Störungen im Serotoninstoffwechsel spielen eine Schlüsselrolle bei der Entwicklung von Schlafstörungen und depressiven Erkrankungen. Durch die Ergänzung von L-Tryptophan kann der gestörte Nervenstoffwechsel normalisiert werden.

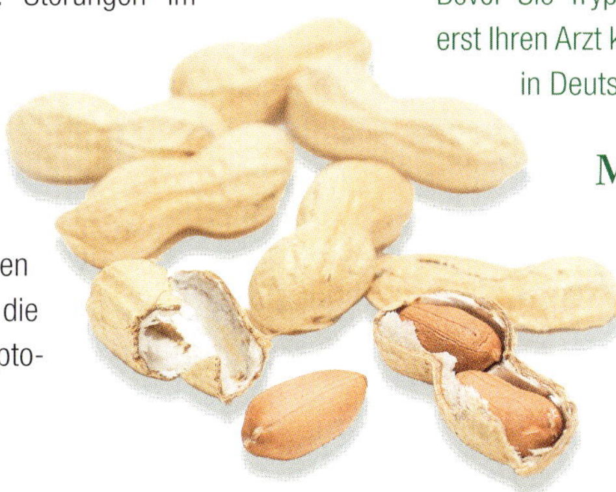

Die Tryptophan-Konzentrationen im Gehirn lassen sich erhöhen, wenn Tryptophan zusammen mit einer kohlenhydratreichen Mahlzeit eingenommen wird. Die durch die Kohlenhydrate ausgelöste Insulinfreisetzung senkt den Blutspiegel anderer Aminosäuren, z. B. der BCAAs, die mit Tryptophan um den Transport durch die Blut-Hirn-Schranke konkurrieren.

Lebensmittel, die Tryptophan enthalten

Nahrungsmittel	Tryptophangehalt (g/100 g)
Camembert	0,37
Erdnüsse	0,32
Hühnerei	0,23
Haselnüsse	0,2
Haferflocken	0,19

Empfohlene Tagesdosis

Erwachsene haben einen täglichen Tryptophanbedarf von 3 mg, Kleinkinder von 19 mg pro kg Körpergewicht.

Der Experten-Tipp

Bevor Sie Tryptophan einnehmen, sollten Sie immer erst Ihren Arzt konsultieren! Tryptophan-Präparate sind in Deutschland verschreibungspflichtig.

Medizinische Bedeutung

- **Appetitzügelung:** Tryptophan bewirkt über den Serotoninspiegel im Gehirn eine gewisse Hemmung des Appetits. Allerdings stellt sich durch den erhöhten Serotoninspiegel auch Müdigkeit ein.

- **Depressive Verstimmung:** In der Therapie von Depressionen wird L-Tryptophan in Dosierungen zwischen 1 500 und 3 000 mg pro Tag eingesetzt. Dabei empfiehlt sich eine Kombination von Tryptophan mit Niacinamid (Vitamin B_3).
- **Schlafstörungen:** Zur Förderung der Schlafbereitschaft werden 500 – 1 000 mg L-Tryptophan in Kombination mit Vitamin B_6 und Magnesium abends etwa eine halbe Stunde vor dem Schlafengehen empfohlen.
  Bei schweren Schlafstörungen und Schlafmittelabhängigkeit kann die Dosierung auf bis zu 2000 mg L-Tryptophan täglich gesteigert werden.

In höheren Dosierungen kann Tryptophan Schwindel, Kopfschmerzen und Schläfrigkeit verursachen. Seine Wirkung wird durch Alkohol verstärkt und kann das Reaktionsvermögen einschränken (Vorsicht im Straßenverkehr!). Bei Patienten mit Asthma kann es die Anfallsneigung steigern.

Taurin

Aufgaben und Funktionen

Taurin ist eine schwefelhaltige Aminosäure, die in der Leber aus Methionin und Cystein unter Beteiligung von Vitamin B_6 gebildet wird. Im Gegensatz zu anderen Aminosäuren wird Taurin nicht für den Aufbau von Körpereiweiß verwendet. Nach Glutamin ist Taurin die Aminosäure mit der zweithöchsten Konzentration in unserem Körper. Das Zentralnervensystem, die Augenlinse und die Blutplättchen weisen besonders hohe Konzentrationen auf.

Taurin schützt Zellmembranen und Gewebe vor Schädigung durch freie Radikale. Die Bildung und Wirksamkeit von Gallensaft wird durch Taurin gefördert. In einigen Untersuchungen verminderte Taurin das Risiko für die Bildung von Gallensteinen. Es wirkt stabilisierend auf die Membranen der Nervenzellen und ist für die Entwicklung des Zentralnervensystems sowie für die Regulierung der Herzfunktion von zentraler Bedeutung.

Taurin ist in den Zellen des Immunsystems in hoher Konzentration enthalten. Es erhöht die Aktivität der natürlichen Killerzellen und stimuliert allgemein die Abwehrfunktion.

Medizinische Bedeutung

- **Sport:** Kraftsportler verwenden Taurin, um den Flüssigkeitshaushalt in den Muskelzellen zu optimieren und auf diese Weise eine günstige Voraussetzung für einen effektiven Muskelaufbau zu schaffen.
  Der Ausdauersportler nutzt Taurin, um die Kraft und das Schlagvolumen des Herzmuskels zu erhöhen und damit die Herzarbeit ökonomischer zu gestalten. Nach einer Zufuhr von 1000 mg Taurin konnte eine Erhöhung des Schlagvolumens um 20% in der Regenerationsphase nach sportlicher Belastung beobachtet werden.
- **Augenerkrankungen:** Die Zellschicht der Photorezeptoren der Netzhaut besitzt die höchste Taurinkonzentration des Zentralnervensystems. Man vermutet, dass Taurin mehrfach ungesättigte Fett-

säuren in der Netzhaut vor der Oxidation schützt und Hypochlorit, das in den Zellen des Pigmentepithels gebildet wird, neutralisiert. Bei altersbedingter Makuladegeneration und auch bei grauem Star wird Taurin in Dosierungen von 500 – 2 000 mg pro Tag empfohlen.

- **Bluthochdruck / Herz-Kreislauf-Erkrankungen:** In einer Studie an Patienten mit chronischer Herzschwäche konnte die unterstützende Gabe von täglich 3 x 2 000 mg über einen Zeitraum von 4 Wochen die Herzschwäche deutlich verringern. Bei Herz-Kreislauf-Erkrankungen und Bluthochdruck wird im Allgemeinen die Ergänzung von 500 – 3 000 mg Taurin pro Tag empfohlen.
- **Diabetes mellitus:** Diabetiker weisen zum Teil im Vergleich zu gesunden Kontrollpersonen erniedrigte Taurinplasmaspiegel auf, die sich durch die Gabe von Taurin normalisieren. Eine Ergänzung von Taurin hat möglicherweise einen günstigen Effekt bei der Vorbeugung diabetischer Spätfolgen.
- **Lungenkrankheiten:** Eine Taurinverarmung des Lungengewebes kann zu schweren Lungenentzündungen und zur Entwicklung eines Lungenödems führen.
- **Nierenerkrankungen:** Bei chronischen Nierenkrankheiten sind die Taurinspiegel im Plasma und Gewebe deutlich reduziert. Freie Radikale können die Membranen der Nierenkörperchen schädigen und dadurch die Entwicklung von Nierenkrankheiten begünstigen. Eine Ergänzung von Taurin wirkt dem entgegen, was besonders in der Vorbeugung von diabetischen Spätfolgen wichtig sein kann.

Bei hohen Dosierungen gibt es Hinweise auf Störungen im Magen-Darm-Bereich und auf zentral dämpfende Wirkungen.

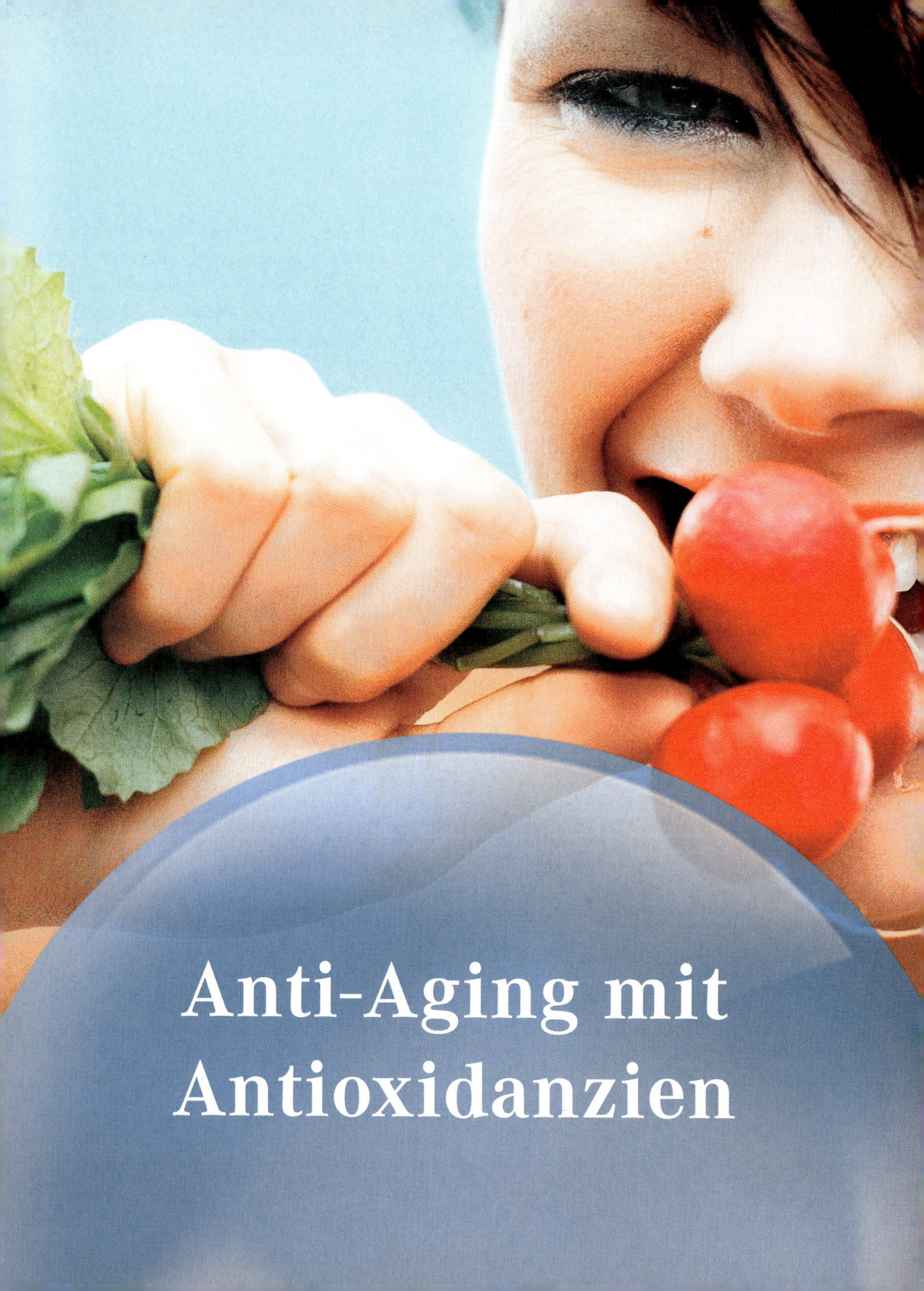

Anti-Aging mit Antioxidanzien

Einleitung

Die mittlere Lebenserwartung der Europäer hat sich in den letzen 100 Jahren nahezu verdoppelt. Schätzungen zufolge werden im Jahre 2010 mehr als 20% der europäischen Bevölkerung älter als 70 Jahre sein. Mit zunehmendem Alter steigt jedoch die Gefahr für Altersdiabetes, Herzinfarkt, Osteoporose und Krebs.

Altern ist ein voranschreitender, biologischer und zeitabhängiger Prozess, der sich im Spannungsfeld unserer Erbanlagen und Umwelteinflüsse, auch des Lebensstils, entwickelt. Nach der modernern Altersforschung kann der Mensch gegenwärtig ein maximales Alter von etwa 115 Jahren erreichen. Unser Ziel sollte es aber nicht nur sein, immer länger, sondern vor allem gesünder und daher besser zu Leben. Lebensqualität und Vitalität machen das Alter erst richtig lebenswert!

Der Gipfel der menschlichen Leistungsfähigkeit wird im Alter von etwa 30 Jahren erreicht und nimmt danach kontinuierlich ab.

Typische Symptome des Alterns

Gehirn	Nachlassen der geistigen Fähigkeiten
Haut / Haare	Graue matte Haare, Haarausfall; schlaffe, dünne und faltige Haut
Herz-Kreislauf-System	Nachlassen der körperlichen Leistungsfähigkeit; Herzschwäche
Muskulatur	Muskelschwund, Abnahme aktiver Körpersubstanz
Gelenke	Nachlassen der Belastbarkeit und Beweglichkeit, Arthrose
Knochen	brüchige Knochen und Wirbelkörper, Frakturen
Immunsystem	Erhöhte Infektanfälligkeit (z.B. Grippe)
Alterskrankheiten	Alzheimer, Krebs, Altersdiabetes, Herz- und Gefäßkrankheiten, Osteoporose, Rheuma, Makuladegeneration, etc.

Anti-Aging strebt nicht nur nach einer Verlängerung des menschlichen Lebens, sondern vielmehr nach dem Erhalt der Gesundheit, Lebensfreude und Vitalität im Alter. Anstelle des Modebegriffs Anti-Aging wäre deshalb die Bezeichnung Well-Aging oder Successful-Aging zutreffender. Unter Anti-Aging werden alle Maßnahmen verstanden, mit denen Alterungsprozesse verzögert oder aufgehalten werden und die Lebensqualität im Alter verbessert wird.

Gesundes Altwerden ist eine lebenslange Aufgabe. Über ein Drittel aller Alterskrankheiten könnten durch einen gesunden Lebensstil vermieden werden. Wer seinem Körper wenig Vital- und Ballaststoffe zuführt, sich wenig bewegt, raucht und viel Fett und rotes Fleisch isst, hat allerdings wenig Chancen auf eine gesundes Altern.

Über 60% der mit dem Alter immer häufiger auftretenden Erkrankungen sind ernährungsabhängig. Eine kalorienangepasste und vollwertige Ernährung, die reich an Vollkornprodukten, frischem Obst und Gemüse ist, stärkt hingegen unser Immunsystem, hemmt Entzündungen und wirkt lebensverlängernd, weil sie Alterskrankheiten vorzubeugen hilft.

Gesundes Altwerden setzt grundsätzlich ein gesundes Körpergewicht voraus. Regelmäßige Bewegung sorgt für ein gesundes Köpergewicht und wirkt Übergewicht entgegen. Nur 15% der Übergewichtigen haben eine normale Lebenserwartung. Wer regelmäßig schwimmt, mit dem Fahrrad fährt oder walkt, trainiert seine Muskeln, hält sein Herz-Kreislauf-System in Schwung und beugt Osteoporose vor. Für feste Knochen eignen sich vor allem dynamische Sportarten mit hohen Kraftspitzen (z. B. gesundheitsorientiertes Krafttraining für den Rücken).

Zigaretten rauben unserem Körper wichtige Vitalstoffe, vor allem Vitamin C, und steigern dramatisch das Risiko für Herz-Kreislauf- und Krebskrankheiten. Im Hinblick auf die Krebsentwicklung ist Tabakrauch das gefährlichste Umweltgift überhaupt. Er ist verantwortlich für 70 bis 90% der Erkrankungen an Lungenkrebs, 30 bis 70% an Blasenkrebs, 30% an Nierenkrebs und 30% an Pankreaskrebs. Über 40 Substanzen des Tabakrauchs wirken krebserregend.

Anti-Aging und Vitalstoffe

Eine gesunde Lebensführung und ausgewogene Ernährung können das Altern selbst nicht verhindern. In Verbindung mit einer optimalen Zufuhr an Vitaminen und anderen Vitalstoffen bilden sie allerdings die Voraussetzung, um unsere Vitalität im Alter zu erhalten. Weil Menschen im fortgeschrittenen Alter häufig einen schlechten Nährstoffstatus aufweisen, verdient die Versorgung mit Mikrovitalstoffen in der Vorbeugung von Alterskrankheiten besondere Aufmerksamkeit. Neben im Alter häufigen chronischen Erkrankungen, Depressionen und notwendig gewordener Dauer-Arzneimittel-Einnahme spielen auch andere Faktoren eine Rolle. Eine insgesamt schlechte soziale und materielle Situation vieler älterer Menschen (Isolation z. B. durch den Verlust des Lebenspartners, knappe Rente bis hin zur Armut) wirkt sich sowohl auf die gesamte Konstitution als auch auf die Ernährungsgewohnheiten und damit auf die Vitalstoffaufnahme aus.

Symptome einer unzureichenden Versorgung im Alter

Alte Menschen weisen besonders häufig einen Mangel an Magnesium, Calcium, Zink, Selen, Folsäure, Vitamin B_1, B_6, B_{12}, C, D und E auf. Eine schlechte Versorgung mit lebenswichtigen Mikrovitalstoffen macht sich im Alter durch einer Vielzahl von Symptomen bemerkbar:

- Abnahme der geistigen Leistungsfähigkeit und der Gedächtnisleistung (Folsäure, Vitamin B_{12}, Vitamin C),
- Altersflecken in der Haut (Vitamin E, Betacarotin, Selen),
- Appetitlosigkeit (Zink, B-Vitamine), Gewichtsverlust (Zink),
- depressive Verstimmungen (Folsäure, Vitamin B_{12}),
- erhöhte emotionale Labilität und Reizbarkeit (B-Vitamine, Vitamin C),
- erhöhte Infektanfälligkeit (Vitamin C, E, Zink, Vitamin B_6),
- grauer Star, Makuladegeneration (Lutein, Zeaxanthin, Vitamin C, Vitamin E, Zink),

Unzureichende Versorgung mit Mikrovitalstoffen im Alter

Ursache	Betroffener Vitalstoff
Abnahme der Vitalstoffspeicher; Vitalstoffmängel bei Belastungen	Vitamin C, Vitamin A, Vitamin B_1
Übermäßiger Alkoholkonsum	B-Vitamine, Magnesium, Zink
Appetitlosigkeit (auch medikamentös bedingt), veränderter Geruchs- und Geschmackssinn	alle Vitalstoffe
Einschränkungen der Nährstoffverwertung	Vitamin B_{12}, Folsäure, Vitamin C, Zink, Eisen
Einschränkungen der Nierenfunktion	Magnesium, Vitamin D, Selen
Erhöhte oxidative Belastung	Vitamin C, E, Selen, Betacarotin
Fehlernährung, zu viel Fett, Zucker, Alkohol und Salz, zu wenig Ballast- und Vitalstoffe; unregelmäßige Nahrungsaufnahme	alle Vitalstoffe
Geringerer Kalorienbedarf durch Abnahme der stoffwechselaktiven Muskelmasse; geringere Vitalstoffzufuhr über die Nahrung	alle Vitalstoffe
Hormonelle Veränderungen (Sexualhormone)	Calcium, Magnesium, Vitamin D
Körperliche Behinderungen, Immobilität (daher wenig Sonnenlicht)	Vitamin D
Mangelhafte Nährstoffversorgung in Alters- und Pflegeheimen	alle Vitalstoffe
Rauchen	Vitamin C, Selen
Störungen der Magensäurebildung und häufige Erkrankungen des Magen-Darm-Traktes	Vitamin B_{12}, Calcium, Zink, Vitamin C
Zahnprobleme (Gebiss), Kauschwierigkeiten, Schluckbeschwerden	alle Vitalstoffe

- Müdigkeit, Antriebslosigkeit und Abgeschlagenheit (B-Vitamine, Vitamin C, Magnesium),
- Osteoporose (Vitamin D, K, Calcium, Zink, Kupfer).

Antioxidanzien – Rostschutzmittel unserer Zellen

Mit zunehmendem Alter »rosten« unsere Zellen wie ungeschütztes Metall aufgrund der Aktivität freier Radikale. Normalerweise werden sie vor deren Angriffen durch ein antioxidatives Schutzschild bewahrt. Dazu gehören neben bestimmten Enyzmen auch zahlreiche Vitamine (Vitamin C, E, Provitamin A), Vitaminoide (Coenzym Q_{10}, Alpha-Liponsäure) und Spurenelemente (Selen, Zink). Im Laufe unseres Lebens kommt es jedoch zu einer Erschöpfung der antioxidativen Schutzreserven und dadurch zu einer Anhäufung von oxidativen Zell- und Organschäden. Diese beeinträchtigen die Funktionen unseres Körpers so schwer, dass die Energiegewinnung in einzelnen Organen mit der Zeit nachlässt und schließlich vollständig ausfällt.

Folsäure, Vitamin B_6 und B_{12} gegen das Homocystein

Ein Mangel an Folsäure, Vitamin B_6 und B_{12} kann im Alter zu Depressionen und Störungen des Kurzzeitgedächtnisses führen. Von diesen drei Vitaminen treten am häufigsten bei der Folsäure Versorgungsengpässe auf. Mit zunehmendem Alter steigt der Homocysteinspiegel im Blut an ($\geq$ 10 µmol/l) und damit das Risiko für Alzheimer, Herzinfarkt und Schlaganfall. Folsäure, Vitamin B_6 und B_{12} machen den Gefäß- und Nervenkiller Homocystein unschädlich!

Zink für das Immunsystem

Alte Menschen weisen besonders häufig einen Zinkmangel auf. Erhöhte Infektanfälligkeit, verzögerte Wundheilung und Hautkrankheiten sind die Folge. Ursachen für Zinkmangel im Alter sind vor allem in einer fleischarmen Ernährung sowie Erkrankungen wie Altersdiabetes, Lebererkrankungen und Magengeschwüre zu suchen. Zink stärkt das Immunsystem und unterstützt die stoffwechselaktive Muskelmasse. Auch die geistige Fitness wird durch Zink gestärkt.

Calcium und Vitamin D für gesunde Knochen

Im Alter führen funktionelle Einschränkungen der Haut und der Nieren zu erhöhten Calciumverlusten. Hinzu kommt, dass alte Menschen sich wenig an der frischen Luft und in der Sonne aufhalten. Vitamin-D-Mangel ist deshalb einer der häufigsten Vitalstoffmängel im Alter. Zum Schutz vor Osteoporose wird im Alter eine gute Versorgung mit Vitamin D, Calcium und anderen knochenwirksamen Vitalstoffen empfohlen (v.a. Vitamin K_1, Kupfer und Fluor).

Arthrose – ein Fall für Glucosamin

Die Volkskrankheit Arthrose ist eine langsam fortschreitende Gelenkerkrankung, die häufig zu spät erkannt wird. Bis zu 90% der über 65-Jährigen leiden in Deutschland an den Folgen von Gelenkabnutzung und Gelenkverschleiß. Eine Gewichtsreduktion um 5 kg verringert aber das Risiko der Arthroseentstehung in den folgenden 10 Jahren um 50%!

Jede Bewegung verbraucht Teile der Gelenkknorpel, die wieder nachgebildet werden müssen. Bei starker Abnutzung kann der Körper jedoch nicht mehr genug Knorpelsubstanz produzieren, da ihm die notwendigen Bau- und Nährstoffe fehlen. Die Folge sind: Steife Gelenke, eingeschränkte Beweglichkeit und bohrende Schmerzen. Glucosamin und Chrondroitin als wichtige Baustoffe unserer Gelenke sorgen dafür, dass wieder Knorpelsubstanz und Gelenkflüssigkeit im Körper gebildet werden, und bewirken eine Optimierung der Flexibilität und Nährstoffversorgung des Knorpels.

Bei über 200 Patienten mit Kniegelenkarthrose konnte durch die tägliche Behandlung mit 1500 mg Glucosaminsulfat über 3 Jahre das Fortschreiten der Erkrankung um 70% verringert werden. Auch die Schmerzen und körperlichen Funktionen wurden deutlich gebessert. Freie Radikale sind auch beim Abbau des Knorpels im Spiel. Sie sollten deshalb bei Arthrose auf eine gute Versorgung mit Vitamin C, E und Selen achten. Vitamin E (400 – 1 000 I.E./Tag) kann bei Arthrose auch helfen, Rheumamittel einzusparen.

DMAE gegen die Zellalterung

DMAE (DiMetyhlAminoEthanol) schützt die Zellmembranen vor dem Angriff freier Radikale und trägt dazu bei, dass die Elastizität und Widerstandskraft der Membranen verbessert wird. Mit zunehmendem Alter nimmt die körpereigene DMAE-Produktion stark ab. In Untersuchungen an menschlichen Zellkulturen wurde der Nachweis erbracht, dass eine regelmäßige Versorgung mit DMAE-haltigen Kapseln die Lebensdauer von Körperzellen um bis zu 50% verlängern kann.

Vitaminoide für Nerven und Gehirn

Wir altern zuerst in den Mitochondrien, den Kraftwerken unserer Zellen. L-Carnitin und Alpha-Liponsäure sind die Hochleistungsstoffe der Mitochondrien, die den antioxidativen Zellschutz und den Energiestoffwechsel der Nervenzellen verbessern. Wenn unser Gehirn nicht mehr ausreichend mit Coenzym Q_{10} versorgt wird, können frühzeitig nachlassende Gedächtnisleistungen, Konzentrations- und Orientierungsstörungen auftreten. Da ab dem 30. Lebensjahr die Produktion von Coenzym Q_{10} in der Körperzelle stetig abnimmt, sollten wir ab 40 täglich Coenzym Q_{10} ergänzen.

Vitalstoffe zur Erhaltung von Gesundheit und Vitalität

Mikrovitalstoff	**Empf. Tageszufuhr**
Vitamin B-Komplex	
Vitamin B_1/B_2/B_5/B_6	5 – 50 mg
Niacinamid	20 – 200 mg
Vitamin B_{12}	5 – 50 µg
Folsäure	0,4 – 1 mg
Biotin	0,1 – 0,3 mg
Antioxidanzien	
Vitamin C	200 – 500 mg
Vitamin E	200 – 500 I.E.
Betacarotin/Carotinoide	5 – 20 mg
Coenzym Q_{10}	15 – 60 mg
Selen	70 – 100 µg
Mangan	2 – 10 mg
Kupfer	1 – 3 mg
Alpha-Liponsäure	60 – 200 mg

Mikrovitalstoff	**Empf. Tageszufuhr**
Immunsystem	
Vitamin A	2000 – 5000 I.E.
Zink	10 – 15 mg
Vitamin C, B_6, Selen	(siehe oben)
Knochenwirksame Nährstoffe	
Calcium	500 – 1200 mg
Vitamin D	200 – 1000 I.E.
Magnesium	250 – 500 mg
Kupfer, Mangan, Zink	(siehe oben)
Vitamin K	30 – 150 µg
Herzwirksame Nährstoffe	
Omega-3-Fettsäuren	1 – 1,5 g
Magnesium, Coenzym Q_{10}, Vitamin E, C (s. o.)	

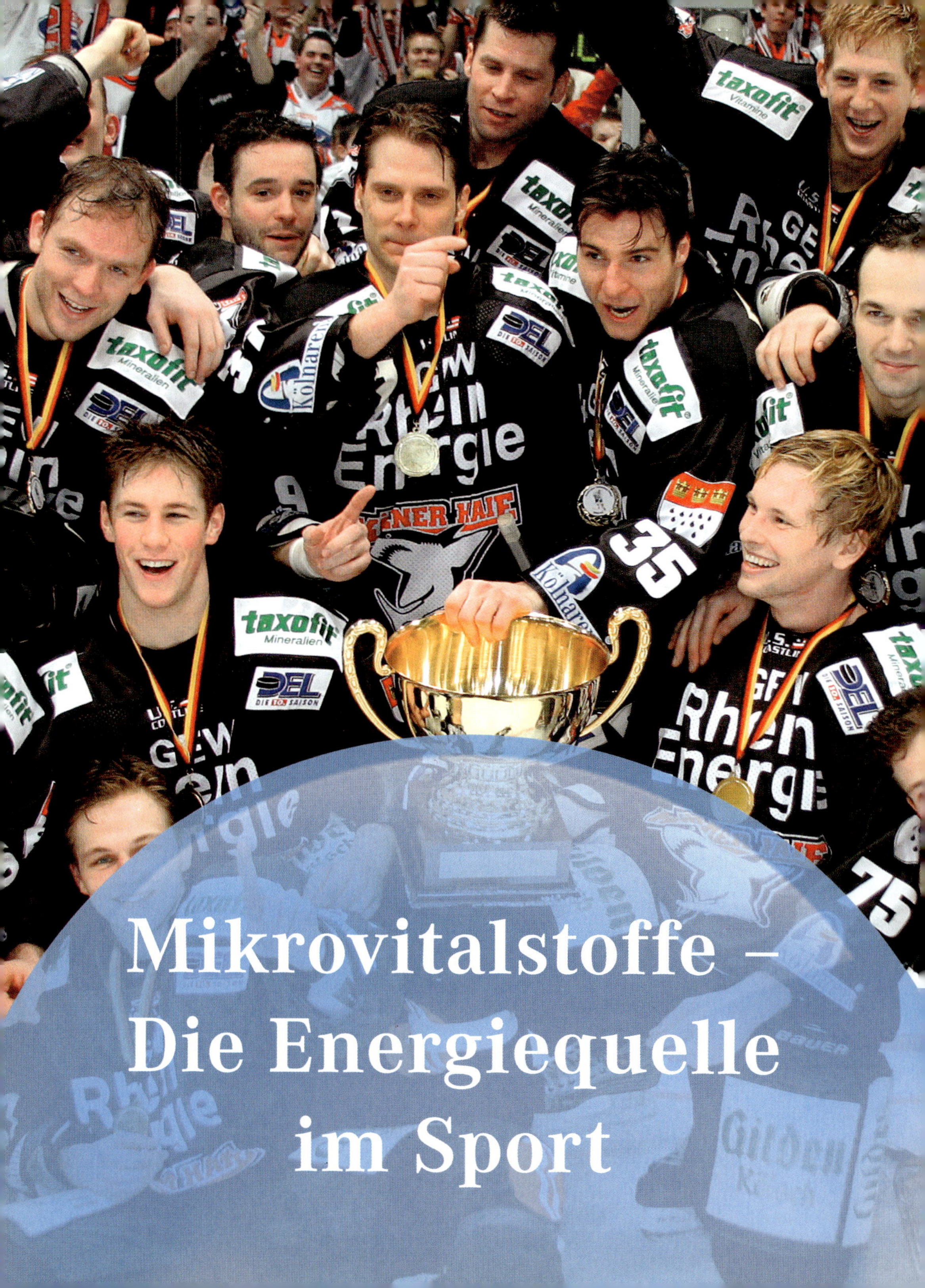

Mikrovitalstoffe – Die Energiequelle im Sport

Einleitung

Jede sportliche Aktivität führt nicht nur zu einem erhöhten Bedarf an energieliefernden Nährstoffen (z. B. Kohlenhydrate), sondern auch an Mineralstoffen, Spurenelementen und Vitaminen. Hobby- und Freizeitsportler stellen selten ihre Ernährung auf den erhöhten Vitalstoffbedarf ein. Aber nur wer seinen Körper optimal mit Vitalstoffen versorgt, wird eine hohe Leistungsfähigkeit und körperliche Fitness erzielen.

Kohlenhydrate, die wichtigste Kraftnahrung

Grundsätzlich wird den sportlich Aktiven eine vollwertige Ernährung empfohlen, die reich an Lebensmitteln mit hoher Nährstoffdichte ist: Vollkornprodukte, Kartoffeln, Nudeln, frisches Obst und Gemüse, mageres Fleisch, Fisch und Magermilchprodukte. Lebensmittel mit hoher Nährstoffdichte sind solche, die wenig Kalorien, aber viele Vitamine, Mineralstoffe und Spurenelemente enthalten. Der Kohlenhydratanteil sollte bei 60% der täglichen Energiezufuhr liegen, der Eiweißanteil bei etwa 15%, und der Fettanteil sollte 25% nicht überschreiten. Im Leistungssport mit einem sehr hohen Kalorienumsatz von mehr als 4500 kcal pro Tag steigt der Kohlenhydratanteil sogar auf bis zu 70%.

Im Sport sind drei Grundsätze besonders wichtig:

- rechtzeitige und ausreichende Flüssigkeitszufuhr,
- Auffüllen und Regenerieren der Kohlenhydratspeicher als wichtigste Energielieferanten,
- ausreichend hohe Vitalstoff-Versorgung.

In Belastungsphasen mit hohem Energieumsatz helfen Kohlenhydratkonzentrate, z. B. Maltodextrine, den zusätzlich gesteigerten Energiebedarf abzudecken. Kohlenhydrate sind die bevorzugte Energiequelle für alle körperlichen Aktivitäten, können aber nur begrenzt, in Form von Muskelglykogen, gespeichert werden. Wer reichlich Kohlenhydrate (z. B. Nudeln) etwa 2 Stunden vor und unmittelbar nach dem Training isst, sorgt für gefüllte Glykogentanks in der Muskulatur. Um die Leistungsfähigkeit im Wettkampf zu optimieren, wird bereits in der Vorbereitung, etwa 7 Tage vorher, die Kohlenhydratzufuhr auf bis zu 70% gesteigert und der Trainingsumfang sowie die Trainingsintensität allmählich reduziert.

Eiweiß – richtig kombiniert

Für den Aufbau und Erhalt der Muskulatur braucht unser Körper ausreichend Eiweiß. In Abhängigkeit von der jeweiligen Sportart liegt der tägliche Bedarf zwischen 1,0 und 1,8 g pro kg Körpergewicht. Besonders hochwertig ist tierisches Eiweiß (z. B. Seefisch, mageres Fleisch, Eier). Optimal ist die Kombination verschiedener Nahrungseiweiße wie zum Beispiel Kartoffeln mit Eiern. Bei der Fettaufnahme sollte auf pflanzliche Fette (z. B. Olivenöl, Rapsöl) mit hohem Anteil an ungesättigten Fettsäuren geachtet werden.

Die allgemeingültige Regel, lieber mehrmals kleine Portionen zu sich zu nehmen als drei große Mahlzeiten zu verzehren, gilt in besonderem Maße für Sportler. Am besten werden die Mahlzeiten sogar auf sechs bis acht kleine Portionen über den Tag verteilt.

Flüssigkeit – das A und O

Sport ist eine schweißtreibende Angelegenheit. Bis zu 4 l Flüssigkeit kann der Körper dabei verlieren. Kein

Nährstoffverlust wirkt sich so schnell leistungsmindernd aus wie ein Wassermangel, da unsere Muskelzellen nicht mehr ausreichend mit Sauerstoff und Nährstoffen versorgt werden. Schwindel, Muskelkrämpfe und Durchblutungsstörungen sind die Folge. Deshalb muss der Sportler vor, während und vor allem nach dem Sport ausreichend trinken.

Der Experten-Tipp

Sport und übermäßiger Alkoholgenuss vertragen sich nicht! Durch Alkohol verzögert sich die Auffüllung der Glykogenspeicher um bis zu 72 Stunden. Alkohol, Kaffee oder Tee steigern die Wasserausscheidung und führen zu einem starken Verlust an Magnesium und Vitamin B_1!

Bei langandauernder Belastung (1 Stunde oder mehr) wird den Sportlern empfohlen, alle 15 – 20 Minuten etwa 100 – 200 ml Flüssigkeit in Form von Mineralwässern oder kohlenhydrathaltigen Elektrolytgetränken zu trinken.

Mit dem Schweiß verliert der Körper größere Mengen an Elektrolyten wie Natrium und Chlorid, die er für die Muskelkontraktion und die Regulation des Wasserhaushalts unbedingt braucht.

Ohne Natrium ist der Sportler nicht in der Lage, die Flüssigkeit und die frische Energie durch Kohlenhydrate in optimaler Geschwindigkeit zu verwerten. Deshalb sollte gerade bei Ausdauersportarten wie Radfahren oder Laufen an eine ausreichende Natriumzufuhr von 1 – 1,5 g NaCl (Kochsalz) pro Liter Sportgetränk gedacht werden.

Ohne Mikrovitalstoffe läuft nichts!

Mehrbedarf an Vitalstoffen

Vitalstoffe sind am Muskelaufbau und an der Energiegewinnung beteiligt. Gerade bei sportlichen Aktivitäten verbraucht der Körper mehr Energie als normal. Körperliche Anstrengungen, Schweißverlust und oxidativer Stress können deshalb schnell zu einer Unterversorgung durch einen Mehrbedarf an Vitalstoffen führen.

- **Verluste über den Schweiß:** Vor allem die Mineralien und Elektrolyte werden vermehrt über den Stuhl, den Urin und vor allem über den Schweiß ausgeschieden. Pro Liter Schweiß verliert der Körper um die 1000 mg Natrium sowie kleinere Mengen an Kalium (250 mg/l), Calcium (70 mg/l), Magnesium (30 – 50 mg/l), Zink (1mg/l), Eisen und Kupfer. Davon sind auch die wasserlöslichen Vitamine und einige Aminosäuren betroffen.
- **Oxidativer Stress:** Nur mit Hilfe von Sauerstoff können wir die notwendige Energie im Sport gewinnen. Je intensiver die sportliche Aktivität, desto stärker ist jedoch die Bildung freier Radikale durch die erhöhte Sauerstoffbelastung. Die aggressiven Moleküle können Muskelzellen schädigen, Entzündungen auslösen, das Immunsystem schwächen und die Regeneration nach sportlicher Belastung verlangsamen. Besonders Fußballer, Handballer und Schwerkraftsportler, aber auch Ausdauerathleten, die Höhentraining betreiben, sollten ihren Schutz vor freien Radikalen mit Vitamin C, Vitamin E und Selen stärken.

- **Enzymleistung:** Höhere Enzymaktivität durch einen erhöhten Energieumsatz führt immer auch zu einem Mehrbedarf an Vitaminen, Mineralstoffen und Spurenelementen, die als Cofaktoren für die eigentliche Enzymleistung verantwortlich sind.

Mineralstoffe und Spurenelemente

Eine unzureichende Versorgung mit Mineralstoffen und Spurenelementen äußert sich beim sportlich Aktiven in einer geringeren Leistungs- und Regenerationsfähigkeit sowie erhöhter Infektanfälligkeit. Nach intensivem Training oder nach Wettkämpfen kann es auch noch Tage später zu einer vermehrten Ausscheidung und damit zu erhöhtem Verlust von Vitalstoffen kommen.

- **Elektrolyte:** Bei schweißtreibender sportlicher Belastung ist eine leistungsgerechte Elektrolytversorgung besonders wichtig. Nicht nur Magnesium-, sondern auch Natriummangel erhöht die Krampfneigung! Kalium wird zusammen mit Glykogen in die Muskulatur eingelagert und deshalb vor allem in der Regenerationsphase zur Glykogenspeicherung benötigt. Kaliummangel äußert sich durch Schwächegefühl und schlechte Ausdauerleistung. Der Kaliumanteil in Sportgetränken sollte bei etwa 150 – 300 mg/l liegen. Auch Apfelsaftschorle ist relativ kaliumreich.
- **Magnesium:** An Magnesium sollte vor allem bei Ausdauersportarten wie Schwimmen, Rudern, Radfahren oder Triathlon gedacht werden. Ohne Magnesium ist eine gute Ausdauerleistung und Fitness überhaupt nicht möglich. Vorzeitige Ermüdung, schmerzhafte Muskel- und Wadenkrämpfe und eine langsame Regeneration sind typische Symptome eines Magnesiummangels. Gerade für Sportler bieten sich daher ausreichend hoch dosierte Magnesium-Präparate an.
- **Calcium:** Ein Calciummangel äußert sich – wie bei Magnesium – vor allem durch schmerzhafte Muskelkrämpfe, z. B. nächtliche Wadenkrämpfe. Vor allem bei Frauen mit Östrogenmangel ist der Bedarf erhöht, da das weibliche Hormon die Aufnahme von Calcium im Darm steigert. Eine unzureichende Calciumversorgung vor allem bei Sportlerinnen macht die Knochen spröde und steigert das Verletzungsrisiko.
- **Zink:** Zink geht beim Sportler in relativ großen Mengen über den Schweiß (1 mg/l) und den Urin verloren. Leistungseinbußen, Wachstumsstörungen, erhöhte Infektanfälligkeit und eine verzögerte Wundheilung treten bei Zinkmangel auf. Sicherheitshalber sollten Sportler täglich ein Zinkpräparat, das vom Körper besonders gut aufgenommen und verwertet wird, ergänzen (z. B. Zink mit Histidin).
- **Eisen:** Beim Sport besteht ein erhöhter Eisenbedarf. Insbesondere Sportlerinnen und Sport treibende Vegetarier haben häufig einen unbemerkten Eisenmangel. Bei Langstreckenläufern treten Eisenverluste durch der Zerstörung roter Blutkörperchen unter der Fußsohle auf. Eisenmangel führt zu Blut-

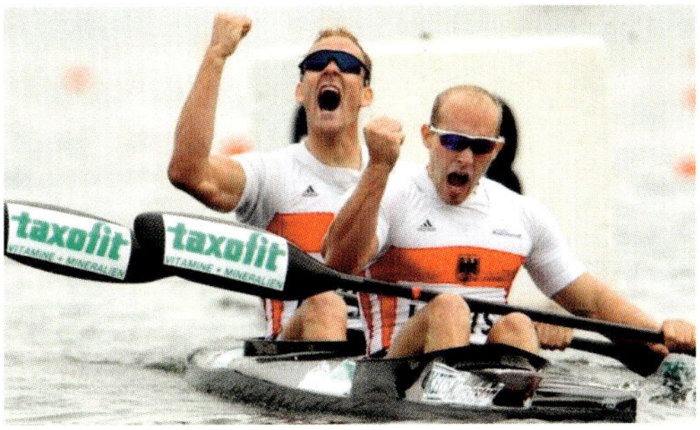

armut (Anämie), chronischer Müdigkeit, schlechter Ausdauerleistung und erhöht die Infektanfälligkeit.

- **Selen:** Die Belastung mit freien Radikalen steigt bei sportlicher Aktivität deutlich an, deshalb besteht auch ein erhöhter Bedarf an Antioxidanzien wie Selen.
- **Chrom:** Chrom unterstützt die Energieproduktion aus Kohlenhydraten, den Transport von Aminosäuren in die Muskelzellen und den Proteinaufbau.

Vitamine

Der Vitaminbedarf ist im Sport erhöht, vor allem an den für die Energieproduktion so wichtigen B-Vitaminen. Eine Unterversorgung äußert sich rasch durch Symptome wie leichte Ermüdbarkeit, Leistungseinbußen, verlängerte Regenerationszeiten und Infektanfälligkeit. Kraftsportler sind oft nur unzureichend mit Vitamin B_6 und Ausdauersportler mit Vitamin B_1 versorgt. Aufgrund der hohen Sauerstoffbelastung ist auch der Bedarf an den antioxidativen Vitaminen A, C und E erhöht.

Antioxidanzien

Der Körper setzt bei sportlicher Aktivität im Vergleich zu Ruhebedingungen ein Vielfaches an Sauerstoff um. Diese Sauerstoffbelastung strapaziert vor allem die antioxidativen Schutzenzyme; ihre Entgiftungsleistung ist von der Versorgung mit den Spurenelementen Selen, Kupfer, Mangan und Zink abhängig. Insbesondere Sportarten wie Laufen, Radrennen oder Triathlon sind mit einer vermehrten Bildung freier Radikale verbunden. Wer gut mit Antioxidanzien wie Vitamin C (500 mg/Tag), Vitamin E (200 I.E./Tag) und Selen (70 – 100 µg/Tag) versorgt ist, stellt sicher, dass sein Körper auch bei sportlicher Mehrbelastung optimal gegen oxidative Zellschäden gerüstet ist.

L-Carnitin und Coenzym Q_{10}

L-Carnitin unterstützt den Abbau von Körperfett und fördert langfristig den Muskelaufbau. Die Muskeln werden belastbarer und Muskelschmerzen verringert, die Regeneration nach Belastung beschleunigt und die körperliche Leistungsfähigkeit gesteigert. Der Entwicklung von Muskelkater wirkt L-Carnitin entgegen. Je nach Sportart und Intensität werden 500 – 4 000 mg täglich ergänzt.
Coenzym Q_{10} spielt eine herausragende Rolle bei der Energieproduktion. Je mehr Coenzym Q_{10} der Körper zur Verfügung hat, desto ausdauernder ist seine Leistung, die Regenerationsphase wird verkürzt und das Immunsystem gestärkt. Leider sind Sportler häufig mit Coenzym Q_{10} unterversorgt.

Aminosäuren

Aminosäuren sind für den Sportler als Bausteine für Muskeleiweiß und als energieliefernde Nährstoffe von Bedeutung. Kraft- und Ausdauersportler haben einen erhöhten Eiweißbedarf. Bei langandauernden Belastungen greift der Körper zur Energiegewinnung vermehrt auf Aminosäuren zurück.

- **BCAAs:** Die so genannten »Branched Chain Amino Acids« (BCAAs) Leucin, Isoleucin und Valin verbessern die Energiegewinnung im Ausdauersport, verringern die Bildung von Milchsäure, unterstützen den Muskelaufbau und wirken einem Abbau von Muskelmasse entgegen. BCAAs werden bei lang andauernder Belastung in Glucose umgewandelt und stabilisieren auf diesem Weg den Energie- und Zuckerhaushalt. Vor dem Training eingenommen, fördern sie die Ausdauerleistung, nach dem Training beschleunigen sie die Regeneration. Im Ausdauersport werden vor und nach dem Training 4 – 5 g empfohlen.

- **L-Arginin und L-Ornithin:** Im Kraftsport und Bodybuilding werden diese beiden Aminosäuren in recht hohen Dosierungen zum Muskelaufbau und zur Fettverbrennung eingesetzt. Darüber hinaus verbessern sie die Muskeldurchblutung und stärken das Immunsystem. Im Kraftsport werden L-Arginin (4 – 10 g) und L-Ornithin (2 – 5 g) täglich vor dem Schlafengehen eingenommen. Optimal ist die Einnahme auf nüchternen Magen im zeitlichen Abstand von 3 Stunden zur letzten Mahlzeit.
- **Glutamin:** Ohne Glutamin „schwächelt" unser Immunsystem und schrumpfen unsere Muskeln. Bei körperlicher Belastung wird Glutamin vermehrt verbraucht und kann beim Sportler sogar zur Mangelware werden. Das führt zu einer Verschlechterung des Immunstatus. Eine gute Versorgung des Sportlers mit Glutamin stärkt sein Immunsystem und beugt Infektionen vor, fördert die Regeneration nach dem Training, verzögert Ermüdungserscheinungen, steigert den Muskelaufbau und stabilisiert den Blutzucker. Im Sport wird Glutamin in der Regel in Dosierungen von 5 – 20 g täglich eingesetzt. Günstig ist die Einnahme von je 5 – 10 g morgens und direkt nach dem Training.

Der Experten-Tipp

Aminosäuren (z. B. BCAAs) sollten vor und nach dem Training zusammen mit schnell verfügbaren Kohlenhydraten (z. B. Maltodextrin) eingenommen werden. Die dadurch erhöhte Insulinausschüttung fördert den Aminosäuretransport in die Muskulatur.

Kreatin

Eine Reihe internationaler Topathleten nimmt regelmäßig Kreatin zur Verbesserung der körperlichen Leistung ein. Immer wieder imponieren subjektive Berichte über erstaunliche Leistungssteigerungen durch Kreatin, insbesondere im Sprintbereich.

Kreatin ist ein natürlicher Nahrungsbestandteil, der hauptsächlich in tierischen Lebensmitteln, vor allem in Fleisch und Fisch, vorkommt. Es wird in den Muskeln in Form von Kreatinphosphat gespeichert.

Wenn die Muskeln schnell neues ATP, die wichtigste energieliefernde Verbindung im Körper, brauchen, spalten sie dafür das gespeicherte Kreatinphosphat. Allerdings reicht der Vorrat nur für wenige Sekunden, so dass nur bei Sportarten mit intensiver, sich schnell wiederholender kurzer Belastung ein leistungssteigernder Effekt durch Kreatin zu erwarten ist, also vor allem im Krafttraining, bei Sprints, im Hochsprung und beim Gewichtheben.

Kreatin soll zudem die Maximalkraft steigern und das Muskelwachstum fördern. Die Muskulatur wird buchstäblich aufgepumpt und sieht praller aus – ein Effekt, der Kreatin vor allem für Bodybuilder interessant macht. Der optische Muskelzuwachs beruht allerdings überwiegend auf einer gesteigerten Wassereinlagerung in der Muskulatur.

Quellenverzeichnis

Die wissenschaftlichen Grundlagen der Mikrovitalstoffmedizin finden sich ausführlich dargestellt in dem umfangreichen Fachbuch:

Gröber, U., Orthomolekulare Medizin – Ein Leitfaden für Apotheker und Ärzte. 2., vollständig überarbeitete und erweiterte Auflage, Wissenschaftliche Verlagsgesellschaft mbH, Stuttgart 2002.

Die empfohlene Tagesdosis für die einzelnen Vitalstoffe orientiert sich an den Empfehlungen der Deutschen Gesellschaft für Ernährung (DGE):

Deutsche Gesellschaft für Ernährung et al., Referenzwerte für die Nährstoffzufuhr. Umschau/Braus, Frankfurt 2001

Die wichtigsten Studien, auf die im vorliegenden Buch Bezug genommen wird, finden sich in den nachfolgend aufgelisteten Forschungsberichten:

Clark, L. C., Combs, G. F. et al., Effects of selenium supplementation for cancer prevention in patients with carcinoma of the skin: A randomized controlled trial. Journal of the American Medical Association (JAMA), 276(24), 1957–1963, 1996.

Eaton, S. B., Konner, M. J., Paleolithic nutrition revisited: A twelve-year retrospective on its nature and implications. European Journal of Clinical Nutrition, 51, 207–216, 1997.

Fletcher, R. H., Fairfield, K. M., Vitamins for chronic disease prevention in adults: Clinical applications. Journal of the American Medical Association (JAMA), 287, 3127–3129, 2002.

Langsjoen, H. et al., Usefulness of coenzyme Q10 in clinical cardiology: A long-term study. Molecular Aspects in Medicine, 15 (Suppl.), S 165–S 175, 1994.

Nottbohm, F. et al., Individueller Ausgleich der Mineralstoffe-, Spurenelemente- und Vitamin-Defizite nach intrazellulärem Status (rote Blutkörperchen), Serum- und Urin-Status durch Kombinationskapseln im Berufs-Fußballsport. Deutsche Zeitschrift für Onkologie, 21, 170–175, 1989.

Sano, Mary et al, A controlled trial of selegeline, alphatocopherol, or both as treatment for Alzheimer's Disease. The New England Journal of Medicine, 336(17), 1216–1222, 1997.

Stephens, N. G., et al., Randomised controlled trial of vitamin E in patients with coronary disease: Cambridge heart antioxidant study (CHAOS). Lancet, 347, 781–785, 1996.

The ATBC (Alpha-Tocopherol, Beta Carotene) Cancer Prevention Study Group: The effect of vitamine E and beta carotene on the incidence of lung cancer an other cancers in male smokers. New England Journal of Medicine, 330, 1029–1035, 1994.

Register

Wichtiger Hinweis:
Die im Buch veröffentlichten Ratschläge wurden von Verfasser und Verlag sorgfältig erarbeitet und geprüft. Eine Garantie kann dennoch nicht übernommen werden. Ebenso ist die Haftung des Verfassers bzw. des Verlages und seiner Beauftragten für Personen-, Sach- und Vermögensschäden ausgeschlossen. Bei Fragen zu Vitamin- und anderen Vitalstoffpräparaten wenden Sie sich bitte an Ihren Apotheker oder behandelnden Arzt.

Bibliografische Information Der Deutschen Bibliothek
Die Deutsche Bibliothek verzeichnet diese Publikation in der Deutschen Nationalbibliografie; detaillierte bibliografische Daten sind im Internet über http://dnb.ddb.de abrufbar.

Bildnachweis
Umschlagfoto: Mauritius images//The Copyright Group
Fotos: IFA/Diaf/SDP (M) S. 126; Jump/K.Vey S. 20; Jahreszeiten Verlag/ Jan Rickers S. 146; Klosterfrau S. 18, 152, 155; Privat S. 6; Brigitte Sporrer S. 33, 36, 44, 68, 81, 116, 128, 143; StockFood/Michael Meisen S. 26/ Harry Bischof S. 39/Bernd Lippert S. 54/Ulrike Köb S. 61, 100/Food Photogr. Eising S. 64, 122 (2), Bodo A.Schieren S. 71, 91/Buntrock, Gerrit Ltd.

Verlag und Autor danken den Mitgliedern des wissenschaftlichen Beirats der taxofit-Vitalstoff-Akademie für die freundliche Unterstützung bei der Beschaffung einschlägigen wissenschaftlichen Materials aus der taxofit-Forschung.

Projektleitung: Bettina Huber
Bildredaktion: Sylvie Busche (Ltg.)
Textredaktion: Dr. Rainer Schöttle
Umschlagkonzeption: ZERO Werbeagentur, München
Herstellung und Layout: Veronika Preisler, Jörg Alt, München
Satz: kaltnermedia GmbH, 86399 Bobingen
Reproduktion: kaltnermedia GmbH, 86399 Bobingen
Druck und Bindung: Offizin Andersen Nexö, Leipzig
Printed in Germany

ISBN 3-426-64114-3

5 4 3 2 1